LE

CORPS DE L'HOMME

TOME II.

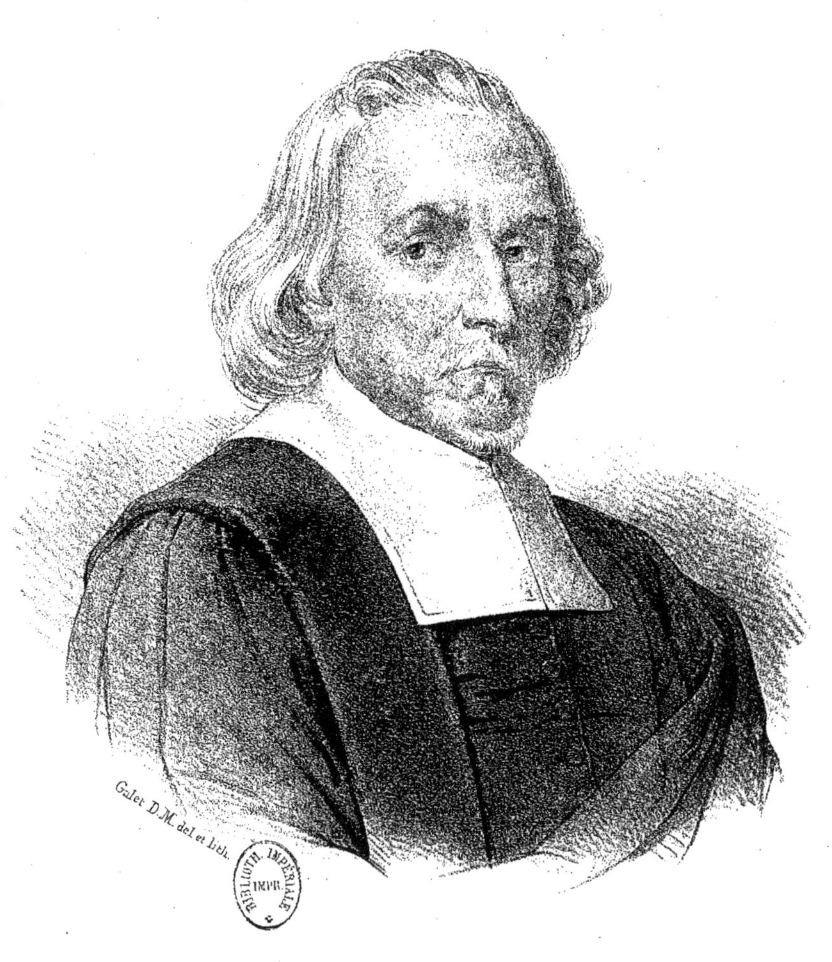

GUILLAUME HARVEY

LE
CORPS DE L'HOMME

TRAITÉ COMPLET

D'ANATOMIE & DE PHYSIOLOGIE HUMAINES

Illustré de plus de 400 figures dessinées d'après nature

ET SUIVI D'UN

PRÉCIS DES SYSTÉMES DE LAVATER ET DE GALL

Ouvrage à l'usage des Gens du Monde, des Médecins et des Élèves

PAR LE Dᴿ GALET

ANCIEN CHEF DE CLINIQUE DE LA FACULTÉ DE MÉDECINE DE MONTPELLIER.

> Si l'espèce humaine peut être perfectionnée,
> c'est dans l'étude de l'organisation humaine qu'il
> faut en chercher les moyens.

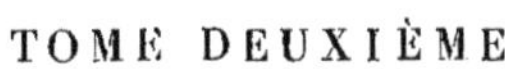

TOME DEUXIÈME

comprenant :

ANATOMIE	PHYSIOLOGIE
Appareil respiratoire.	Circulation du sang.

Avec **46** planches renfermant **72** figures.

PARIS

DIDIER, LIBRAIRE-ÉDITEUR

35, quai des Augustins.

1854

CORPS DE L'HOMME.

Suite de la première Partie.

ANATOMIE.

CHAPITRE QUATRIÈME.

APPAREIL CIRCULATOIRE.

Il n'est pas d'appareil organique plus complexe ni aussi étendu que celui de la circulation sanguine. Ses limites sont celles qui circonscrivent le corps physique tout entier. Il consiste en un viscère creux situé à l'union du tiers supérieur du corps avec les deux tiers inférieurs, et en une infinité de branches, de rameaux et de ramuscules appartenant à deux ordres vasculaires qui se différencient, l'un de l'autre, par leur nature et leurs attributions. Sa configuration générale a quelque ressemblance avec celle du système des lymphatiques, déjà décrit; mais il lui est incomparablement supérieur sous le rapport de la richesse de ses tubes. Il suffit, en effet, de faire pénétrer, dans un point quelconque du corps, l'aiguille la plus fine pour recueillir de suite quelques gouttes de sang, qui s'épanchent par l'ouverture artificielle d'un grand nombre de petits vaisseaux. Au surplus, si, par la pensée, l'on dégage la totalité du système

Tom. II.

PHYSIOLOGIE.

CHAPITRE QUATRIÈME.

CIRCULATION.

Les médecins de l'antiquité comparèrent le corps de l'homme à un monde. Galien et, avec lui, d'autres médecins l'avaient assimilé à un corps politique, à une cité dans laquelle tous les organes, comme de véritables citoyens, se livraient à des actes divers, remplissaient des fonctions spéciales. Quelque extravagante que cette idée puisse être, adoptons-la pour un instant, et supposons un corps de pompe dressé au centre de la ville, et lançant, à travers un millier de tuyaux aboutissant aux diverses maisons, un liquide purifié, propre aux usages respectifs de tous les habitans. Imaginons encore un autre ordre de tubes, disposés à côté des précédents, et rapportant au corps de pompe la portion de liquide qui n'a pu être utilisée, comme étant superflue ou souillée d'immondices, l'on acquerra de suite une première idée de l'acte circulatoire. Mais étendons encore la fiction en admettant au corps de pompe un double compartiment : l'un qui reçoit des habitations le liquide altéré et le déverse dans un appareil purificateur adjacent, l'autre qui soutire de ce même appareil le liquide élaboré, et le projette dans tous les points de la cité, nous

1

leur origine de deux troncs uniques : *l'artère pulmonaire* et *l'artère aorte*.

PLANCHE XLV.

L'objet de cette planche est la représentation de l'ensemble du système artériel. Le cœur est mis à découvert par l'ablation de la paroi thoracique antérieure et du poumon gauche. On y voit l'origine des artères pulmonaire et aorte, et leur distribution ; l'une dans la substance des poumons, l'autre dans la généralité des parties. Les membres du côté gauche offrent les artères profondes ; ceux du côté droit, les artères superficielles.

Nᵒˢ 1. Le cœur. — 2, 3. l'oreillette et le ventricule droits. — 4, 5. l'oreillette et le ventricule gauches.— 6. ligne de démarcation séparant le cœur droit du cœur gauche, et répondant à une cloison intérieure. — 7. l'artère pulmonaire naissant du ventricule droit. — 8, 8, 8. divisions de cette artère dans la substance des poumons. — 9. l'aorte partant du ventricule gauche. — 10. sa courbure ou *crosse*. — 11. le tronc brachio-céphalique. — 12. l'artère carotide primitive droite naissant du tronc brachio-céphalique. — 13. l'artère carotide primitive gauche naissant de la crosse aortique. — 14. l'artère carotide externe. — 15. l'artère thyroïdienne supérieure. — 16. l'artère faciale. — 17. l'artère occipitale. — 18. l'artère auriculaire. — 19. l'artère temporale. — 20. l'artère transverse de la face. — 21. l'artère sous-orbitaire. — 22. l'artère carotide interne. — 23. divisions de l'artère ophtalmique. — 24. l'artère sous-clavière droite naissant du tronc brachio-céphalique. — 25. l'artère sous-clavière gauche venant de la crosse aortique.—26. l'artère thyroïdienne inférieure. — 27. l'artère vertébrale. — 28. l'artère intercostale supérieure. — 29. l'artère cervicale transverse. — 30. l'artère scapulaire supérieure. — 31. l'artère axillaire. — 32. l'artère acromiale. — 33. l'artère scapulaire inférieure. — 34. l'artère circonflexe postérieure. — 35. l'artère circonflexe antérieure. — 36. l'artère brachiale. — 37. l'artère humérale profonde ou collatérale externe. — 38. l'artère collatérale interne. — 39. l'artère radiale. — 40. l'artère récurrente radiale. — 41. l'arcade pulmonaire profonde, terminaison de la radiale. — 42. l'artère cubitale. — 43. l'artère récurrente cubitale. — 44. l'artère interosseuse. — 45. l'arcade palmaire superficielle, terminaison de l'artère cubitale. — 46, 46. les artères intercostales gauches. — 47. l'artère cœ-

tubes dans lesquels s'agitaient, pendant la vie, de prétendus esprits vitaux. L'on était loin de soupçonner encore que dans ces tubes gisait la vraie carrière de tous les matériaux organiques. Il faut le dire cependant, le plus grand génie de l'antiquité médicale, Galien toucha le fil qui pouvait le conduire dans ce dédale obscur, éclairé plus tard par Harvey. Galien n'ignora pas que les artères étaient agitées de battemens qui constituaient le pouls. Il chercha même à expliquer ce phénomène ; et bien qu'à cet égard comme à tant d'autres, il soit tombé dans des erreurs grossières, il faut lui savoir gré de ses expériences ingénieuses. Et, chose surprenante ! à cette époque d'état embryonnaire de la science anthropologique, il alla presque jusqu'à proclamer ce qu'il y a de plus curieux, de plus intéressant et de plus secret à la fois dans le progrès du fluide réparateur : la *circulation pulmonaire*. Quand il disait que le chyle était porté au foie par les veines mésaraïques, et converti en sang, qu'alors les veines sus-hépatiques le versaient dans le cœur pulmonaire, et qu'il gagnait, de là, en partie les poumons, en partie toutes les autres régions du corps, il n'était pas bien éloigné de la réalité. Mais, pour Galien, encore, le sang qui abordait au cœur, filtrait à travers la cloison intermédiaire, et allait se répandre dans le corps autant par le moyen des veines, que par celui des artères. L'autorité de ce grand homme consolida l'erreur pour plusieurs siècles.

En 1553, Césalpin et Servet, mettant à profit le signalement des veines donné par Vésale, à la renaissance des études anatomiques, saisirent les attributions spéciales de ces vaisseaux, et ouvrirent la voie à une découverte qui ne devait s'étendre et prospérer qu'entre les mains d'un esprit supérieur, d'un caractère opiniâtre. Harvey, au commencement du 17ᵉ siècle, étudiait l'anatomie, en Italie, sous Fabrice d'Aquapendente. Celui-

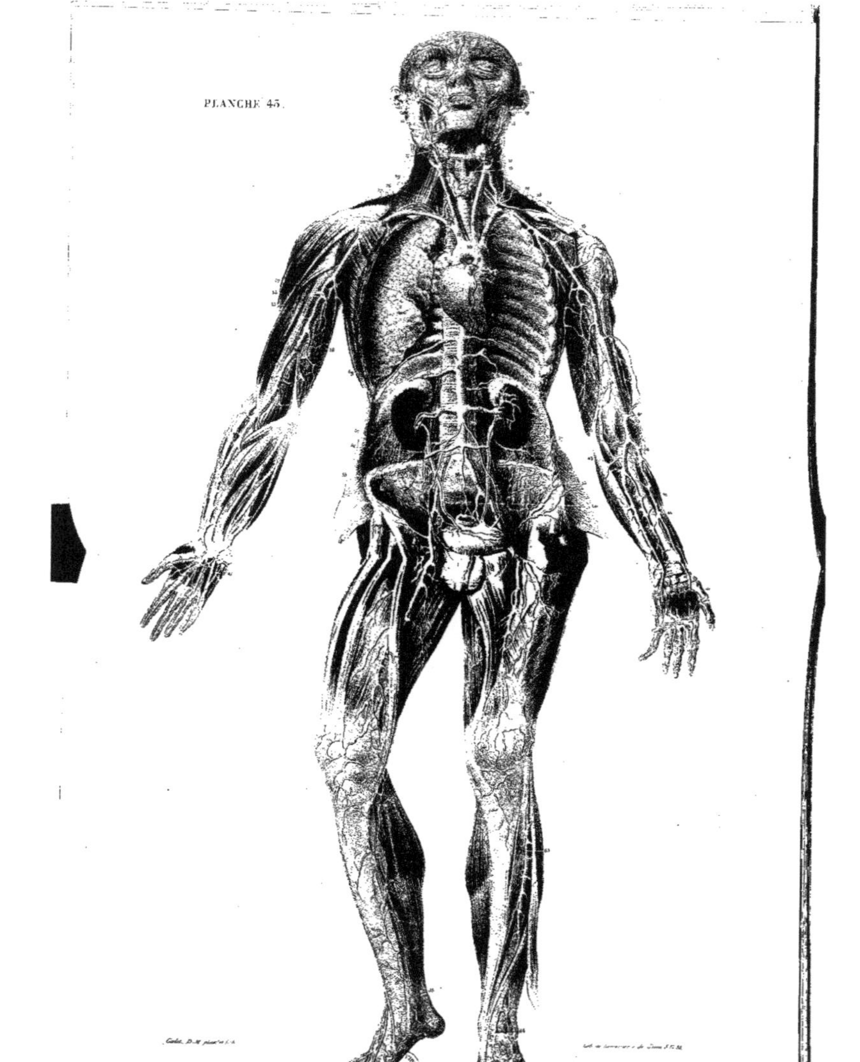
PLANCHE 45.

La première naît du ventricule droit du cœur sous un très-large diamètre. Nous avons dit plus haut son mode de distribution. A peu de distance de son origine, elle se divise en branches et rameaux, qui gagnent, à droite et à gauche, le parenchyme pulmonaire, et s'accolent aux bronches en se subdivisant mille fois, et se perdant sur les parois des vésicules pulmonaires, où elles s'abouchent avec les radicules des veines de même nom, par le moyen des capillaires. La forme générale de l'artère pulmonaire est littéralement conoïde. Sa base a pour limites la circonférence de la masse des poumons, et son sommet appuie sur le ventricule droit du cœur. Cette comparaison est également applicable à la capacité, qui s'accroît au fur et mesure des divisions successives des branches ; ce qui s'explique, en disant que la capacité de la somme de tous les rameaux est toujours supérieure à la capacité du tronc primitif.

Le deuxième tronc ou *l'artère aorte* s'échappe du ventricule gauche du cœur. Son diamètre est un peu plus grand que celui de l'artère pulmonaire ; à sa sortie du ventricule, elle s'élève et décrit, presque au niveau des clavicules et derrière

ci se demandait un jour, pourquoi le sang ne s'accumulait pas dans les parties déclives, et il en démontra la raison dans l'existence des valvules. Ce fut un trait de lumière qui enflamma l'esprit du jeune anglais. Harvey concentra ses études, pendant 17 ans, sur les systèmes artériel et veineux, et, en 1619, il proclama la théorie complète de la circulation du sang. Le préjugé était dur à vaincre, ombrageux et railleur. Harvey sut affronter le persiflage et le mépris, en opposant avec orgueil, à une calomnie amère, l'évidence des faits, l'éclatant témoignage d'une observation sûre et d'une longue expérience. Il démontra d'abord l'existence des valvules dans les cavités du cœur et dans toutes les veines, et il prouva que la disposition spéciale de ces prolongemens membraneux devait prescrire au système veineux un genre d'attributions différent de celui des artères. Il lia séparément une artère et une veine; et, d'une part, un gonflement s'établissait entre la ligature et le centre du tronc, de l'autre, la tuméfaction avait lieu en dehors de la ligature. Cette expérience, indéfiniment répétée, n'a jamais fourni d'autre résultat, preuve évidente que le sang artériel marche du cœur vers la périphérie de l'organisme, et le sang veineux de la périphérie au cœur. Dans les blessures profondes des membres où des troncs artériels et veineux sont intéressés à la fois et circulairement divisés, on voit que le sang noir sort des bouts vasculaires inférieurs, et que c'est des bouts supérieurs que s'élance le sang rutilant. Dans la pratique des injections vasculaires, personne n'ignore que c'est par le cœur qu'il faut pousser la matière destinée aux artères, et par les extrémités des membres celle qui doit remplir le système veineux.

Harvey ne recueillit les palmes de sa glorieuse conquête, qu'au déclin de ses jours. En revanche, dans nos temps modernes, la vérité de la circulation sanguine est devenue,

---

liaque. — 48. l'artère coronaire stomachique. — 49. l'artère hépatique. — 50. l'artère splénique. — 51. l'artère mésentérique supérieure. — 52. l'artère mésentérique inférieure. — 53, 54. les artères rénales droite et gauche. — 55, 56. les artères spermatiques droite et gauche. — 57, 57. les artères lombaires. — 58. l'artère sacrée moyenne. — 59, 59. les artères iliaques primitives, droite et gauche. — 60. l'artère iliaque interne. — 61. l'artère iliaque externe. — 62. l'artère crurale. — 63. l'artère tibiale antérieure. — 64. l'artère pédieuse. — 65. l'artère tibiale postérieure.

elles, une courbure ou demi-cercle qui porte le nom de *crosse*, et qui change totalement la direction du tube. L'aorte gagne alors les parties inférieures, et mesure la longueur de la colonne vertébrale, depuis les premières vertèbres dorsales jusqu'à la dernière lombaire sur l'angle du sacrum.

De toute l'étendue de cet énorme tube et du point où nous venons de le laisser, se détache une série de troncs secondaires, qui eux-mêmes se divisent en branches successivement décroissantes, et vont s'épanouir, de plus en plus ramifiées, dans la trame de tous les organes. L'ensemble des vaisseaux aortiques nous présente, comme celui des artères pulmonaires, la figure d'un cône. Sa base est à la périphérie du corps; son sommet dans le ventricule cardiaque gauche.

Les troncs qui naissent de l'aorte, les branches qui émanent des troncs, ne marchent pas vers la périphérie du corps, en s'isolant toujours les uns des autres, comme le font les branches et les rameaux d'un arbre. Ils se replient souvent sur eux-mêmes, s'unissent et s'anastomosent mille fois, les superficiels avec les profonds, et réciproquement. Ils composent ainsi de trames vasculaires, dont la finesse et la complication ont porté quelques anatomistes à déduire la structure entière de certains organes de la seule présence de ces vaisseaux. Leur flexuosité est admirable. On la voit d'autant plus prononcée que les parties sont plus mobiles et plus expansibles. Les artères s'accommodent ainsi à toutes les modifications d'étendue que les organes, où

pour ainsi dire, populaire. Les investigations microscopiques de Malpighi, de Leuwenhoek, de Ruich et de tant d'autres, ont enrichi la science de découvertes précieuses sur les extrémités capillaires des deux systèmes. La communication directe des artères avec les veines, dans la trame de nos organes, ne pouvait être qu'une supposition gratuite, sujette à controverses, du vivant de Harvey. Elle est pour nous un objet de certitude, depuis qu'à la faveur des corps amplifians, les auteurs précités ont fait jaillir, de la profondeur des tissus, la richesse imposante des arborisations capillaires.

Ainsi donc, plus de doute sur le mode de progression du sang. A cet égard, une remarque est importante à faire : c'est que cette circulation est double. L'une s'exerce dans les poumons, l'autre dans les parties restantes du corps. La première est la petite circulation, celle qui a pour but le transport du sang noir de la cavité droite du cœur à la cavité gauche, en le faisant passer sur toutes les cellules de l'organe aérien, et l'offrant aux agens de sa purification. La deuxième est la grande circulation, la circulation générale ; c'est elle qui provoque toutes les parties vivantes au renouvellement successif et constant de leurs molécules. Du centre de l'organisme où son jeu se déploie comme par rayonnement, le cœur préside à l'une et à l'autre de ces circulations. Le cœur droit est le moteur de la première; le gauche, celui de la seconde.

Il suit de là que le travail circulatoire n'a pas pour objet unique l'envoi du fluide nourricier aux diverses parties du corps, l'excitation et l'alimentation directe des tissus organiques. Une autre fin, non moins importante, est de faire que tout le sang noir recueilli par les radicules des veines, soit ramené au cœur, de là dans les poumons, pour y reconquérir les qualités précieuses qu'il avait abandonnées aux organes. Cette double circulation est un

elles se distribuent, sont susceptibles d'adopter. Bien plus, à la faveur de leurs communications si fréquentes, elles peuvent se suppléer les unes aux autres dans le transport de fluide nourricier. C'est ainsi que l'on voit de petites branches vasculaires acquérir une capacité exagérée, lorsqu'un tronc volumineux adjacent s'est trouvé éventuellement oblitéré. La ligature des artères, dans les cas d'anévrisme, est basée sur la réalité de ce fait.

Les anastomoses sont rares aux environs du cœur. Elles se multiplient successivement à mesure que les rameaux s'approchent de la surface extérieure du corps ; mais chaque artère, examinée isolément, offre une forme cylindrique et jamais conoïde. Leur décroissement ne provient que de leurs divisions, lesquelles s'effectuent sous des angles divers, tantôt droits, tantôt aigus, ou plus ou moins obtus.

Trois tuniques superposées, de consistance et de nature différentes, composent principalement les artères : l'une, extérieure, serrée, lamelleuse, extensible, n'est véritablement qu'un tissu cellulaire très-condensé. Les anciens l'avaient désignée sous le nom de *tunique nerveuse*, c'est la *celluleuse* des modernes. Il suffit d'une simple macération pour mettre en évidence sa contexture aréolaire.

Une autre est intérieure, et se continue immédiatement avec la membrane qui tapisse les cavités du cœur. Lisse, transparente et très-fine, elle est sans cesse humectée par une humeur séreuse qui, peut-être, sert à la défendre contre les qualités irritantes du sang, comme l'hu-

des caractères de l'animalité perfectionnée. Dans l'homme, chez tous les mammifères, dans les oiseaux, dans les poissons, tout le sang qui revient des parties, doit passer du cœur dans les poumons pour rentrer dans le cœur. Il n'est pas, dans ces animaux, une molécule de sang qui ne respire, et à cette condition se rattache l'énergique accomplissement de toutes leurs fonctions. La digestion se développe mieux, les sécrétions sont plus actives, la température du corps est à la fois plus uniforme et plus intense.

Que l'on rapproche ces classes animales de celle des reptiles dont le cœur est si simple et la circulation pulmonaire si imparfaite. Ici, une oreillette unique reçoit tout à la fois le sang du corps et celui des poumons, et un seul ventricule donne naissance à l'artère aorte de laquelle s'échappe l'artère pulmonaire. Aussi, chez les reptiles, quelle lenteur d'élaboration digestive ! Des corps alimentaires séjourneraient des mois entiers au fond des cavités intestinales, dans un état presque complet d'intégrité. Et la chaleur vitale ? Elle est nulle chez les reptiles. La température dont ils jouissent leur est communiquée par les corps ambians, d'où il résulte que l'on peut imprimer et limiter un degré de chaleur quelconque sur un point isolé de leur organisme. A la vérité, l'on remarque aussi, chez les poissons, ce défaut de chaleur vitale ; mais cela tient ici, à une imperfection dans l'acte respiratoire, ce qui neutralise le bénéfice de la circulation pulmonaire complète.

Ces considérations générales sur l'acte circulatoire ont signalé les deux ordres de phénomènes qui résument cette fonction, les deux temps bien distincts qui la caractérisent. L'un de ces temps se rapporte au cours du sang artériel, l'autre à celui du sang veineux. Mais sur les limites de chacun de ces mouvemens, s'offrent des actes intermédiaires du plus haut intérêt : la *nutrition proprement dite* et *les*

meur muqueuse que la vessie sécrète protège cet organe contre l'impression de l'urine. Elle est susceptible d'ossification, très-fragile, et se laisse facilement déchirer.

La troisième membrane est la plus importante. Intermédiaire aux deux précédentes, elle est, à proprement parler, la base constituante des vaisseaux artériels. Elle n'adhère point à la tunique interne ou, du moins, il est très-aisé de l'en séparer. Ses caractères principaux résident dans sa dureté, sa fragilité et son apparence fibreuse.

Elle est proportionnellement plus épaisse et, par suite, plus molle et moins cassante dans les extrémités capillaires que dans les troncs, d'où il résulte qu'il est beaucoup plus rare qu'une poche anévrismatique se développe dans les dernières divisions du système, que dans les grosses branches.

Une expérience qui a été mille fois répétée, et qui prouve combien est fragile la tunique moyenne, est celle qui consiste à serrer dans une anse de fil un tube artériel quelconque : à la levée de la ligature, les membranes extérieure et interne se montrent dans toute leur intégrité, tandis que la moyenne est nettement coupée dans sa circonférence et dans toute son épaisseur.

Quant à son apparence fibreuse, il n'est rien en cela qui nous engage à assimiler cette membrane, comme l'ont fait quelques anatomistes, ni aux tissus fibreux ordinaires, ni, à plus forte raison, à la substance musculaire. Pour quiconque voudrait attribuer à une rétraction des parois artérielles, la loco-

sécrétions. Ces actes s'adaptent intimement à la question qui nous occupe, et nous les offrirons comme des épisodes intercalés dans l'histoire de la circulation, en analysant successivement : 1° *le cours du sang dans le cœur* ; 2° *le cours du sang rouge ou artériel* ; 3° *la nutrition proprement dite* ; 4° *les sécrétions et les excrétions* ; 5° *le cours du sang noir ou veineux.*

Nous devons cependant, avant de pénétrer dans les mystères de ces opérations diverses, étudier le liquide sur lequel elles s'exercent, exposer les nombreuses et intéressantes propriétés du sang.

Du sang. -- Nous l'avons dit ailleurs : le sang, dans les premiers instants de la vie intra-utérine, ne se distingue pas de la matière muqueuse qui forme le germe du corps humain. Plus tard, et pendant toute la durée de la vie, il est d'une teinte rouge plus ou moins foncée, selon sa condition veineuse ou artérielle. Avant que la chimie n'eût soigneusement procédé à la décomposition élémentaire de ce fluide, l'opinion générale était que les organes imprimaient au sang une métamorphose complète, et qu'un simple contact suffisait pour qu'à l'instant chaque tissu s'offrît organisé de toutes pièces. Il résulte pourtant d'expériences multipliées dans ces temps modernes, que le sang contient en lui-même une grande partie des élémens de nos organes. On y découvre la *chair coulante de Bordeu* ou *la fibrine*, principe constitutif de la substance musculaire ; une *matière grasse azotée* qui formerait, d'après les fines expériences de M. Chevreul, la substance cérébrale et les nerfs ; on y trouve *l'urée* et la *matière colorante de la bile*, *l'albumine* qui sert de base à la pluralité des membranes ; les *phosphate et carbonate* de *chaux*, de *magnésie*, d'où émane en partie la matière osseuse. Malgré ces données précieuses, la chimie animale est encore dans son enfance, et nous devons attendre d'elle qu'elle nous fasse mieux connaître les rap-

motion du sang , il ne serait même pas nécessaire de reconnaître à ces parois une texture musculeuse ; mais d'ailleurs , fragile, inextensible, très-dur et non contractile, le tissu de la tunique moyenne s'éloigne entièrement de celui des muscles, dont les qualités lui sont tout opposées. Il a, en outre, une teinte jaune , et une consistance qui lui appartiennent en propre, ou qui l'assimilent du moins à cette substance coriace et jaunâtre qui occupe le derrière du cou sous le nom de *ligament cervical postérieur*, et qui, rudimentaire chez l'homme , présente , chez les gros quadrupèdes, un énorme volume proportionné à la pesanteur de la tête qu'il est destiné à soutenir.

Les fibres de la tunique jaune sont presque circulaires et jamais longitudinales ; disposées par couches , elles adhèrent entr'elles sans interposition de tissu celluleux.

A part ces trois membranes, une infinité d'artérioles et de veinules , des capillaires lymphatiques et des nerfs du grand sympathique, entrent encore dans l'organisation des artères.

3. Les vaisseaux capillaires sont ces portions du système circulatoire, qui font communiquer les artères avec les veines : ils constituent, à la fois, les dernières expansions artérielles et les radicules veineuses. Ils sont donc une dépendance immédiate de ces deux ordres de canaux ; et, si nous en traitons d'une manière spéciale , c'est pour mieux faire ressortir des caractères qui leur appartiennent en propre.

Leur ténuité est excessive, comme l'exprime la dénomination qu'ils por-

ports de composition qui existent entre le sang et les divers produits de l'animalité. Peut-être à la faveur de découvertes ultérieures , deviendra-t-il un jour évident pour tout le monde, que l'assimilation a pour objet unique le triage et le classement des élémens respectifs de chaque organe. Et ce serait déjà une assez belle prérogative de l'action vitale , que la composition première d'un grand nombre des élémens du sang, et cette spécialité d'action dont jouirait chaque tissu pour attirer et s'assimiler telle ou telle molécule réparatrice!

Le sang de l'homme est visqueux , salé , alcalin et d'une odeur fragrante d'ail. Il exhale, tant qu'il possède sa chaleur naturelle , une vapeur que l'on dit provenir d'une matière animalisée, putréfiable, étendue d'eau : ainsi qualifiée , sa nature est encore problématique. Cette vapeur se dégage plus abondante du sang artériel que du sang veineux. Son odeur est caractéristique, et laisse sur les membranes pituitaire et gutturale de celui qui la respire , une impression particulière , un goût *sui generis* , qui se maintient pendant plusieurs heures. Ce principe odorant, à la présence duquel on avait voulu rattacher toute la vitalité du sang, existe encore dans l'état de mort, mais caché ou sans dégagement spontané. On ne l'obtient qu'en versant sur le sang desséché ou encore fluide, quelques gouttes d'acide sulfurique , comme il résulte de la précieuse découverte de **M. Barucl.**

L'analyse du sang a été féconde en expériences et en observations de tout genre. Les chimistes et micrographes s'en sont, tour à tour, emparés ; ils l'ont suivi jusque dans ses derniers atomes. Mais la pierre philosophale n'était pas plus dans ce fluide, que dans tout autre corps de la nature ; et, il faut bien le dire , tout ce luxe d'une expérimentation laborieuse , grossi d'abord des plus brillantes espérances, n'a pu tirer la science de son état

tent. Ce n'est guère qu'armé du microscope, ou en s'aidant d'injections délicates, que l'anatomiste peut s'assurer de leur existence. Quant à leur contexture, comme ils sont impalpables, et que le scalpel n'a jamais pu les suivre, on en est réduit à supposer qu'elle doit être celle des branches artérielles ou veineuses génératrices.

Lorsque l'on pousse une injection à travers un artère, la matière injectée ne s'épanche point dans la trame des organes, comme l'avaient pensé les anciens; elle passe directement dans les veines. L'on voit alors sur les parties que l'injection a traversées, une agglomération de ramuscules vasculaires d'une finesse incomparable, qui affectent, comme l'a démontré Sœmmering, des dispositions différentes, selon la diversité des organes. Ils se déploient en arborisations sur les parois intestinales, et en étoiles sur le foie; ils forment dans la membrane pituitaire des sortes de treillages, des houppes à la langue, des tire-bouchons dans les testicules, etc. Ces capillaires se présentent d'autant plus serrés, que l'instrument avec lequel on les observe, est plus amplifiant ; et , si l'injection est bien faite , leur multiplicité est telle, qu'on serait bien porté à attribuer aux organes une nature exclusivement vasculaire. Les étonnantes préparations de Ruisch justifiaient , jusqu'à un certain point , sa croyance.

L'on peut, du reste, sur les animaux à sang froid, saisir cette liaison vasculaire, du vivant même de l'individu, par la seule inspection microscopique du mouvement circulatoire.

de pauvreté, quant à la détermination du principe de vie et de l'essence de nos maladies. Toutefois, l'analyse du sang ne laisse pas d'offrir quelque intérêt ; elle pique la curiosité et redresse des erreurs capitales. C'est à ce titre que nous l'offrons ici.

Lorsqu'on recueille dans un vase et qu'on tient au repos une certaine quantité de sang, on voit de suite ce fluide se diviser en deux parties : l'une , solide, spongieuse et rouge , c'est le *caillot* ; l'autre, liquide, transparente et jaunâtre , ou le *sérum*. Celle-là se précipite au fond du vase, celle-ci plus légère, surnage. C'est ce que l'on remarque après une saignée.

On a beaucoup écrit sur la cause qui détermine cet étrange départ, et après qu'on l'a eu successivement rattaché à l'état de repos, au refroidissement , au contact de l'air atmosphérique , force a été de reconnaître encore l'influence de cette action mystérieuse si souvent invoquée dans l'appréciation des phénomènes de l'animalité. L'action vitale que nous avons toujours vue servir de lien à tous les tissus organiques , s'opposer à la disgrégation de leurs molécules respectives , l'action vitale provoque, par son éloignement , le départ du caillot de la partie séreuse. L'état de repos peut bien avoir ici quelque influence auxiliaire, car il est reconnu que l'agglomération des molécules fibrineuses se fait d'autant plus attendre, que l'on agite plus long-temps le vase où l'on tient le fluide ; mais , quant au degré de chaleur, il est de notoriété générale que le phénomène s'engendre autant sous l'impression d'une température haute que dans des conditions opposées. L'on a vu pareillement le sang encore contenu dans les vaisseaux du cadavre, ou déposé sous le récipient de la machine pneumatique, subir, comme à son ordinaire, son attraction coagulative.

Il n'est rien néanmoins d'absolu dans l'économie animale, et, sur un corps en santé ou

Les vaisseaux capillaires ne sont pas également répandus dans toutes les parties du corps. Les tendons et les cartilages semblent n'en contenir aucuns ; ou peut-être nos instrumens amplifians sont-ils trop imparfaits encore, et nos injections trop grossières, pour que nos sens puissent y rien saisir.

Il est néanmoins remarquable que les cartilages, en adoptant la nature osseuse, comme cela arrive dans le cours individuel des âges, reçoivent de nombreux capillaires, qu'il est aisé d'y distinguer. Les glandes, les membranes muqueuses, les muscles et la peau sont de tous les organes ceux qui en possèdent le plus. Les membranes séreuses n'en donnent point de trace dans leur surface libre ; mais, par une injection bien fine, on en voit s'élever de leur revers ou surface adhérente, qui se font distinguer par leur volume et leur multiplicité. C'est là la cause des sécrétions si abondantes, auxquelles donnent lieu ces organes, comme aussi la teinte rouge de la peau, naturellement si prononcée à la figure de certains sujets, et généralement étendue sur toutes les parties du corps dans certaines affections morbides, la scarlatine, par exemple, cette teinte rouge se rattache à la richesse des subdivisions capillaires.

Le degré de finesse de la peau, particulier aux différens sujets, contribue à modifier cette coloration. Mais il n'en est pas moins certain que, dans l'enfance, les vaisseaux capillaires sont beaucoup plus nombreux qu'à tout autre âge de la vie ; et il est aussi bien probable que, dans la décrépitude, à en juger du moins par

malade, il n'est pas un seul phénomène qui ne soit contredit par une manifestation inverse, pour peu que les circonstances varient. C'est précisément là ce qui ouvre aux systématiques une arène sans bornes. C'est là, la source de ces hypothèses obligées qui se multiplient avec les siècles, et où sont, comme délayés et perdus, les vrais principes de la science de l'homme. L'action vitale ne nous est point connue dans son essence. C'est par ses phénomènes qu'il nous la faut saisir. A cet effet, l'observation et l'expérience sont les seuls guides que la raison doive accepter. Or, l'observation et l'expérience démontrent que la cessation de la vie décide seule de la coagulation du sang ; mais elles prouvent aussi que, sous l'influence de certaines conditions prochaines, le sang se coagule même durant la vie, ou demeure fluide dans l'état de cadavre. On a vu, dans des cas de sphacèle, le fluide artériel pris en masse solide dans ses vaisseaux, jusqu'au delà du cercle frappé par la maladie. Qu'un travail inflammatoire s'établisse sur une veine, le sang s'y coagule et oblitère sa cavité ; et ces prétendus polypes, que les anciens avaient vu dans le cœur, ne sont pas autre chose qu'une condensation de la fibrine du sang, opérée quelquefois dans la plénitude de la vie, le plus souvent aux approches de la mort. Quant à la persistance de la liquidité du sang, long-temps après que ce fluide a été extrait des vaisseaux, ce phénomène se déclare souvent par suite de l'introduction de certaines substances vénéneuses dans l'économie, ou coïncide avec certaines affections qui ébranlent profondément le système nerveux.

Les chimistes ont analysé, avec le plus grand soin, le sérum et le caillot. Ils ont trouvé le sérum formé d'une grande quantité d'eau, tenant en dissolution plusieurs sels, de la soude et de l'albumine. Cette composition prête au sérum une analogie frappante avec le blanc d'œuf.

l'oblitération de plusieurs tubes visibles à l'œil nu, une infinité de capillaires

---

PLANCHE XLVI.

On a figuré ici l'ensemble du système veineux. La préparation a été conçue comme celle de la planche précédente. Le côté gauche offre les veines profondes, le droit, les veines superficielles.

N°s 1. Le cœur. — 2, 3. l'oreillette et le ventricule droits. — 4, 5. l'oreillette et le ventricule gauches. — 6. la veine saphène externe naissant du dos et du bord externe du pied, montant le long de la jambe, et allant s'ouvrir dans la veine poplitée. — 7, 7, 7. la veine saphène interne venant du bord interne du pied, et allant se jeter dans la veine crurale. — 8. arcade veineuse transversale faisant communiquer les deux saphènes. — 9. la veine crurale montant vers l'arcade crurale, et se continuant avec la veine iliaque externe 10. — 11, 12. les veines épigastrique et circonflexe iliaque s'ouvrant dans la veine iliaque externe. — 13. l'arcade transversale profonde du pied. — 14. la veine tibiale antérieure. — 15. la veine tibiale postérieure. — 16. la veine crurale profonde. — 17. la veine circonflexe externe. — 18. la veine circonflexe interne. — 19. la veine hypogastrique. — 20. la veine iliaque gauche. — 21. la veine iléo-lombaire. — 22. la veine sacrée moyenne. — 23. la veine iliaque droite. — 24. la veine-cave inférieure. — 25. la veine spermatique. — 26. la veine rénale. — 27, 27. les veines sus-hépatiques. — 28. la veine diaphragmatique inférieure. — 29. la veine azygos. — 30. la veine-cave inférieure, à son entrée dans le ventricule droit du cœur. — 31, 31. quelques veines cardiaques. — 32. la veine maxillaire interne. — 33. la veine temporale superficielle. — 34. la veine temporale profonde. — 35. la veine occipitale. — 36. la veine jugulaire externe. — 37. la veine faciale. — 38. la veine jugulaire interne. — 39. la veine basilique. — 40. la veine céphalique. — 41. la veine médiane. — 42. la veine brachiale. — 43. la veine axillaire. — 44. les veines radiales profondes. — 45. les veines cubitales profondes. — 46. la veine interosseuse. — 47. la veine basilique du membre gauche. — 48. la veine céphalique. — 49. la veine brachiale. — 50. la veine axillaire se continuant avec la veine sous-clavière. — 51. la veine sous-clavière droite. — 52. la veine sous-clavière gauche. — 53. la veine mammaire droite. — 54. la veine mammaire gauche. — 55. la veine-cave supérieure. — 56. l'artère pulmonaire. — 57. l'artère aorte. — 58, 58. les artères iliaques coupées.

A l'instar de cette matière, il se fige sous l'influence d'une haute température ou de la pile galvanique, et on trouve dans la masse coagulée des vacuoles ou cellules pleines d'une liqueur comme muqueuse. L'on ne saurait attribuer cette concrétion à d'autres causes qu'à la présence de l'albumine, et à la neutralisation de la soude, qui, pendant tout le temps de sa prédominance, maintenait la fluidité de l'albumine. C'est d'après ces considérations, que quelques chimistes, et M. Brande entr'autres, ont réduit le sérum à un simple *albuminate de soude avec excès de base.*

Le caillot est essentiellement formé de deux parties distinctes que l'on sépare par des lotions multipliées. L'une de ces parties est la *zoohématine* ou substance colorante; l'autre est la *fibrine* ou une sorte de gâteau à mailles blanches, et entre-croisées à la manière d'un feutre.

Nous ne chercherons pas à donner une idée de la composition élémentaire de la zoohématine. Rien de moins éclairé et de plus versatile que les résultats de son analyse offerts jusqu'à ce jour par les chimistes. Ce qu'on voit de bien positif dans cette substance, c'est sa constitution globuleuse que nous allons prochainement développer. Quant aux élémens qui lui impriment sa coloration rouge, nous nous trouvons encore dans cette alternative de les admettre ou de les rejeter, selon que nous arrivent des expériences nouvelles. Ne citons, pour exemple, qu'une seule substance : *le fer.* Les uns l'ont toujours distingué dans la matière colorante, d'autres n'ont jamais pu l'y découvrir. Pour certains, la zoohématine ne serait qu'un péroxide de fer; pour d'autres, qu'un phosphate de fer ; alors, le fer oxidé déterminerait seul la coloration du sang. Mais, dans ces derniers temps, la partie colorante a été obtenue isolée de toute molécule de cette substance, et rapportée à un principe immédiat de l'animalité. Toujours est-il que quel-

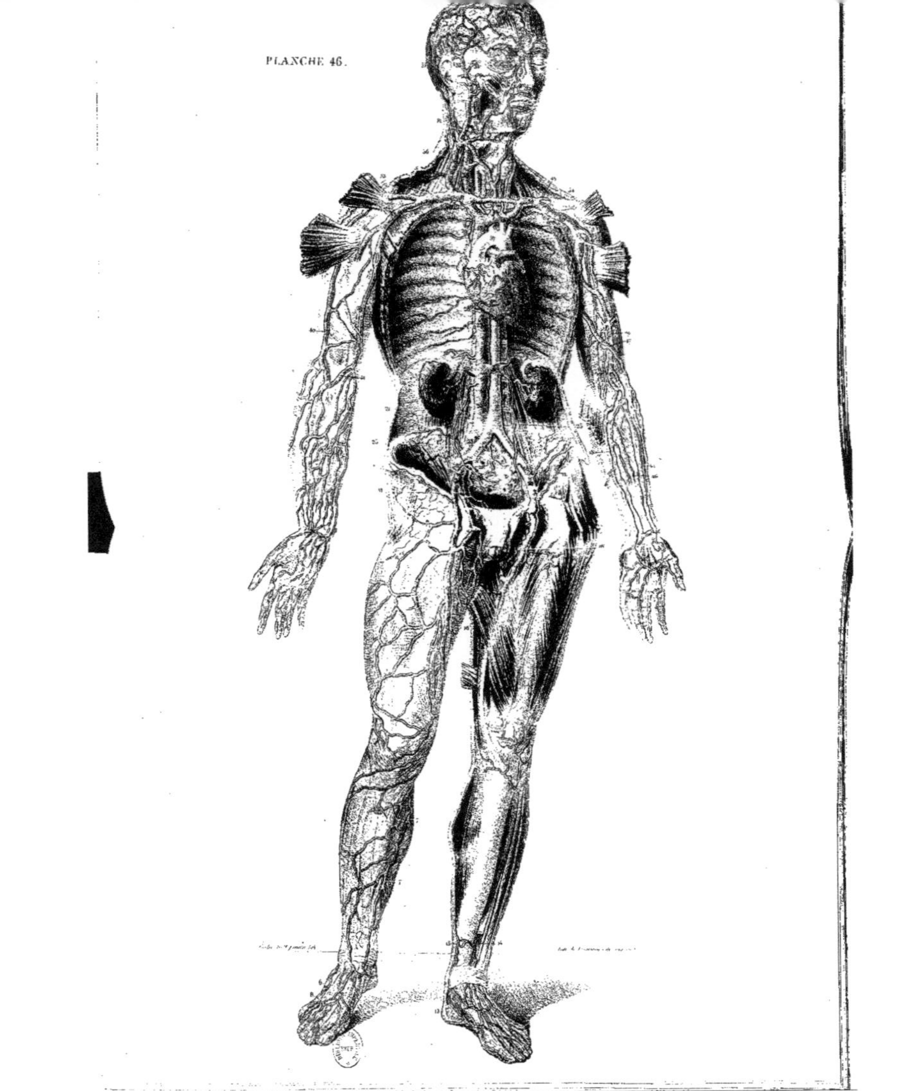

PLANCHE 46.

doivent cesser leur jeu, et s'effacer, par l'absorption, du sein de l'organisme.

Le mode de jonction de ces tubes est des plus remarquables. Les artères ne se dilatent pas, tout près de leur terminaison, pour jeter, par ce renflement, des ramifications qui s'abouchent, après un court trajet, avec les radicules des veines. Cette analogie qu'Autenrieth avait établie entre les capillaires et le système de la veine-porte, aucun anatomiste n'est venu l'appuyer. Mais on voit quelquefois deux capillaires, l'un artériel, l'autre veineux, décrire une demi-arcade, et s'aboucher au point de leur jonction. Plus souvent les vaisseaux des deux ordres s'avancent parallèles les uns aux autres, et s'envoient réciproquement des ramifications transversales. Plus fréquemment encore les dernières extrémités des artères se replient, et s'anastomosent un grand nombre de fois, composant de la sorte une espèce de feutre inextricable, et d'autant plus serré que là se trouvent aussi toutes les radicules des veines. Cependant les vaisseaux artériels sembleraient prendre une plus grande part à la composition de ces réseaux, attendu que les radicules veineuses augmentent brusquement de volume à peu de distance du point où elles commencent à se laisser apercevoir.

Le système des capillaires demanderait encore à fixer l'attention sous le rapport de sa correspondance avec les parties qu'il traverse. Mais ici la ténuité de ses embranchemens est poussée jusqu'à son dernier terme, et les suppositions doivent forcément tenir lieu de la réalité. Aussi est-il facile de se perdre dans ques molécules ferrugineuses existent dans le sang, car, si on le calcine et le pulvérise, et qu'on l'approche d'un corps aimanté, l'attraction magnétique s'y développe de la manière la plus sensible. Il est même, en thérapeutique, un fait d'observation d'une haute importance : c'est que, chez les personnes profondément débilitées et cachectiques, le moyen le plus sûr de redonner au sang la plasticité qui lui manque, c'est de lui faire parvenir quelques préparations ferrugineuses, dont l'efficacité est surtout bien frappante dans les affections chlorotiques.

La fibrine qui renferme entre les mailles de sa propre substance, la zoohématine et beaucoup d'albumine, ressemble, on ne peut mieux, au tissu musculaire ; et, à ce titre, la qualification de *chair coulante* qu'avait imaginée Bordeu, lui est justement applicable. Elle n'a ni odeur, ni saveur, et elle laisse dégager, quand on la distille, une abondante quantité de carbonate d'ammoniaque.

Le rôle que joue la fibrine dans l'économie animale, est des plus importans. Elle sert à la cicatrisation, à la soudure des parties, ce qui lui avait valu, de la part des anciens, le nom de *lymphe coagulable*. Mais pour avoir une analogie si frappante avec le tissu musculaire, la fibrine est-elle, comme les muscles, susceptible de contraction ? Nous pouvons, sur ce point, laisser parler M. Magendie.

« A l'époque, dit cet expérimentateur habile, où l'on s'occupait beaucoup, en France, du galvanisme, on a avancé qu'en prenant une portion de caillot récemment formé, et en le soumettant à un courant galvanique, on le voyait se contracter à la manière des fibres musculaires. J'ai plusieurs fois essayé de produire cet effet, en soumettant des portions de caillot, au moment même de leur formation, à l'action de la pile, je n'ai jamais rien vu de semblable. J'ai varié ces essais de diverses manières, et je n'ai pas été plus heu-

le vague des hypothèses : tantôt les dernières extrémités des artères seraient munies de filamens vasculaires, de diamètres différens et proportionnés au volume des molécules sanguines qui les traversent ; d'autres fois, ce seraient de simples petits pores, par où s'exhaleraient les particules nutritives ; selon d'autres, un ordre spécial de vaisseaux allant des artères aux veines, et communiquant avec les tissus organiques, pomperaient d'un côté les matériaux réparateurs, et verseraient, de l'autre, les résidus de l'assimilation. Mais faisons trève à tant de conjectures, et attendons que des données moins hasardées nous soient fournies par des investigations ultérieures.

4. Le dernier ordre de vaisseaux de l'appareil circulatoire est constitué par les veines. La configuration générale de ce système se rapproche de celle du système artériel. Il est, comme lui, conoïde ; sa base est à la surface extérieure du corps, et son sommet au cœur. Comme lui aussi il a la forme d'un arbre, mais ses divisions portent le nom de radicules, tandis que celles des artères sont connues sous le nom de rameaux. Ces différences dénominatives se déduisent de la spécialité des attributions.

Le système veineux tire son origine d'un nombre indéfini de radicules plongées dans la trame des organes, commençant où finissent les tubes capillaires des artères, et qui se dirigent du côté du cœur, en acquérant plus de volume, et perdant successivement de leur nombre.

Si les capillaires des artères paraissent être plus multipliés que les capil-

reux. J'ai répété cette expérience avec M. Biot, le résultat a été le même. »

Telle est la constitution élémentaire du sang, dans ce qu'il y a de plus important à connaître. Nous n'avons et nous ne devions pas énumérer un très-grand nombre de substances qui ne s'y trouvent qu'éventuellement et qui lui sont transmises, d'un côté, par les voies digestives ; de l'autre, par le système des absorbans. Quant à ce qui concerne les qualités différencielles entre le sang veineux et le sang artériel, elles ont été consignées plus haut dans un autre chapitre.

Mais nous n'omettrons pas les résultats que la micrographie a légués à la science. Ils se rapportent à la composition globuleuse du sang, et ils s'entourent d'un intérêt piquant. Lorsqu'on approche le microscope d'une gouttelette de sang, placée et légèrement étendue sur une lame de verre, on aperçoit une infinité de globules qui nagent dans toutes les parties du liquide, dans le sérum comme dans le caillot. Ces globules se remarquent aussi bien chez les animaux à sang blanc que dans ceux à sang rouge. C'est même sur les premiers que Malpighi, qui possède l'honneur de cette curieuse découverte, les a aperçus à travers leurs vaisseaux transparens. Depuis, tous les observateurs qui ont voulu répéter l'expérience, se sont convaincus de la justesse de son assertion, et nous devons à MM. Prévost et Dumas, des détails d'une précision rare sur cette singulière composition. A la faveur de verres graduellement amplifians, on voit d'abord, dans une goutte de sang, des petits points noirs, et ensuite, des cercles blancs et transparens dont la partie centrale est maculée d'une tache foncée qu'on avait prise pour un trou. Ces globules sont ronds chez les animaux à sang blanc ; dans les animaux supérieurs, leur forme est elliptique, lenticulaire et aplatie. Leur direction est généralement celle du cours du sang. Les

laires des veines, l'avantage est en faveur de celles-ci, hors du cercle de la capillarité. C'est particulièrement aux membres et sous la peau que cette supériorité est sensible. A la jambe et à l'avant-bras, par exemple, on voit chaque tronc artériel placé entre deux veines satellites dont chacune l'égale en volume ; et la surface celluleuse sous-cutanée offre à peine quelques traces de ramuscules artériels, pendant que les veines y sont développées et abondantes.

Les veines peuvent être classées dans trois séries distinctes. L'une de ces séries est circonscrite dans la poitrine. Ses divisions, naissant de la substance pulmonaire, se réunissent en quatre troncs qui vont s'aboucher à l'oreillette gauche du cœur. L'autre appartient exclusivement à la cavité abdominale. Elle émane, par d'innombrables radicules, de toute l'étendue des parois intestinales et de la rate, et se résume en un seul tronc qui plonge dans le parenchyme du foie, s'y ramifie et s'y termine : c'est le *système* particulier de la veine-porte. La troisième série tire son origine de la généralité des parties du corps, et aboutit au cœur par deux énormes troncs, les veines-caves supérieure et inférieure.

De ces trois séries de vaisseaux, la première est celle qui accompagne le plus exactement les artères. Ses radicules sont accolées aux rameaux des artères, ses racines à ses branches ; mais le volume de ses divisions est plus considérable, comme l'est toujours le volume des veines.

Le système général des veines se montre sur plusieurs points du corps, conco-auteurs précités ont examiné avec soin la circulation dans la queue du têtard, dans le poumon de la salamandre, dans le mésentère des poissons, etc, et toujours ils ont constaté le passage de ces globules des artères dans les veines, sans aucun intermédiaire. Mais pour ce qui regarde la texture intime de ces petits corps, les opinions ne sauraient être plus divisées. D'après les uns, ils consisteraient en un noyau de matière fibrineuse rouge, enveloppé d'une pellicule translucide et blanchâtre ; selon d'autres, le principe colorant affecterait l'enveloppe seule ; tantôt, et selon l'opinion de M. Raspail, la partie centrale ou noyau serait de l'albumine coagulée, sans principe colorant, et facilement soluble dans l'eau ; d'autrefois, elle serait de la simple matière colorante, tenant la fibrine en dissolution. Tant d'opinions contradictoires dénotent l'incertitude des expériences microscopiques et nous avertissent de nous tenir en garde contre les illusions qui envahissent de toutes parts la réalité des faits. Il n'y a jusqu'ici de positivement connu sur cet objet que l'existence constante de ces globules, leur multiplicité dans le sang des constitutions vigoureuses des tempéramens appelés sanguins, leur rareté au contraire, chez les personnes cachectiques et radicalement affaiblies. Ce qu'il y a de vrai encore, c'est que les globules existent en plus grand nombre dans le caillot que dans le sérum, dans le sang artériel que dans le sang veineux. On pense généralement, contre l'opinion de M. Raspail, qu'à leur présence se rattache la coloration du sang, ce qui se déduit de leur extrême rareté dans le sang apauvri, peu coloré et très-séreux des constitutions débiles.

De tous les fluides animaux, le sang est, sans contredit, le plus abondamment répandu. Les pertes considérables qu'en font quelques personnes par suite de blessures ou d'affections organiques spéciales, peuvent en faire

mitant de celui des artères ; mais il s'en écarte souvent, au rachis, par exemple, sous l'enveloppe cutanée, dans les os, etc.

Quant au système de la veine-porte, il est entièrement isolé, et sans analogue dans le système entier des artères.

Le diamètre des veines est loin d'avoir l'uniformité de celui des artères. Il s'agrandit et diminue alternativement d'espace en espace, ce qui donne au vaisseau une certaine ressemblance avec un chapelet.

Les veines sur le cadavre ne sont pas arrondies, dilatées comme les artères : cela tient au peu d'épaisseur de leurs parois, à leur structure spéciale. Elles ne sont formées que de deux tuniques : l'une *externe*, très-extensible, peu fragile, comme fibreuse, et revêtue d'une légère couche de tissu cellulaire, dense et serré ; l'autre *interne*, mince et polie, non susceptible d'ossification, et faisant suite à la membrane intérieure du cœur. Elle se replie maintes fois, et donne lieu à ces prolongemens qui sont connus sous le nom de *Valvules*.

Ces valvules sont des espèces de languettes, dont un des bords adhère à la paroi interne de la veine, tandis que l'autre est libre, et tourné vers le cœur. Elles sont tantôt isolées, plus souvent disposées deux à deux, et répondent aux étranglemens que nous avons ci-dessus signalés.

Les valvules ne sont pas également répandues dans tout ce système. Leur nombre est d'autant plus considérable, que les veines sont plus éloignées du cœur, et elles manquent totalement dans le système de la veine-porte.

foi. Il est vrai que le sang est incessamment reproduit, et que si la vie se maintient après qu'on a perdu dans l'espace de quelques jours, 40, 50 livres et plus de ce fluide, il n'en est pas moins certain qu'un simple écoulement de 6 et 8 livres, s'il est brusque, instantané, détermine presque infailliblement la mort. L'on voit d'ailleurs des constitutions qui fabriquent le sang avec une activité surprenante. Il semblerait que tous les produits qui viennent du dehors, et ceux qui se détachent de la substance des organes, se convertissent en ce fluide, aussitôt leur présentation. Ce qui mène surtout à cette conjecture bien rationnelle, c'est l'état permanent de maigreur que conservent ces corps, lors même qu'ils consomment une grande quantité d'alimens ; c'est aussi la soustraction de sang qu'on est souvent obligé de leur faire, si la nature ne vient pas elle-même pourvoir aux frais d'une déplétion vasculaire.

Pour ces motifs, l'évacuation de la quantité de sang contenue dans l'économie animale, est difficile, pour ne pas dire impossible à faire. On a eu beau ouvrir et vider les gros vaisseaux sur des animaux de diverses espèces, en recueillir tout le sang épanché, le peser et comparer ensuite le poids du cadavre à celui du corps quand il était vivant, on n'a rien obtenu par cela seul que la masse indéfiniment étendue des tubes capillaires n'a pu être vidée. Toutefois, et après des calculs plus judicieux, on estime généralement à 28 ou 30 livres le poids total du sang contenu dans le corps d'un homme qui a atteint l'apogée de son développement. Mais, sans parler des circonstances innombrables qui peuvent faire varier ce chiffre, nous répétons que la quantité du sang n'est jamais relative au volume du corps. L'enfant a proportionnellement plus de sang que l'adulte ; et le vieillard, quelque étendues que soient les dimensions de son organisme, sera toujours privé de la dose

L'étude circonstanciée que nous allons faire de l'appareil circulatoire , offrira successivement à notre examen , 1° le *cœur et son enveloppe* , 2° les *troncs artériels et leurs divisions principales ; 3°* les *radicules et les troncs des veines.*

ARTICLE PREMIER.

Du Cœur et du Péricarde.

Le cœur est un muscle creux, posé, dans la poitrine , sur la face convexe du diaphragme , et protégé latéralement par les deux feuillets du médiastin antérieur. Intermédiaire aux deux systèmes artériel et veineux, il se trouve comme suspendu aux vaisseaux qu'il fournit et à ceux qu'il reçoit, et il serait flottant entre les deux poumons , s'il n'était maintenu par une membrane fibreuse, le péricarde, qui l'enveloppe dans toute son étendue sans le contenir dans son intérieur. Sa position n'est cependant pas fixe, car il suit quelque peu les mouvemens du diaphragme dans le travail respiratoire , et il se balance de droite à gauche, et réciproquement, dans quelques mouvemens du corps.

La figure du cœur est celle d'un cône, du volume, à peu près, des deux poings réunis. Sa base appuie sur la huitième vertèbre dorsale, et sa pointe tournée en bas , en avant et un peu à gauche , est logée dans une dépression de la face interne du poumon gauche, au niveau du sixième espace intercostal. Son volume, quoique très-variable, se montre proportionnellement plus gros chez l'homme que chez la femme, dans l'âge adulte que dans la vieillesse.

Tom. II.

exacte de ce fluide, nécessaire à la plénitude et à l'énergie de ses fonctions.

ARTICLE PREMIER.

Du Cours du Sang dans le Cœur.

L'homme , à l'état de germe , ne pourvoit pas lui-même à son accroissement. Son appareil circulatoire n'est qu'un embranchement de celui de la mère, et c'est par cette voie que lui viennent, tout préparés, les matériaux constitutifs de son organisme. Chez le fœtus, l'appareil intestinal est inerte, les poumons n'exercent aucun jeu; le cœur pourrait aussi, sans doute, se passer de ses mouvemens; la vie végétative ne s'éteindrait pour cela : mais autre temps , autre nécessité. Dès l'instant que ses yeux s'ouvrent à la lumière , l'homme, en perdant le lien physique qui l'unissait au sein maternel, se trouve abandonné à ses propres ressources. Il va faire de suite, en faveur de sa vie organique, ce qu'il fera plus tard pour sa vie sociale : il aura tout le soin de son développement matériel, comme plus tard celui de son bien-être. Le tube digestif fabriquera lui-même les principes constituans et réparateurs; les poumons imprimeront à ces principes un cachet profond d'animalité; le cœur servira à autre chose qu'à une simple voie de passage. Il faut dorénavant que cet organe, par des dilatations et des contractions alternatives, attire dans ses cavités les fluides restaurateurs ; qu'il les malaxe en quelque sorte; qu'il les projette dans les poumons, les reprenne et les projette encore non plus sur les cellules aériennes , mais dans toutes les parties du corps , sans aucune exception. Il faut même que dans ces mouvemens il y ait constance et régularité ; car dès qu'ils se suspendent , les symptômes de l'asphyxie se montrent, et s'ils sortent du rythme qu'une loi primordiale leur avait dicté,

3

La partie du cœur qui repose sur le diaphragme, est un peu aplatie : c'est la face inférieure ou postérieure. L'autre est convexe, plus large et surchargée de graisse. Chacune de ces faces est creusée, à sa partie moyenne à peu près, d'un sillon parallèle à l'axe du cœur ; c'est-là que sont logés les vaisseaux coronaires ; c'est-là aussi la partie correspondante à la cloison interne qui sépare les deux ventricules. Ces sillons se joignent quelquefois à la pointe du cœur, et se creusent assez pour que celle-ci soit alors bifurquée.

Au point de leur jonction, les deux faces constituent deux bords, l'un obtus, tourné à gauche, en arrière et en haut ; l'autre tranchant, plus étendu et dirigé à droite.

Nous savons que le cœur se compose de quatre parties ou cavités bien distinctes, une oreillette et un ventricule à droite, à gauche une oreillette aussi et un ventricule. Le sillon des vaisseaux coronaires sépare l'une de l'autre ces deux paires de cavités.

Les oreillettes occupent la base du cône. Un sillon irrégulièrement circulaire détermine la limite qui les écarte des ventricules. Un petit appendice flottant à leur sommet, imitant une crête de coq, ou mieux encore, une oreille de chien, leur a valu la dénomination qu'elles portent.

1. *L'oreillette droite*, désignée sous le nom de *sinus des veines-caves*, parce qu'elle reçoit le sang noir apporté par ces veines, est un sac musculo-membraneux placé au côté droit de la base du cœur. Par une de ses faces qui est libre et plus large, elle appuie sur le diaphragme,

les organes se troublent, les fonctions se dérangent, l'action vitale est menacée d'une ruine prochaine.

Il n'est assurément personne qui, après un exercice violent, ou une grande commotion morale, n'ait quelquefois prêté son attention à ces chocs successifs et précipités qui soulèvent les côtes de la région thoracique gauche. L'économie entière en est souvent comme ébranlée. Vulgairement on les désigne sous le nom de *battemens du cœur*, mais l'idée qu'on s'en fait est obscure et très-vague, et la cause qui les provoque tout-à-fait méconnue.

Le cœur s'agite et frappe la poitrine au moment où l'ondée du sang veineux qui arrive de tous les points du corps, et où celle du sang artériel, fournie par les poumons, se précipitent, l'une dans l'oreillette droite, l'autre dans l'oreillette gauche cardiaques. Celle-là se dilate pour faire place au sang que les veines-caves charrient, celle-ci pour recevoir le sang que lui transmettent les veines pulmonaires. Chaque ventricule correspondant s'agrandit à son tour, quand les oreillettes se resserrent pour leur confier le liquide, et c'est à l'instant où, par la contraction consécutive de ces mêmes ventricules, le sang est projeté, d'une part, dans la substance des poumons ; de l'autre, dans la généralité des parties, c'est à cet instant même que la secousse se fait sentir. La pointe du cœur se redresse et se porte en avant ; elle frappe les muscles qui remplissent le sixième espace intercostal. Il serait superflu de recueillir les opinions diverses qui se sont disputé l'explication de ce choc violent du cœur. Quelques anatomistes, établissant gratuitement l'existence de fibres circulaires dans les parois de ce viscère, avaient conclu à un allongement pendant l'acte contractif des ventricules. A en juger par un examen superficiel, il semblerait que le mus-

et par l'autre, elle adhère à l'oreillette gauche.

L'intérieur de l'oreillette droite offre, en arrière, deux larges orifices : l'un, supérieur, est l'embouchure de la veine-cave supérieure ; l'autre, celui de la veine-cave inférieure. Leur direction est oblique d'arrière en avant pour la première, de bas en haut et en dedans pour la seconde. Ces deux ouvertures, contiguës l'une à l'autre, sont circonscrites par un rebord épais, résistant et charnu. L'embouchure inférieure, plus large, plus évasée que l'autre, est, en outre, garnie, en bas, d'un prolongement ou repli membraneux, du nom de valvule d'Eustache. Le bord libre de ce repli, tranchant et tourné en croissant, flotte sur l'orifice de la veine-cave inférieure, et le masque en partie. Son extrémité droite se continue avec le rebord de la veine ; la gauche va se confondre avec un des piliers de la fosse ovale. Ce repli, qui jamais ne ferme entièrement l'embouchure, est d'autant plus prononcé que le sujet est plus jeune. Il existe à peine chez le vieillard.

On donne le nom de *fosse ovale* à une sorte d'empreinte de la grandeur du bout du doigt, située sur la cloison qui sépare les deux oreillettes. C'est un reste du *trou de Botal*, comme on le dit, ou la trace d'une ouverture qui existait chez le fœtus, et par laquelle le sang de l'oreillette droite passait directement dans l'oreillette gauche, sans avoir à parcourir le petit cercle pulmonaire. On trouve encore chez l'adulte, à la partie supérieure de l'empreinte, une très-petite échancrure obliquement dirigée, et qui ne

cle projecteur du sang ne peut réellement se porter en avant et heurter la poitrine qu'à la condition seule d'une extension de son tissu de la base à la pointe. Toutefois, la véritable cause de ce phénomène est établie aujourd'hui d'une manière générale, invariable, et contradictoirement à l'opinion précitée. Le cœur appuie par sa base sur la colonne vertébrale. Lorsque l'ondée de sang se précipite dans les oreillettes, celles-ci s'agrandissent, et rencontrant sur les vertèbres une résistance invincible, elles poussent en bas et en avant les ventricules ; de là le choc communiqué à la pointe du cœur, juste au moment où cette pointe qui appartient exclusivement aux ventricules, se resserre et se rapetisse. Ajoutons à cette cause la commotion que les colonnes de sang, poussées par les ventricules dans les gros vaisseaux, impriment aux courbures de ceux-ci et spécialement à la crosse aortique. Cette secousse qui se réfléchit sur le cœur contribue puissamment à déplacer sa masse.

L'on désigne, en physiologie, sous le nom de *diastole*, la dilatation du cœur, et son resserrement sous celui de *systole*. De tout ce qui vient d'être exposé il résulte que la systole du ventricule droit est simultanée avec la diastole de son oreillette ; que pendant qu'une cavité s'agrandit pour recevoir une ondée nouvelle, l'autre se rapetisse pour expulser celle qui la surcharge. Au surplus, si l'on considère que le cœur gauche agit sur le sang artériel comme le droit sur le sang veineux, et qu'il y a encore simultanéité d'action vis-à-vis l'un de l'autre, on acquerra la certitude qu'au choc du cœur sur les parois de la poitrine se rapportent une ampliation de toute la base de cet organe et un resserrement de son sommet. C'est ce qu'on peut vérifier en ouvrant un animal vivant et en examinant les diverses combinaisons locomotives qui se passent dans le jeu de son cœur. Il est aisé, du reste, de saisir la raison de cette alternative de systole et de dias-

devient appréciable , que lorsque on cherche à pénétrer dans l'oreillette gauche avec la pointe d'un stylet. Un rebord presque circulaire et blanchâtre environne cet enfoncement. Très-épais en haut, il se perd à la partie inférieure, et va se confondre , comme nous l'avons vu , avec une des extrémités de la valvule d'Eustache. La fosse ovale est tantôt lisse et quelquefois rugueuse à sa surface. Elle est formée par l'adossement de la membrane qui tapisse l'intérieur de chaque oreillette.

Dans toute l'étendue de la cavité auri-

PLANCHE XLVII.

On a figuré ici le cœur dans sa position respective à l'égard des poumons, et l'origine des gros troncs artériels fournis par la crosse aortique. La poitrine a été ouverte en avant. Les plèvres et le péricarde ont été coupés dans leur moitié antérieure et détachés. On voit les lambeaux de ce dernier déjetés sur la surface des poumons.

A. A. Les clavicules sciées. — B. B. B. les vraies côtes coupées. — C. D. les poumons droit et gauche. — E. E. section des plèvres. — F. section du péricarde. — G. la trachée-artère. — H. la glande thyroïde. N° 1. le cœur. — 2. l'oreillette droite. — 3. son appendice. — 4. le ventricule droit. — 5. l'oreillette gauche. — 6. le ventricule gauche. — 7. la pointe du cœur formée ici par les deux ventricules. — 8. ligne de démarcation entre les deux ventricules. — 9. l'origine de l'artère pulmonaire. — 10. l'artère pulmonaire passant sous la crosse de l'aorte. — 11. l'artère aorte naissant du ventricule gauche. — 12. la courbure ou crosse de cette artère. — 13. le tronc brachio-céphalique. — 14. division de ce tronc en artères carotide primitive droite 15 et sous-clavière droite 16. — 17. l'artère carotide primitive gauche. — 18. l'artère sous-clavière gauche. — 19. l'artère vertébrale. — 20. l'artère thyroïdienne inférieure. — 21. l'artère scapulaire transverse. — 22. l'artère cervicale ascendante. — 23. l'artère mammaire interne. — 24. l'artère sous-clavière passant sur la face supérieure de la première côte entre les muscles scalènes antérieur et postérieur.

tole d'une oreillette par rapport à son ventricule. Car si l'on supposait les deux poches se livrant à la fois à leur travail de contraction, le ventricule énergiquement resserré, alorsque l'oreillette fait effort pour lui confier son fluide, devrait , sans contredit , faire avorter le phénomène circulatoire.

La théorie du mécanisme de la circulation sanguine repose tout entière sur ce double temps de systole et de diastole. L'abord du sang dans les diverses cavités du cœur , sa progression hors du cercle de ce viscère sont essentiellement subordonnés à l'influence de ces mouvemens. Il n'est rien de frappant comme l'harmonie de ces actes qui passent tour-à-tour d'une portion du cœur dans l'autre, s'enchaînent en cadence et se soutiennent pendant tout le cours de la vie , sans que jamais la volonté exerce sur eux son empire. Mais , pour cela , que de particularités matérielles ! que de sagesse dans la situation, dans l'assemblage et dans la coupe spéciale des diverses pièces qui doivent assurer à la fonction la plénitude de son accomplissement!

A peine le sang veineux , charrié par les veines-caves , a-t-il fait sentir son impression stimulante aux parois de l'oreillette droite, celle-ci se fronce , s'applique avec effort sur le fluide qui vient de la distendre , et l'oblige à passer par quelqu'une de ses ouvertures. Le sang rebrousserait vers les deux veines-caves , mais la colonne nouvelle qui arrive lui oppose un assez fort obstacle pour rendre à peu près nul le concours de la valvule d'Eustache qui borde en partie et protége l'embouchure de la cave inférieure. C'est donc à peine si une très-minime quantité de liquide s'engage, par reflux, à travers la double issue veineuse. Il n'en est pas de même quant à l'ouverture qui mène au ventricule. Celle-ci lui permet ce passage : elle est libre et facilement dilatable. Le ventricule vient de se dégorger ; le vide qui résulte du départ opéré

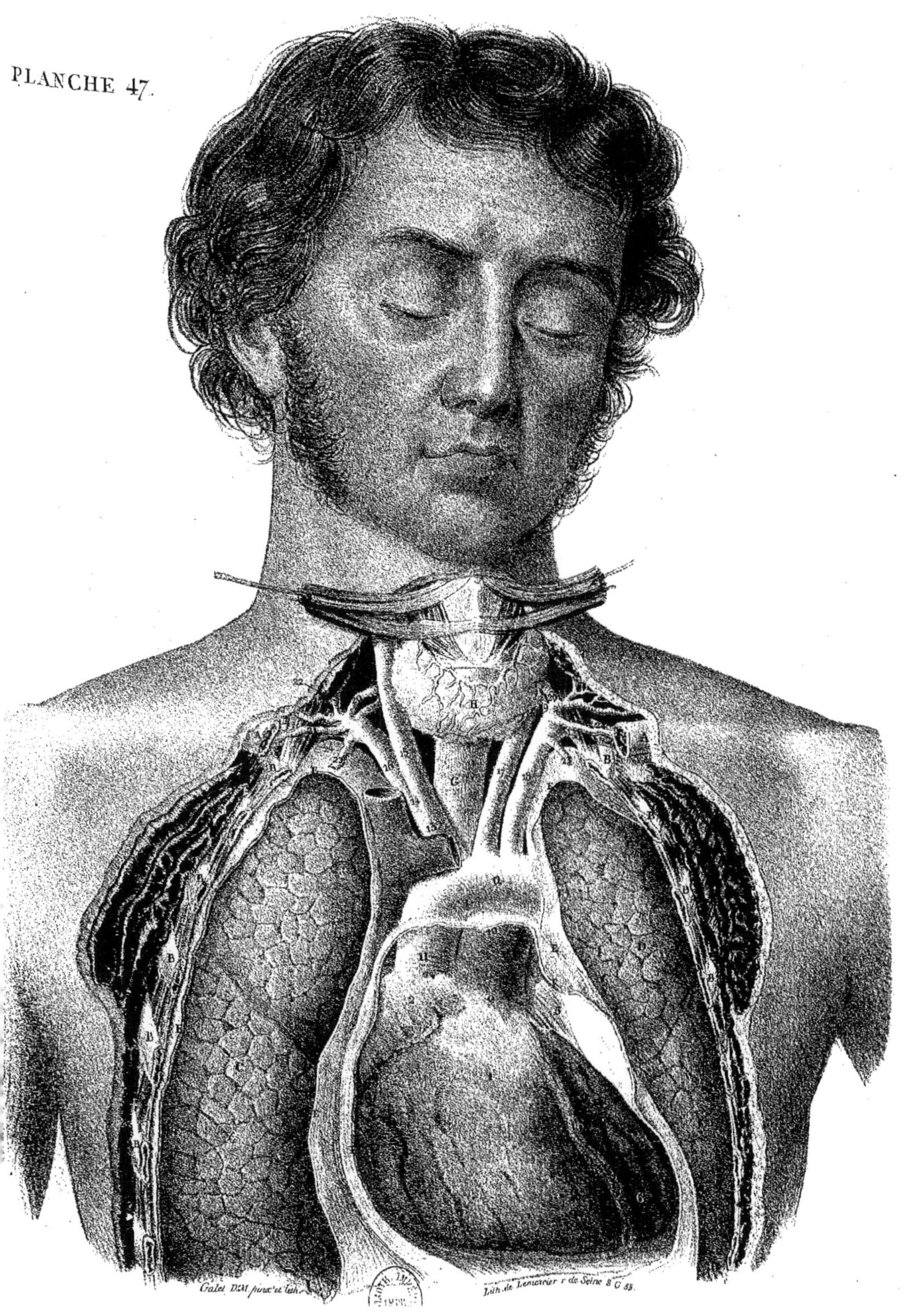

Galet D.M. pinx.'et lith.
Lith. de Lemercier r de Seine 8 G 55.

culaire , on trouve encore un grand nombre de petits trous , dont un , plus considérable et situé en haut, est l'entrée du petit appendice ; les autres sont les orifices des veines appartenant en propre au viscère. Parmi ces derniers sont les deux embouchures des veines cardiaques. On les voit au-dessous de l'orifice de la veine-cave inférieure.

2. *Le ventricule* droit fait suite à l'oreillette que nous venons de décrire , et lui est sous-jacent. Ce sac , essentiellement charnu , de forme conoïde , est remarquable par la dureté et la résistance de ses parois. Plus étendu en avant qu'en arrière , il paraît antérieur et superposé au gauche ; mais sa longueur est moindre , et il ne contribue presqu'en rien à la formation de la pointe du cœur. Sa surface externe , lisse et polie est recouverte par le péricarde ; l'interne est criblée d'anfractuosités, et percée de deux ouvertures. Une infinité de prolongemens charnus , désignés sous le nom de *colonnes* , semble remplir la cavité de ce ventricule, et donne lieu aux anfractuosités. Ces colonnes partent d'un point quelconque des parois du ventricule , et adhèrent à ses parois, la plupart dans toute leur longueur, quelques-unes par les deux bouts seulement. Elles s'adossent, se coupent dans leur marche, se croisent, s'entrelacent en nattes ou en treillages ; il en est qui simulent de véritables mamelons. Un certain nombre d'autres plus longues, plus écartées et plus volumineuses, s'élèvent de la pointe du cœur à la base ; elles changent de nature , en approchant de l'oreillette, deviennent tendineuses , et se terminent par deux ou plusieurs divi-

lui fait remplir l'office d'une pompe aspirante. L'oreillette dès-lors pousse , en se contractant, le fluide dans cette cavité nouvelle , et celle-ci, malgré la dureté et l'épaisseur de ses parois, peut recevoir une ampleur assez grande pour contenir la colonne sanguine tout entière. Cette facilité d'ampliation lui est acquise par sa structure spéciale. Les pilastres charnus qui se croisent , se coupent en mille sens divers, donnent à ses parois une nature comme spongieuse, et la forme de ces mêmes colonnes pliées en arcs de cercle les rend susceptibles d'un grand allongement.

Immédiatement après sa dilatation, le ventricule droit se resserre, et la masse du sang qu'il comprime doit s'échapper ou par l'oreillette ou par l'artère pulmonaire. Une organisation toute particulière s'oppose à ce que le liquide ne rentre dans la poche qu'il vient d'abandonner, quoique celle-ci se dilate lorsqu'arrive la contraction du ventricule. La forme et la disposition de la valvule tricuspide est telle que ce dôme mobile se relève et se déploie sur l'orifice auriculo-ventriculaire , quand le sang comprimé va frapper contre sa face inférieure et concave. Chacune des languettes de la valvule se termine par des espèces de cordons qui se continuent avec les colonnes charnues, et vont ainsi se fixer et se perdre dans divers points de la surface interne du ventricule. On s'explique sans peine l'abaissement de ces toiles flottantes lorsque la contraction de l'oreillette comprime, de haut en bas, le volume du sang , et leur redressement, au contraire, quand les parois du ventricule refoulent, de bas en haut, le liquide. C'est là une circonstance qui fait encore ressortir la diminution de longueur éprouvée par le cœur, au moment où la pointe de ce viscère imprime une secousse aux parois thoraciques.

Toutefois, dans un état de liberté complète des franges tricuspides, celles-ci, cédant au choc du sang, seraient déjetées au loin dans

sions, tantôt aux languettes de la valvule tricuspide, tantôt aux parois même du ventricule, et au pourtour de l'ouverture auriculo-ventriculaire.

La base du ventricule droit offre, en arrière, la voie de communication des deux cavités; en avant, l'origine de l'artère pulmonaire.

PLANCHE XLVIII.

Fig 1. Elle représente les cavités du cœur droit, les orifices des vaisseaux qui s'y rendent, ceux des vaisseaux qui en partent, et les diverses particularités de structure qui se rattachent à cette portion du viscère. L'incision des parois a été faite de manière à mettre à découvert toute l'étendue de la valvule tricuspide.

N° 1. l'oreillette droite. — 2. l'orifice de la veine-cave inférieure. — 3. celui de la cave supérieure. — 4. la valvule d'*Eustache*, ou de la veine-cave inférieure. — 5. la fosse ovale (trou de Botal). — 6. rebord calleux circonscrivant cette dépression. — 7. l'entrée du petit appendice auriculaire. — 8. l'ouverture auriculo-ventriculaire. — 9, 9, 9. la valvule tricuspide et les languettes qui la constituent. — 10. le ventricule droit. — 11, 11, 11. les colonnes charnues. — 12, 12. celles de ces colonnes qui adhèrent aux parois dans toute leur étendue. — 13, 13. celles qui ont la forme de mamelons. — 14, 14, 14. celles qui partent du ventricule, et se terminent par des filets tendineux aux languettes de la tricuspide. — 15. la cloison intermédiaire aux deux ventricules. — 16. l'origine de l'artère pulmonaire cachée derrière la valvule tricuspide, et dont le siége est indiqué par la sonde 17 qu'on y a introduite.

Fig. 2. Elle représente la surface intérieure du cœur gauche, la disposition spéciale de la valvule mitrale, la forme et l'arrangement particulier des colonnes charnues.

N° 1. la cavité de l'oreillette. — 2. 3. 4. 5. l'orifice des quatre veines pulmonaires. — 6. l'entrée de l'appendice auriculaire gauche. — 7. la fosse ovale. — 8. la cavité du ventricule. — 9. l'ouverture auriculo-ventriculaire. — 10. la valvule mitrale. — 11. 12. les languettes flottantes qui la terminent. — 13, 13. les colonnes charnues. — 14. la cloison intermédiaire aux deux ventricules. — 15. l'origine de l'artère aorte cachée derrière la valvule mitrale, et rendue sensible par l'introduction de la sonde 16. (Loder.)

la cavité de l'oreillette et adossées contre les parois de cette poche. Une voie serait alors ouverte au retour du fluide expulsé. Les conséquences d'un pareil reflux seraient graves : la nature les a prévues. Les cordons fibreux ci-dessus mentionnés limitent, juste au niveau de l'orifice auriculo-ventriculaire, le déplacement des languettes, de telle sorte que celles-ci ne pourraient aller se rabattre sur les parois de l'oreillette qu'à la condition seule de la rupture des cordons.

La colonne sanguine, comprimée dans toute sa surface par le ventricule droit, ne trouve point de semblables obstacles à l'orifice de l'artère pulmonaire; ou plutôt, ces obstacles existent, mais ils sont disposés de manière à permettre la sortie du liquide et à empêcher son retour. Les valvules sigmoïdes, placées à l'origine de l'artère des poumons, sont déjetées en haut sur les parois du tube, quand la masse du sang, repoussée par le ventricule, vient faire effort sur leur face inférieure. Mais dès l'instant où cette artère s'ébranle, se fronce à sa manière, et favorise la projection, les replis membraneux s'abaissent, tombent sur l'orifice, et forment un plancher qui défend l'entrée du ventricule, et sert de base incompressible à la colonne du liquide.

Une remarque très-importante à faire, c'est que les franges sigmoïdes ne sont point maintenues par ces prolongemens tendineux que nous venons de signaler dans la valvule tricuspide. Il n'y a point ici, sur les parois du tronc pulmonaire, des colonnes charnues auxquelles puisse se rattacher l'existence de ces petits cordons fibreux si nécessaires pour borner le déplacement de la valvule. Dans les cavités artérielles une pareille organisation aurait gêné la marche du fluide. Par quel autre artifice la nature a-t-elle suppléé au défaut de ces espèces d'arcs-boutans? Il ne lui a fallu, pour résoudre un si grand problème, qu'une simple nuance dans la configuration des replis

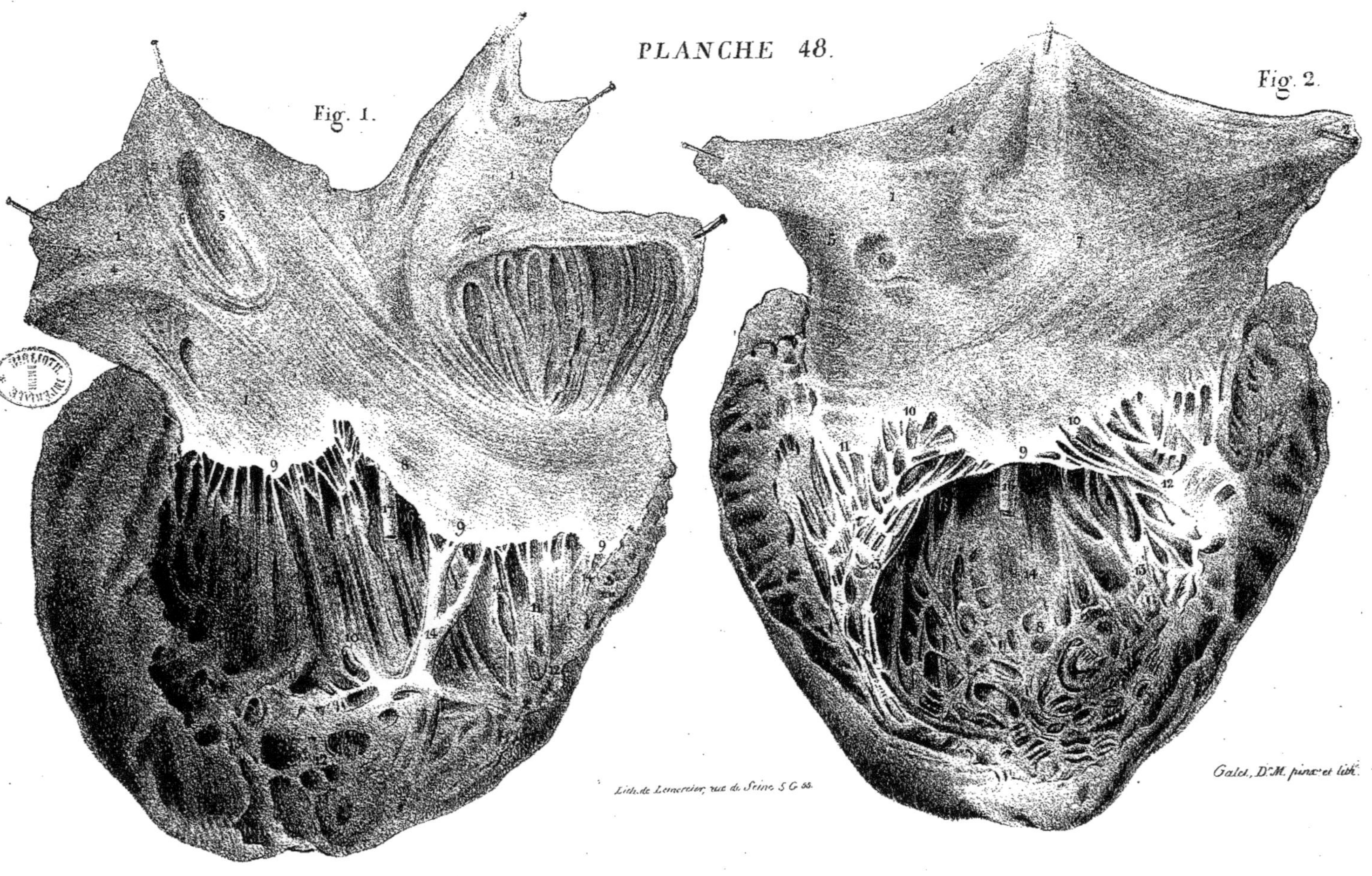

PLANCHE 48.
Fig. 1.
Fig. 2.
Lith. de Lemercier, rue de Seine S.G 55.
Gatel. D.M pinx et lith.

La première est bordée par un anneau très-résistant, translucide , de nature cartilagineuse : c'est la valvule *tricuspide* ou *triglochyne* , laquelle adhérente, en dehors , au ventricule, est libre , flottante , et dentelée à son bord interne qui regarde l'ouverture de communication. Dans l'état de relâchement des parois ventriculaires, les dentelures de la valvule sont tournées en bas ; elles se lient avec les prolongemens tendineux des colonnes charnues : trois d'entr'elles, plus considérables , déterminent , dans leur ensemble, la forme de la valvule , et lui valent le nom qu'elle porte.

La deuxième ouverture, ou l'orifice de l'artère pulmonaire , est un peu moins grande que la précédente. Elle est aussi bordée par un anneau calleux, adhérent, en dehors , à l'origine de l'artère , libre en dedans , et terminé par trois dentelures flottantes. Cet anneau est connu sous le nom de valvule sigmoïde. Dans le relâchement du ventricule, et pendant que les languettes de la valvule tricuspide s'affaissent et s'appliquent sur les parois du ventricule, celles de la sigmoïde se relèvent, et s'adossent aux parois de l'artère. Elles ont , en cet état, la forme d'un croissant; mais quand elles s'abaissent pour devenir horizontales, et fermer l'orifice de l'artère, la figure de chacune d'elles est celle d'un nid à pigeon, dont la concavité est tournée en haut du côté de l'artère : alors aussi elles se touchent par leurs bords , et s'imbriquent légèrement. Leur circonférence intérieure est parfaitement libre, c'est-à-dire, qu'elle ne se continue point avec les colonnes charnues; mais elle est garnie d'une es-

membraneux. La forme en cul-de-sac ou en nid de pigeons, propre à chaque lambeau sigmoïde , met ces prolongemens dans les conditions les plus avantageuses , pour que la colonne sanguine qui pèse sur leur centre , pendant la rétraction de l'artère , ne chasse point leurs bords vers les parois du ventricule.

Nous parlions tout-à-l'heure de froncemens de l'artère pulmonaire. L'on dépasse peut-être les limites de la vérité , quand on rapporte au tronc artériel des poumons le même mode de mouvemens appartenant aux oreillettes et aux ventricules. Quelques fibres charnues , échappées de la substance même du cœur, s'étendent bien sur ce vaisseau, mais clair-semées, si courtes et en si petit nombre, qu'à elles seules elles ne sauraient produire ce resserrement énergique qui pousse dans un trajet si étendu une masse volumineuse de liquide. Evidemment l'élasticité des parois artérielles entre pour quelque chose dans cet acte de projection. Il est certain aussi que l'impulsion donnée par le ventricule, se communique et se propage dans le tronc artériel et dans les premières branches de ce tronc , et que l'ondée de sang qui fait irruption dans l'artère chasse et répand au loin l'ondée qui la précède. Mais est-ce là tout ce que l'on peut dire sur l'activité des artères et sur le cours du sang dans l'intérieur de ces canaux ? Nous reviendrons bientôt sur ce point de doctrine du plus haut intérêt.

Toute l'ondée de sang qui , chaque fois , aborde dans les cavités droites du cœur, ne s'engage pas d'un seul coup dans le tronc de l'artère pulmonaire. Quoique les soupapes membraneuses soient disposées de la manière la plus favorable , une partie de ce fluide reflue vers l'oreillette à travers l'intervalle des languettes de la tricuspide , ou par les pores même de leur substance; une partie franchit pareillement les languettes sigmoïdes, et ren-

pèce de petit noyau cartilagineux, qui accroît la solidité des languettes.

3. *L'oreillette gauche*, ou le *sinus des veines pulmonaires*, située à la partie supérieure et postérieure gauche de la base du cœur, appuie sur la colonne vertébrale, et se continue, d'autre part, avec le ventricule sous-jacent. Sa forme ne diffère guère de celle de l'oreillette droite; mais ses dimensions sont moins considérables. Sa surface externe est recouverte par les troncs des veines pulmonaires, qui ne laissent apercevoir que le petit appendice situé sur le bord supérieur et interne. La surface intérieure, moins irrégulière et moins frangée que celle de l'oreillette droite, laisse voir, 1° en haut et en arrière, l'orifice sans valvules des deux veines pulmonaires droites; 2° en dehors, celui des veines pulmonaires gauches; 3° en dedans, le vestige de la fosse ovale de Botal, laquelle figure une espèce de croissant; 4° en avant, la vaste ouverture de communication de l'oreillette avec le ventricule. Cette ouverture est munie de son anneau cartilagineux, dont la base dure, épaisse et triangulaire s'unit à la substance même de l'oreillette. Le reste est libre, tranchant, et coupé en deux languettes, qui sont les analogues de la valvule tricuspide, et portent elles-mêmes le nom de *valvule mitrale*.

4. *Le ventricule gauche*, plus épais, plus dur, plus résistant que le droit, se distingue encore de celui-ci par la longueur de son diamètre vertical. Cette longueur est telle que le ventricule gauche constitue d'ordinaire à lui seul toute la pointe du viscère. La surface externe,

tre dans le ventricule; déjà même une certaine quantité avait été refoulée des oreillettes dans les veines-caves, malgré la résistance énorme que devait opposer la masse générale du sang veineux. L'on conçoit bien d'ailleurs qu'une infinité de circonstances individuelles font varier la progression du sang dans les cavités cardiaques, que la faiblesse de l'organisme, par exemple, la flaccidité des tissus, doivent, en limitant les contractions en général, faciliter le reflux du liquide vers les lieux qui s'étaient déjà dégorgés.

Les cavités du cœur se trouvent donc continuellement baignées et plus ou moins distendues par le sang. Ce séjour prolongé de l'humeur réparatrice n'est pas sans importance : il favorise la combinaison plus intime de ses principes constituans. L'on sait la multiplicité des élémens du sang quand celui-ci aborde les premières cavités du cœur; combien ces élémens diffèrent les uns des autres, et sont disposés à se séparer. Le chyle et la lymphe d'une part, de l'autre des molécules colorantes et odorantes, des matières médicamenteuses et les divers produits de l'absorption générale, sont tenus là comme en suspension. Ils attendent qu'un travail spécial les réunisse, les lie et les confonde. Les parois des cavités du cœur exercent merveilleusement cet office, et d'autant mieux que leur action se réitère plus souvent sur le corps à modifier. A la faveur de leurs fibres charnues aussi multiples qu'énergiques, à la faveur surtout de leurs colonnes si diversement entrelacées, elles compriment ces fluides, les battent, les malaxent pour ainsi dire, et bientôt le mélange des élémens hétérogènes est tellement perfectionné, que le sang projeté dans l'artère pulmonaire ne se distingue plus de celui qu'on pourrait tirer d'une veine quelconque du corps.

Et cependant, malgré le contact permanent du sang avec les fibres cardiaques, malgré

sillonnée par la masse des vaisseaux coronaires est recouverte, dans sa totalité, par le péricarde. L'interne présente, en haut, deux ouvertures, dont l'une postérieure, est l'orifice auriculo-ventriculaire gauche, que nous venons de décrire; l'autre antérieure, est l'origine de l'artère aorte. Plus large que la précédente, celle-ci est presque circulaire comme elle; comme elle aussi surmontée d'un anneau dur et calleux appelé *valvule sigmoïde*, et parfaitement identique avec celui qui obture l'artère pulmonaire.

L'on trouve dans le ventricule gauche un moins grand nombre de colonnes charnues que dans le droit, et ces colonnes sont aussi moins entremêlées, plus simples, moins tendineuses. Par cela même, les enfoncemens y sont beaucoup plus rares, et il est difficile d'isoler les faisceaux musculeux mariés en forme de nattes.

Dans le nombre de ces colonnes, il en est deux qui se font remarquer par leur longueur et les dimensions de leur base. Elles naissent par plusieurs radicules; l'une de la paroi antérieure, l'autre de la postérieure, et, se portant de bas en haut, s'insèrent, au moyen de filets tendineux, à la double languette de la valvule mitrale.

La structure du cœur, considérée dans les deux espèces de cavités qui constituent ce viscère, se montre merveilleusement appropriée aux usages respectifs de chacune d'elles. Les oreillettes sont charnues et membraneuses; les ventricules sont presque tout charnus.

Dans les oreillettes, la couche musculeuse est beaucoup moins compacte que dans les ventricules. Les faisceaux y sont,

le travail comme d'expression auquel ces fibres se livrent sans relâche, le sang ne transude jamais à travers les parois du viscère ; jamais on ne le trouve remplaçant ni colorant même la sérosité qui humecte et quelquefois remplit le péricarde. Preuve certaine que la porosité, comme nous l'avons dit autre part, occupe un rang très-secondaire dans le grand acte de l'absorption. La cloison intermédiaire entre les cœurs droit et gauche ne paraît pas mieux, quoique plus mince que le reste des parois, présenter les effets d'un travail d'imbibition. Chaque cœur possède son sang propre, à l'exclusion absolue de l'autre, et cette condition est rigoureuse pour l'exercice intègre de la vie. La multiplicité des organes chez les animaux supérieurs, l'activité et la grandeur de leurs fonctions exigeaient cet isolement bien tranché des sangs veineux et artériel. Il fallait, pour que l'excitation des tissus fût complète, que tout le sang qui les aborde et va les réparer, eût passé par l'influence atmosphérique. Il fallait, pour l'agrandissement et l'entretien d'un édifice aussi vaste et aussi compliqué, qu'il y eût surabondance plutôt que pénurie de matériaux réparateurs.

La vie du fœtus, plus simple et plus facile, son organisation plus restreinte, s'accommodent mieux, au contraire, d'un sang faiblement oxigéné. Une stimulation trop active sur des tissus si essentiellement délicats, n'aurait pas été sans danger. Du reste, à quoi aurait servi une complication de ressorts, si les effets devaient être si simples? Une des lois de l'organisation générale est de mesurer l'instrument sur la grandeur du phénomène à obtenir, d'étendre, de multiplier les agens physiques au fur et à mesure que des besoins nouveaux se produisent, de les simplifier, au contraire, et de les réduire lorsque l'action vitale peut être circonscrite dans de plus étroites limites. A cet égard, rien ne commande l'admiration

pour ainsi dire, clair-semés, et ils laissent entr'eux des espaces assez prononcés, pour donner aux parois des oreillettes une transparence qu'on ne remarque point dans les ventricules. Dans ces vides, la membrane interne se met en contact avec l'externe, ou le péricarde ; mais cette particularité n'atteint point la portion de l'oreillette interposée entre les deux orifices des veines-caves. Ici les fibres musculeuses rapprochées, presque parallèles et fortement unies entr'elles, constituent une toile charnue, fort épaisse. Partout ailleurs les fibres des oreillettes s'entre-croisent diversement, et se perdent, en rayonnant, soit du côté des troncs vasculaires, soit même vers les ventricules, où elles s'unissent, et se confondent avec quelques fibres de cette portion du viscère.

C'est surtout dans les ventricules que la substance musculaire offre une résistance et une dureté qui ne sauraient être comparées à celles d'aucun muscle locomoteur. Cela tient à l'abondance et à la disposition spéciale de ses fibres et de ses faisceaux. Les fibres sont très-rapprochées et presque parallèles sur la couche la plus superficielle. Elles composent là comme une sorte de membrane compacte, entièrement privée de tissu celluleux. C'est, sans doute, à cette particularité de structure, que l'on doit rapporter la couleur plus foncée que présente le cœur, comparativement aux autres muscles.

Les fibres moyennes, moins nombreuses que les précédentes, composent des faisceaux plus ou moins volumineux, privés aussi de tissu cellulaire, et entre-

comme la variété et la précision des ressources fixées par la nature, pour l'accomplissement du plus bel acte de la vie organique, celui de la fonction circulatoire.

La respiration n'existe point chez le fœtus. Une circulation pulmonaire lui devenait dès-lors inutile. Tout devait être disposé pour son empêchement ; et tout est arrangé pour que le sang se porte, sans intermédiaire, des cavités droites dans les cavités gauches du cœur.

La veine ombilicale, partie constituante du cordon dit ombilical ou du lien matériel qui unit le fœtus à sa mère, la veine ombilicale est la voie de transport de tout le fluide qui doit alimenter le nouvel être. Cette veine, par des radicules sans nombre, tire du placenta le sang rouge que les artères utérines déversent incessamment dans la matrice. Elle le pousse dans le corps du fœtus, et le dépose, en partie, dans le foie, en partie, dans la veine-cave inférieure, laquelle, à son tour, le transporte dans l'oreillette droite. Il est difficile de dire si ce sang artériel n'a pas subi déjà quelque modification importante, en traversant les parois de l'utérus et le tissu aussi épais qu'inextricable du placenta. Peut-être serions-nous mieux fondés à croire que la quantité qui traverse le foie du fœtus, acquiert dans ce viscère des propriétés veineuses ? Toujours est-il que le sang artériel, fourni par la mère au fœtus, parcourt un immense circuit, et qu'une fin quelconque et nécessaire doit se rattacher à sa pénétration dans des organes d'une épaisseur si considérable. Cette fin ne peut être que le dépouillement d'une partie de ses qualités excitantes.

Les veines hépatiques recueillant dans le foie du fœtus la portion du sang qui vient d'y être déversée, la transportent dans l'oreillette droite. Or, ici se présente une organisation frappante. La cloison intermé-

mêlés à la manière de ceux des oreillettes ; ce sont elles qui forment les nattes et les treillages dont nous avons parlé, comme aussi les colonnes charnues adhérentes dans toute leur longueur, et auxquelles nous avons reconnu une configuration de pilastres.

Un troisième et dernier ordre de fibres du tissu musculaire des ventricules est celui des colonnes charnues proprement dites. Celles-ci se portent du sommet à la base du ventricule, et vont s'unir aux pointes de la valvule auriculo-ventriculaire. Ce sont les seules qui, dans l'organe cardiaque, ont été douées d'une double nature. Charnues à leur origine, et tendineuses à leur terminaison, elles se distinguent encore par l'infériorité de leur nombre.

Les fibres de la cloison intermédiaire méritent une mention spéciale : elles semblent former deux plans réunis de manière à ce que leurs faisceaux se dépassent mutuellement, et s'entre-croisent à angles très-aigus. Aussi quand on exerce une pression avec le manche d'un scalpel sur les lieux de l'entre-croisement, l'on obtient deux cloisons, une pour chaque ventricule. Ce mode de structure ne se rencontre plus dans les autres portions des parois ventriculaires ; car ici l'entrelacement des fibres est tellement inextricable, qu'une rupture serait le résultat d'un effort imprimé pour opérer la disjonction.

Indépendamment de la couche charnue, base fondamentale de l'organisation du cœur, on trouve encore deux membranes : l'une est extérieure, c'est le péricarde que nous décrirons bientôt ; l'autre

diaire aux deux oreillettes est ouverte. Le sang se jette, par l'ouverture de Botal, de l'oreillette droite dans l'oreillette gauche, et cette introduction directe est merveilleusement favorisée par la valvule d'Eustache si prononcée chez le fœtus. Tout le sang ne traverse pas l'ouverture de Botal : une partie tombe dans le ventricule droit qui la pousse dans l'artère pulmonaire. Mais cette fraction de liquide n'arrive pas dans les poumons, car ces organes sont privés de jeu ; elle entre dans l'aorte, à la faveur du canal artériel, petit tuyau de communication entre les deux artères.

Ainsi, chez le fœtus, la masse circulante ne sort du cœur que pour entrer toute entière dans l'aorte, et si l'on voit de petites artères s'irradier vers les poumons, ce n'est jamais pour le perfectionnement du sang ; c'est pour la nutrition même des poumons.

L'artère aorte transmet la colonne liquide aux diverses régions du corps, et, en grande partie, aux *artères ombilicales* qui naissent des iliaques, et vont communiquer avec les veines du placenta. Le sang du fœtus rentre ainsi, altéré, dans le sein de la mère, et se trouve entraîné par son torrent veineux circulatoire.

A la naissance, cette disposition cesse, la respiration s'établit, les voies de communication s'oblitèrent. Il n'existait d'abord qu'une seule oreillette : bientôt une cloison se montre, un petit trou se forme, c'est celui de Botal. Déjà, au troisième mois, cette cloison devient valvule ; plus tard, cette valvule s'épaissit, la cloison se complète. Il en est de même du canal artériel. La circulation du fœtus est alors transformée en celle de l'adulte.

Dans la classe des animaux inférieurs, de ceux à sang froid, par exemple, le fluide sanguin est plus veineux encore. Il n'existe

est interne et la continuation, pour le cœur droit, de la membrane des veines : pour le gauche, de celle des artères.

Aucune ligne de démarcation n'affecte l'embouchure des veines-caves, par rapport à leur oreillette. La toile mince et transparente qui revêt l'intérieur du système veineux, s'étend et se déploie dans toute la cavité de l'oreillette droite. Elle pénètre dans l'ouverture du petit appendice, forme, en se repliant, la valvule d'Eustache, les prolongemens tricuspides, et s'engage dans le ventricule pour

---

PLANCHE XLIX.

Fig. 1. Elle représente l'intérieur du ventricule gauche et du tronc de l'artère aorte.

N° 1. la cavité du ventricule. — 2. 2. la valvule mitrale. — 3. la languette supérieure de cette valvule.— 4. la languette inférieure. — 5. l'orifice auriculo-ventriculaire. — 6. les colonnes charnues disposées en nattes. — 7. les colonnes charnues et tendineuses s'unissant à la pointe des languettes. — 8. 9, 10. les valvules sigmoïdes. — 11. le rebord circulaire, calleux et blanchâtre de ces valvules. — 12. 13. l'origine des artères coronaires. — 14. la surface interne de l'aorte. — 15. 15. l'intérieur de l'artère pulmonaire, dont les deux moitiés ont été écartées par l'incision du cœur.

Fig. 2. Le cœur, dépouillé du péricarde et de la graisse qui recouvrait sa base, est vu ici par sa surface externe. L'artère pulmonaire a été coupée au lieu de son origine, pour mettre à découvert tout le tronc de l'aorte.

N° 1. 1. la base du cœur. — 2. sa pointe. — 3. la veine-cave supérieure coupée tout près de son embouchure. — 4. l'oreillette droite. — 5. l'appendice de cette oreillette. — 6. le ventricule droit. — 7. 8. l'oreillette gauche et son appendice. — 9. 10. les deux veines pulmonaires gauches. — 11. l'artère pulmonaire coupée. — 12. le tronc de l'artère aorte naissant du ventricule gauche. — 13. la première courbure de l'aorte. — 14. la deuxième courbure ou crosse. — — 15. l'artère innominée, ou tronc commun des artères carotide et sous-clavière droites. — 16. l'artère carotide gauche. — 17. l'artère sous-clavière gauche. — 18. 19. les artères coronaires droite et gauche.

ici, le plus ordinairement, qu'un seul ventricule, quelquefois deux oreillettes, le plus souvent une seule. Sous de telles conditions organiques, tout le sang qui revient par les veines ne sera pas distinct de celui qui doit aller nourrir le corps; ils se mélangeront, et, malgré cela, le fluide nourricier sera suffisamment élaboré pour l'excitement de tissus qui peuvent se passer d'une température propre.

Nous découvrons, dans les reptiles, le prototype de cette circulation incomplète. Les batraciens, le crapaud, la grenouille, sont de ces animaux, ceux dont le cœur est le plus simple. Il n'y a chez eux qu'une oreillette et qu'un ventricule. Cette oreillette unique reçoit, en même temps, le sang du corps et celui des poumons. L'aorte part du ventricule, et l'artère pulmonaire n'est qu'un embranchement de l'aorte.

Le cœur du crocodile est à l'inverse, le plus compliqué de ce genre. Deux oreillettes, séparées par une cloison, accompagnent le ventricule unique. Mais celui-ci se montre partagé en trois loges, par des espèces de cloisons incomplètes. La loge moyenne donne naissance à l'artère pulmonaire; la gauche reçoit le sang qui revient des poumons; la troisième reçoit le sang de l'oreillette droite, et produit deux aortes.

Le sang noir passe, en partie, par une de ces aortes, et se répand sur les viscères abdominaux. L'autre portion pénètre, par plusieurs orifices, dans la loge moyenne, et de là dans l'artère pulmonaire, pour aller respirer. Le sang oxigéné ou qui a respiré, vient dans la loge gauche, s'engage dans la deuxième aorte et se distribue aux organes.

Cette organisation remarquable se répète à peu près la même chez tous les ophydiens; seulement il n'y a ici que deux loges dans le ventricule, mais on y voit toujours deux aortes et une artère pulmonaire. La

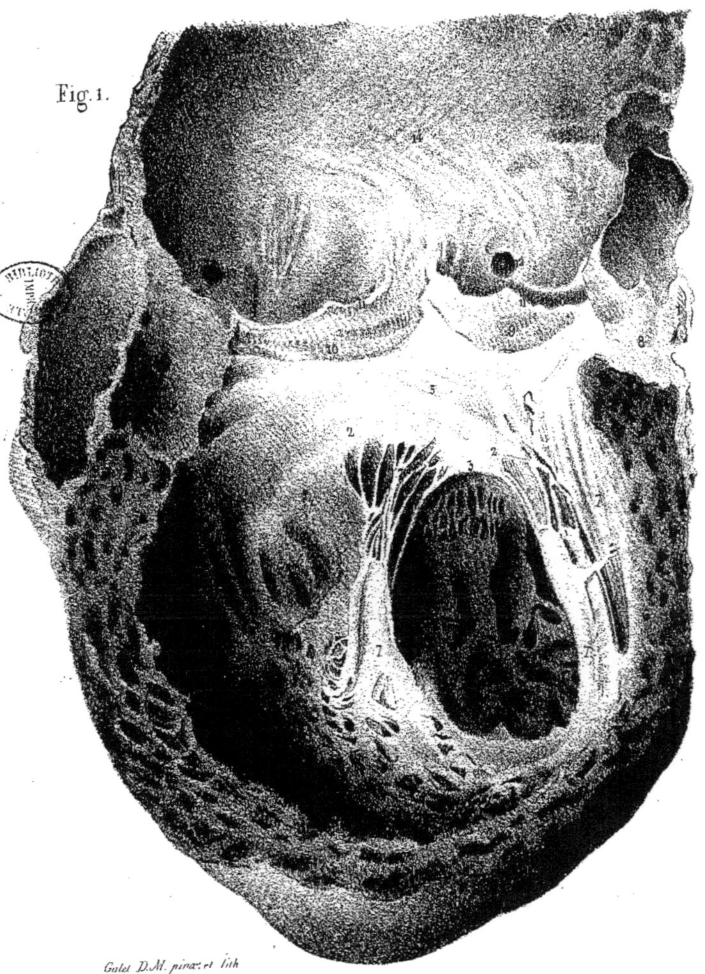

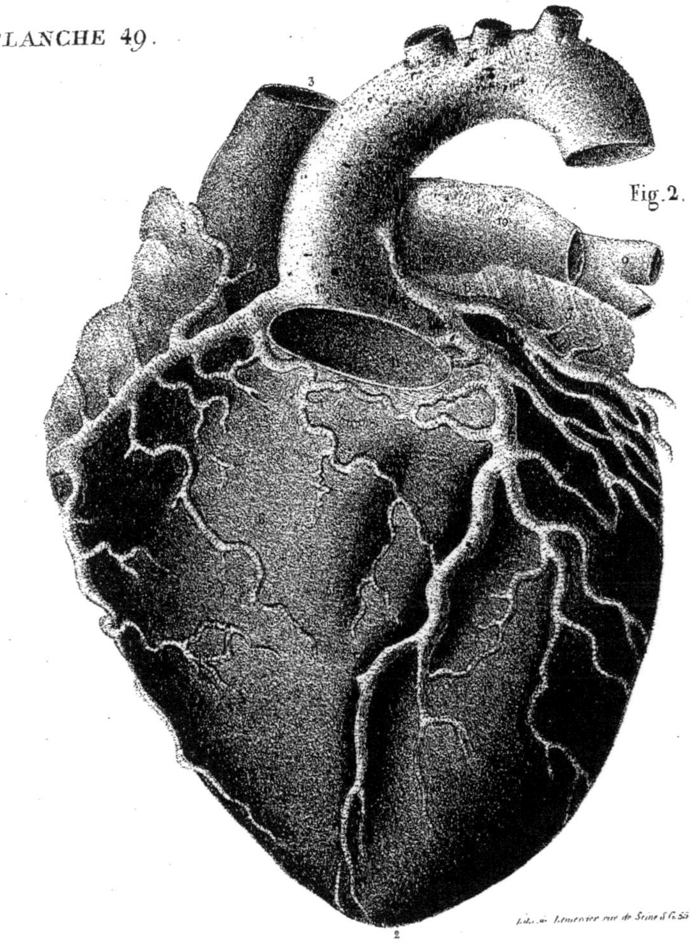

Galet D.M. pinx. et lith

Lith. de Lemercier rue de Seine 5. G. 55

envelopper ses colonnes. Elle gagne , en définitive, le tronc de l'artère pulmonaire, et en tapisse toutes les ramifications.

La membrane interne des cavités cardiaques gauches est la continuation de celle qui revêt l'intérieur de l'arbre veineux pulmonaire. Très-mince, transparente et lisse dans toute l'étendue de l'oreillette gauche , elle s'épaissit à l'ouverture auriculo-ventriculaire, et forme, en se repliant , la valvule mitrale. Dans le ventricule , elle reprend sa finesse et sa transparence , enveloppe successivement les diverses colonnes charnues, et, après avoir constitué, en se repliant , les valvules sigmoïdes , elle s'épanouit dans toute l'étendue de l'arbre aortique.

Le cœur possède encore des vaisseaux sanguins, des vaisseaux lymphatiques et des nerfs.

Les vaisseaux sanguins y sont extrêmement nombreux. Ils forment, à sa base, une espèce de couronnement, qui les a fait qualifier du nom de *coronaires*. Leurs troncs rampent dans les sillons qui séparent les ventricules; leurs branches se répandent sur toute la surface du cœur. Très-grosses et tortueuses, les artères, au nombre de deux, l'une antérieure, et l'autre postérieure, naissent du tronc aortique, immédiatement au-dessus de la valvule sigmoïde. Les veines, beaucoup plus nombreuses, accompagnent assez exactement les artères , et vont toutes se dégorger dans divers points de l'oreillette droite; mais jamais dans le ventricule, quoiqu'en aient dit quelques anatomistes.

Les vaisseaux lymphatiques occupent les deux faces du cœur, et se portent, les loge droite contient à la fois l'artère pulmonaire et un tronc aortique; dans la gauche est la deuxième aorte.

Il résulte de là , que chez ces animaux il y a toujours une partie du sang qui revient aux parties sans avoir respiré. Il en résulte aussi que ces animaux peuvent vivre longtemps privés de l'acte respiratoire. C'est là ce qui se passe dans l'hybernation , et qui explique, indépendamment des raisons consignées plus haut , pourquoi ces animaux s'entretiennent dans une intégrité organique parfaite , bien qu'ils se passent de toute nourriture pendant des mois entiers.

Plus haut, chez les mammifères et dans l'homme en particulier , ce serait peu que le besoin d'une respiration plus fréquente , d'une alimentation plus soutenue et plus substantielle, dans le cas où le contact du sang veineux avec le sang artériel viendrait à s'effectuer dans les cavités cardiaques. La vie serait incompatible avec un tel mélange. Quelques exemples de rupture de la cloison moyenne du cœur , consignés dans les annales de la science , nous tracent le tableau des funestes effets qui accompagnent cet accident.

L'existence d'un double cœur est donc chez l'homme d'une nécessité rigoureuse , et malgré la vitesse , la permanence et l'énergie des mouvemens de ce viscère, malgré l'énormité de volume de la colonne circulante , il n'est point d'altération plus rare que celle de la cloison moyenne du cœur. Peut-être les colonnes charnues, dont la destination principale est le mélange plus intime des élémens du sang, ne sont-elles pas étrangères au maintien de cette limite , en modérant et divisant un grand nombre de fois le violent effort de la masse sanguine ?

Les auteurs ont cherché à connaître quelle pouvait être la quantité de sang qui, à chaque impulsion, traversait les cavités du cœur , et allait se répandre dans les divisions artérielles.

uns, par un tronc unique, dans les ganglions situés sur la crosse de l'aorte, les

---

PLANCHE L.

On a figuré ici les artères sous-clavière et carotide du côté droit, ainsi que les divisions fournies par ces artères au membre supérieur au cou et à la tête.

A. la clavicule. — B. le sternum. — C. C. C. les côtes coupées. — D. l'apophyse styloïde. — E. le cartilage thyroïde. — F. la trachée-artère. — G. la glande thyroïde. — H. la glande sous-linguale. — I. le muscle masséter. — K. le muscle buccinateur. — L. le m. zygomatique. — M. le m. triangulaire des lèvres. — N. le m. orbiculaire des lèvres. — O. le m. orbiculaire des paupières. — P. le m. digastrique. — Q. le m. mylo-hyoïdien. — R. le m. stylo-glosse. — S. le m. hyo-glosse. — T. le m. sterno-hyoïdien. — U. le m. thyro-hyoïdien. — V. X. les muscles constricteurs inférieur et moyen du pharynx. — Y. le m. sterno-mastoïdien coupé. — Z. le m. trapèze. — a. le m. splénius. — b. le m. scalène antérieur. — c. le m. scalène postérieur. — d. le m. angulaire de l'omoplate. — e. le m. grand pectoral coupé. — f. le m. petit pectoral. — g. le m. sous-clavier. — h. le m. deltoïde. — i. le m. grand dentelé. — k. le m. grand dorsal. — l. le m. grand rond. — m. le m. sous-scapulaire. — n. le m. biceps. — o. le m. coraco-brachial.

N° 1. l'artère carotide primitive. — 2. l'artère carotide externe. — 3. l'a. carotide interne. — 4. l'a. thyroïdienne supérieure. — 5. l'a. laryngée supérieure. — 6. l'a. linguale. — 7. l'a. faciale. — 8. l'a. palatine inférieure. — 9. l'a. tonsillaire. — 10. l'a. sous-mentale. — 11. l'a. labiale. — 12. l'a. coronaire supérieure. — 13. l'a. coronaire inférieure. — 14. branche de l'artère dentaire inférieure, sortant par le trou mentonnier. — 15. l'a. occipitale. — 16. l'a. auriculaire postérieure. — 17. l'a. faciale transverse. — 18. l'a. maxillaire interne. — 19. l'a. sous-clavière. — 20. l'a. mammaire interne, et 21. 21. quelques-unes de ses ramifications. — 22. l'a. vertébrale. — 23. l'a. thyroïdienne inférieure. — 24. l'a. laryngée inférieure. — 25. l'a. scapulaire transverse. — 26. l'a. cervicale superficielle. — 27. l'a. cervicale ascendante. — 28. l'a. sous-clavière à son passage sur la face supérieure de la première côte. — 29. l'a. axillaire, continuation de la sous-clavière. — 30. cette même artère, à son passage entre les muscles petit pectoral et sous-scapulaire, dans le creux de l'aisselle. — 31. l'a. scapulaire

Pour obtenir, sur cet objet, un résultat quelconque, il faudrait, par une large plaie faite aux parois du cœur d'un animal vivant, recueillir le fluide qui s'échapperait au moment d'une contraction. L'on sent de suite tout le défectueux d'une pareille expérience. N'y aurait-il que l'impossibilité de conclure de l'animal à l'homme, le calcul des physiologistes qui évaluent à deux onces la quantité de sang emportée chaque fois à travers les cavités cardiaques, est des plus erronés. Mais il faut surtout tenir compte des circonstances individuelles si nombreuses et si variables. Entre cet homme dont la complexion athlétique, le teint fleuri, la respiration large, dénotent l'incessante activité de l'hématose, et ces corps délicats et pâles chez qui l'insuffisance même des matériaux internes réparateurs entraîne l'impuissance d'en attirer de nouveaux du dehors : entre ces deux extrêmes les nuances se multiplient à l'infini. Elles portent spécialement sur la quantité de fluide sanguin contenue dans l'économie, et sur la capacité relative des vaisseaux et du cœur.

Le sang que l'artère pulmonaire charrie n'a pas plutôt subi sa métamorphose, que les veines pulmonaires le transportent et le déversent dans l'oreillette gauche. Le cœur artériel imite tous les actes du cœur veineux ; la fin qu'il doit atteindre est la même, et sa structure ne diffère que par une plus grande solidité. L'oreillette gauche pousse le sang dans son ventricule. Celui-ci est excité par la présence du fluide ; il s'applique sur lui avec une énergie proportionnée à l'épaisseur et à la dureté de ses parois. Le sang ne peut rentrer dans l'oreillette : la valvule mitrale, dont la forme et la disposition sont à peu près les mêmes que celles de la triglochyne, est déjetée vers l'orifice auriculaire par le liquide comprimé, lequel se ferme ainsi à lui-même le passage dans l'oreillette. Au pourtour de l'orifice aortique s'offrent encore ces languettes que nous

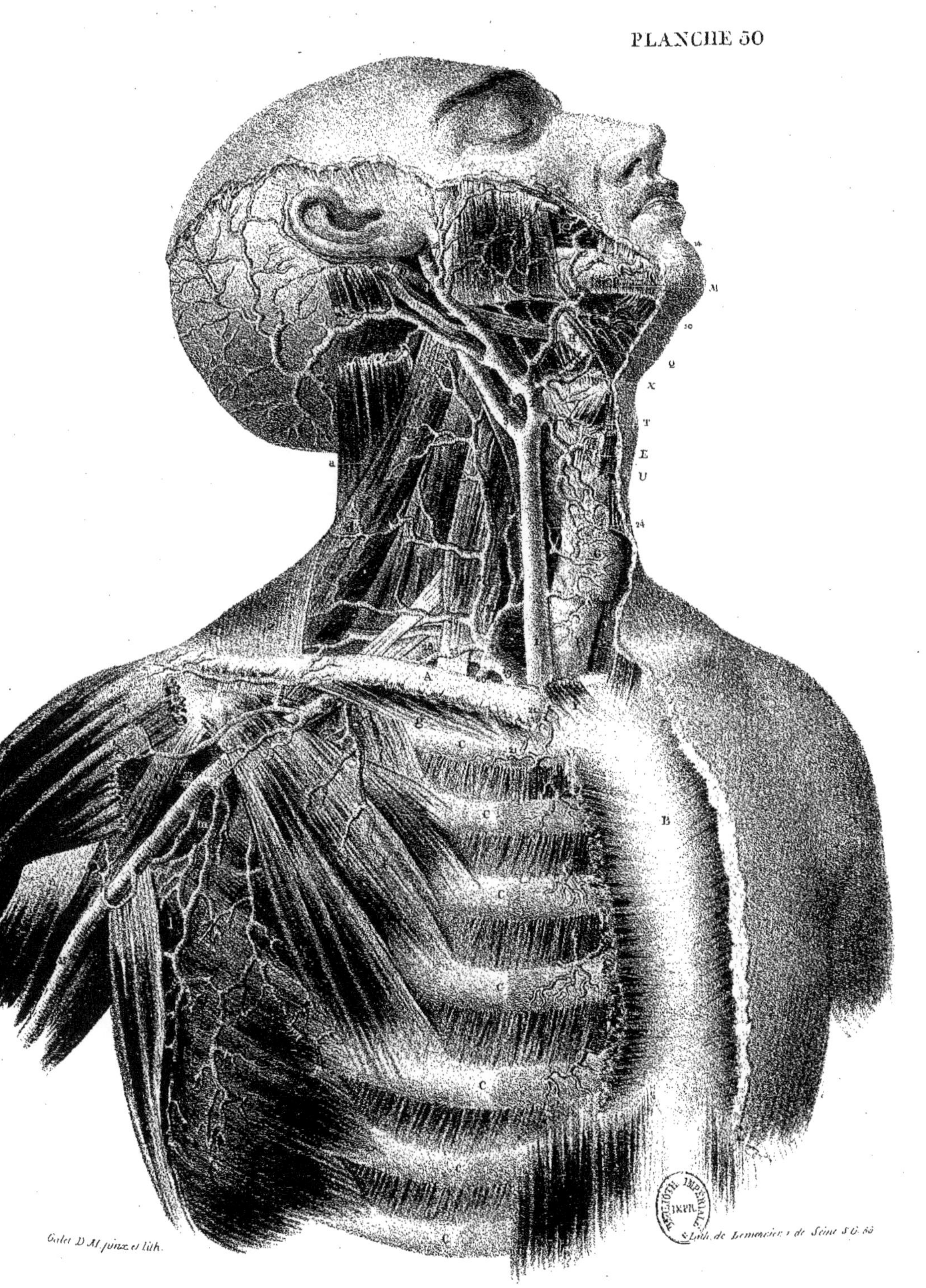
Galet D M pinx. et lith.
Lith. de Lemercier r. de Seine S.G. 53

autres, dans les ganglions pulmonaires et dans ceux de la bronche gauche.

Les nerfs pneumo-gastriques, ou de la huitième paire, et les deux sympathiques donnent au cœur son innervation. Les filets innombrables qui partent de cette double source, composent des plexus très-serrés qui enveloppent toute la surface de l'organe, sous la figure d'un vaste réseau.

Le tissu adipeux, dont la base du cœur se montre surchargée, ne fait pas essentiellement partie de la texture du viscère. Il n'est là que superposé d'une manière comme accidentelle. Il abonde particulièrement au pourtour de l'origine des gros vaisseaux, et dans le sillon circulaire qui sépare les oreillettes des ventricules.

Le *péricarde*, ou l'enveloppe générale du cœur, mérite d'attirer toute notre attention, car il est remarquable par sa disposition spéciale, et par la nature de son tissu. C'est un sac moitié séreux, moitié fibreux ; par l'un de ses feuillets, il appartient au cœur, et par l'autre, il est libre et tourné vers les plèvres. Sa forme est rigoureusement celle du cœur, aussi bien que sa direction. Il est logé, comme cet organe, dans l'écartement du médiastin antérieur, et posant, comme lui, sur la face convexe du diaphragme, il confond là ses fibres avec celles de l'aponévrose phrénique.

Le péricarde se perd en haut à la base du cœur, sur les vaisseaux qui s'y rendent ou qui en partent. Sa partie pos-

inférieure, et 32 ses ramifications dans les ganglions de l'aisselle. — 33. l'a. circonflexe antérieure. — 34. l'a. circonflexe postérieure. — 35. l'a. brachiale.

avons vues si utiles à l'entrée de l'artère pulmonaire. La valvule sigmoïde est refoulée dans la crosse de l'aorte, collée sur les parois de ce tube, lorsque la colonne sanguine ne pouvant rentrer dans l'oreillette, fait effort pour s'échapper du ventricule. La crosse de l'aorte reçoit l'ondée en se dilatant, et quand, à son tour, elle se contracte, la valvule sigmoïde s'abaisse, obture l'orifice et sert de base à la colonne humide qui va frapper contre la courbure aortique et parcourir toutes les voies de l'organisme.

Nous avons expliqué successivement les dilatations et les contractions des quatre cavités du cœur. Hâtons-nous de dire que l'ordre de cette succession n'est pas celui de l'exposé que nous venons d'en faire. Lorsqu'on ouvre la cavité thoracique d'un animal vivant, ou que, par suite de quelques circonstances éventuelles, l'on peut, sur l'homme, observer l'intérieur de cette cavité, on aperçoit distinctement, à travers la diaphanéité du péricarde, les mouvemens compassés, harmoniques des diverses parties du cœur. On voit les deux oreillettes se dilater et se resserrer simultanément, et les deux ventricules jouir aussi de cette action simultanée. Les deux oreillettes reçoivent à la fois le fluide, pendant que les deux ventricules l'expulsent. Les poumons et la généralité des parties se dégorgent d'abord et simultanément ; les poumons et la généralité des parties s'emplissent ensuite et simultanément aussi.

Du reste, nous pouvons connaître aujourd'hui, grâce aux travaux brillans de l'immortel Laënnec, le moment précis où ces contractions et dilatations s'effectuent, sans qu'il soit nécessaire d'avoir immédiatement sous les yeux le théâtre de ces phénomènes. En appliquant l'oreille nue, ou bien armée du stéthoscope sur la région du cœur, on entend un bruit éclatant et rapide, c'est l'annonce d'une contraction des oreillettes ; un instant après

térieure est en contact avec l'œsophage, l'aorte thoracique et les bronches; l'antérieure est recouverte par le thymus, et médiatement par le sternum et une partie des vraies côtes. Latéralement enfin, le péricarde est en rapport avec la face interne des poumons, dont il est séparé par le feuillet des plèvres.

Deux membranes superposées entrent essentiellement dans la structure du péricarde. L'une est extérieure et fibreuse, l'autre interne et séreuse.

La première, de nature presque aponévrotique, blanche, nacrée, très-résistante, semble n'être qu'une expansion de l'aponévrose centrale du diaphragme. Elle adhère à la superficie du cœur, qu'elle enveloppe jusqu'à la base; et là, se divisant en plusieurs gaînes, elle se perd, plus ou moins loin, à la surface des gros troncs artériels et veineux.

Les fibres de cette membrane sont, pour la plupart, parallèles entr'elles, et dirigées selon l'axe du cœur. Elles composent des faisceaux tantôt distincts, quelquefois réunis. Un certain nombre d'autres fibres se mêlent, s'entre-croisent en plusieurs sens, coupent les précédentes sous des angles divers, et donnent ainsi lieu à un réseau très-résistant.

Les gaînes ou faisceaux, qui s'étendent sur les troncs vasculaires, résultent de l'union des seules fibres parallèles. Ces faisceaux sont au nombre de huit. Le plus long appartient à l'aorte; il se prolonge jusqu'aux dernières branches de cette artère, se perd dans leur substance, ou plutôt se confond avec leur membrane extérieure. Les autres accompagnent, à une très-courte distance, la

c'est un bruit sourd et prolongé appartenant à la systole des ventricules. L'intervalle qui sépare ces deux bruits est relatif à la dilatation, laquelle se fait en silence, et paraît annoncer qu'alors les parois cardiaques sont dans un état tout passif.

On a beaucoup écrit sur la question de décider dans lequel de ses deux mouvemens le cœur était doué d'activité. Par cela seul que la direction de ses fibres est toute en faveur de la systole, qu'il ne possède rien de comparable à ces muscles sphincters, si efficaces pour allonger les rayons d'un organe, la plupart des physiologistes ont été conduits à admettre un état d'inertie et de relâchement pour expliquer la diastole. Mais nous reconnaîtrons bientôt, et ce sera une nouvelle preuve ajoutée à celles déjà fournies sur des questions de ce genre, que les artères, quoique privées d'une structure musculeuse, n'en sont pas moins douées d'une action qui leur est propre, et dans laquelle figure aussi la diastole.

Le cœur se meut et palpite long-temps après qu'il ne reçoit plus de fluide. Il palpite arraché du corps de l'animal; et, quelque temps après, si on le titille ou qu'on l'expose à l'influence d'un courant galvanique, il se resserre et se dilate encore. Le double mouvement qu'il exécute alors est parfaitement analogue à celui qui se passe dans le plein exercice de la circulation. Peut-on dire, d'après cela, que la diastole est l'effet pur et simple d'une compression imprimée par l'afflux de l'ondée sanguine ? A la vérité la texture du cœur ne pouvait être mieux adaptée qu'elle ne l'est, à la spécialité de fonctions que cet organe doit remplir. Les fibres musculaires des ventricules favorisent, on ne peut mieux, le resserrement; elles donnent au sang l'impulsion la plus énergique pour que la projection se fasse à des distances considérables. Les oreillettes, au contraire, qui n'avaient à

veine-cave supérieure, les quatre veines pulmonaires, et les artères de même nom.

De cette disposition spéciale il résulte que le péricarde n'a point subi de perte de substance dans sa partie supérieure, pour donner passage aux gros troncs vasculaires; car, d'une part, la toile fibreuse s'amincit, et semble s'éteindre sur le tissu de ces vaisseaux, auxquels il sert, jusqu'à un certain point, de doublure; et, de l'autre, comme nous allons le voir, la membrane séreuse se replie sur elle-même, et se comporte sur le cœur, comme le péritoine sur les viscères abdominaux, comme les plèvres sur les poumons.

La membrane séreuse semble pareillement tirer son origine de l'aponévrose centrale du diaphragme, son tissu s'unit intimement avec celui de cette aponévrose, et paraît faire corps avec lui. Elle est, comme le péritoine, un sac sans ouverture, mince, transparent et poli, et toujours humecté par une sérosité plus ou moins abondante.

Sa surface intérieure est partout en contact avec elle-même; l'externe, d'une part, tapisse la membrane fibreuse, et lui adhère fortement; de l'autre, elle est comme collée sur le tissu charnu des ventricules et des oreillettes, si ce n'est en quelques points fort rares, où des parcelles de tissu adipeux la tiennent un peu soulevée, et permettent de la détacher.

Voici quel est son mode de disposition. De l'aponévrose phrénique, d'où elle semble naître, elle remonte le long de la surface interne de la toile fibreuse. Parvenue à la base du cœur, sur les gros

pousser ce fluide que dans les ventricules, ont reçu beaucoup moins de fibres que ces derniers, et ces fibres sont autrement entrelacées. Mais ce ne sont là que des modifications organiques coadjuvantes d'une fonction, et elles ne constituent pas la force elle-même du cœur, laquelle est insaisissable comme l'action qui coordonne les mouvemens successifs, réguliers et constans des oreillettes et des ventricules.

La physiologie, toujours avide de soustraire à l'économie animale les secrets les plus profondément cachés, s'est efforcée de soumettre au calcul le degré de force du cœur et de remonter à la source première de cette force.

La solution du premier problème est de peu d'importance, et ne saurait d'ailleurs s'obtenir, car pour elle se reproduit le même obstacle que celui qui entoure l'évaluation de la quantité de sang. Autant d'hommes, autant de nuances dans le degré d'énergie du cœur : la nature n'a fait que des individualités. Ce qu'on peut assurer c'est que cette qualité est proportionnelle à la vigueur du corps, à la plasticité et à la quantité du sang, au volume du cœur et à la fermeté de son tissu. En général, la force avec laquelle le cœur bat, concorde avec l'énergie corporelle, avec l'activité de toutes les fonctions; elle mesure les propensions morales et intellectuelles. Des formes athlétiques, des masses musculeuses largement dessinées et que sillonnent des divisions profondes; la rudesse de la peau, la teinte noire et l'épaisseur des poils, la coloration du visage, voilà les signes d'une projection énergique du sang; voilà des caractères des tempéramens appelés sanguins. La blancheur et la finesse de la peau, la flaccidité des tissus et l'uniformité des chairs, appartiennent à ces constitutions lymphatiques dont la circulation languissante borne la force des organes et arrête souvent l'accroissement de la machine entière. L'apa-

troncs qui s'y présentent, elle se replie sur elle-même pour regagner le point de son origine. Dans ce retour, elle enveloppe les troncs des veines pulmonaires, à partir des lieux où ils se dégagent de la substance des poumons, la veine-cave supérieure dans l'étendue d'un pouce environ avant son embouchure, et les deux troncs aortique et pulmonaire tout-à-fait à leur base. Après quoi la membrane séreuse s'applique sur les oreillettes, descend sur les ventricules, sur la veine-cave inférieure, pénètre, en figurant des petits culs-de-sacs, dans tous les vides de la surface extérieure du cœur, et, lorsqu'elle a atteint la pointe du viscère, elle se replie encore pour former le feuillet qui s'adosse à la toile fibreuse.

Comme tous les organes, le péricarde a des vaisseaux sanguins, artériels et veineux, des canaux lymphatiques, peut-être aussi des expansions nerveuses; mais ces dernières n'ont pu encore y être distinguées.

ARTICLE DEUXIÈME.

Des Troncs artériels et de leurs Divisions.

Le tronc générateur principal de tous les canaux artériels est l'*aorte*. L'artère aorte émane seule, d'une manière immédiate, des cavités cardiaques gauches, et d'elle seule se détachent, comme les branches d'un seul arbre, toutes les divisions qui vont se ramifier dans les organes. Néanmoins, comme ces divisions ont la plupart un calibre considérable, et qu'elles engendrent, à leur tour, des artères très-importantes, nous

nage des uns est dans la pétulance et la variété des désirs, dans l'attrait invincible des distinctions et de la gloire, le mépris du danger, l'enfantement continu de l'esprit. Une froide apathie, au contraire, fixe les autres aux mêmes habitudes, les retient asservis à l'indifférence des plaisirs, à une timidité lâche, et les éloigne des fatigues de l'esprit et du corps.

Quelle corrélation plus frappante entre les conditions physiques et morales de l'économie vivante! Il ne saurait dépendre de la volonté de l'homme d'être audacieux ou pusillanime, passionné pour la gloire, accessible à l'impétuosité des passions, ou asservi aux tristes habitudes d'une indolence corporelle et morale. Ce qui règle ses inclinations, son impressionnabilité propre, c'est le volume de son cœur, le degré d'énergie avec laquelle les colonnes de sang vont frapper les diverses parties du corps et l'encéphale en particulier. Cette correspondance est constante, et, dans toutes les classes animales, on voit toujours l'organe projecteur du sang présider souverainement aux différens instincts qui caractérisent chaque corps animé. Observons, toutefois, que nous n'entendons pas parler ici du volume absolu du cœur, mais de celui qui est proportionné au développement de tous les autres organes. Le cœur de l'épervier, plus petit que celui de l'autruche, est cependant plus gros lorsqu'on le considère d'une manière relative; de là résultent les effets de son courage. N'oublions pas non plus l'influence prolongée ou passagère imprimée à l'organisme par les circonstances variables qui entourent l'être vivant. L'homme sort quelquefois des conditions affectueuses et intellectuelles où le tenait une organisation spéciale primitive. La crainte et la faiblesse peuvent céder la place à l'intrépidité et à des forces qui se centuplent; de même aussi l'imagination la plus féconde peut voir s'éteindre ou s'affaiblir son ardeur créatrice. Ces phénomènes se produisent sous l'impres-

les considérerons aussi comme des troncs, et, les prenant dans l'ordre de leur départ, nous décrirons successivement, après l'aorte, 1° les troncs secondaires détachés de la crosse, et destinés au cou, à la tête et aux membres supérieurs ; 2° ceux de l'aorte pectorale ; 3° ceux de l'aorte ventrale ; 4° enfin, les troncs qui terminent l'aorte, et qui appartiennent aux membres inférieurs.

§ 1.ᵉʳ — *De l'Artère aorte.*

Du côté gauche de la base du cœur s'élève, en demi-cercle, un énorme tuyau, dont la forme et les dimensions ne deviennent en ce lieu bien appréciables, qu'après l'enlèvement de la membrane *péricarde.* Ce tuyau, le plus volumineux du corps, est l'aorte. Il semble naître et faire partie de la substance même du ventricule gauche, mais il n'a de commun avec elle que la membrane interne qui se continue, sans interruption, des cavités gauches du cœur dans toute l'étendue du système artériel.

Le péricarde, qui ne l'accompagne en dehors qu'à un pouce tout au plus de son origine, ne lui est que superposé : on l'en détache très-aisément.

La présence des trois languettes sigmoïdes marque intérieurement le point de départ du tronc qui nous occupe. A l'extérieur, c'est un léger renflement, appelé aussi première courbure, laquelle étant plus prononcée chez les sujets avancés en âge, semblerait provenir du choc réitéré de la colonne circulante. De ce point, l'aorte monte un peu obliquement de gauche à droite, depuis la qua-

sion de circonstances qui activent ou engourdissent les mouvemens du cœur, donnent au sang une expansion plus facile et plus large, ou une concentration plus profonde.

Ces considérations nous semblent être mieux fondées, et s'adapter plus fructueusement au problème que les supputations diverses d'après lesquelles des physiciens et des géomètres ont voulu autrefois compter et mesurer les élémens de la force absolue du cœur. Il est une expérience fort simple que chacun est à portée de répéter. Elle consiste à croiser les jambes de manière à ce que le jarret de l'une appuie sur le genou de l'autre. Un poids de 50 livres, suspendu au bout du pied de la première jambe, sera soulevé à chaque pulsation de l'artère poplitée, malgré la condition très-désavantageuse de l'extrême longueur du levier. Voilà un fait certain et qui démontre quelle vigueur énorme doit déployer le ventricule cardiaque gauche pour ébranler ainsi la masse entière du système artériel. Dans la question qui nous occupe, c'est le calcul mathématique le seul admissible parce qu'il est le seul rigoureusement vrai. Telle n'a pas été jadis l'opinion des Borelli, celle des Keill, des Hales et de tant d'autres. Les recherches laborieuses de ces auteurs font presque époque dans la science physiologique de l'homme, et nous croyons utile d'en consigner ici les résultats : non pas qu'ils puissent résoudre la plus minime partie du problème ; ils n'ont même pas le mérite de signaler de loin les voies de cette solution, mais ils démontrent, de la manière la plus éclatante, qu'en fait de manifestations vitales, il n'est rien que les méthodes inflexibles du calcul puissent s'approprier, et que les causes qui peuvent altérer, modifier la puissance absolue du cœur, sont extrêmement mobiles et insaisissables quant à leur nombre et à leurs qualités.

Borelli avait porté à 180,000 livres la dose

trième vertèbre dorsale jusqu'à la deuxième. Elle se dégage alors du péricarde , et adoptant une autre direction , elle se porte horizontalement à gauche et un peu en arrière, pour bientôt se recourber

---

PLANCHE LI.

On a figuré les artères de la face , les plus superficielles d'un côté, quelques-unes des profondes de l'autre.

Côté droit. — A. le muscle frontal. — B. le m. orbiculaire des paupières. — C. le m. grand zygomatique. — D. le m. petit zygomatique. — E. le m. canin. — F. le m. pyramidal. — G. le m. élévateur commun de l'aîle du nez et de la lèvre supérieure. — H. le m. élévateur propre de la lèvre supérieure. — I. le m. triangulaire du nez.—K. le m. orbiculaire des lèvres. — L. le m. buccinateur. — M. le m. triangulaire du menton. — N. le m. carré du menton. — O. le m. masséter. — P. la glande parotide.

Côté gauche.— Q. la glande parotide.—R. le muscle sourcilier.— S. le m. grand zygomatique. — T. le m. petit zygomatique.— U. le m. élévateur de la lèvre supérieure. — V. le m. carré du menton. (Tous ces muscles ont été coupés.) — X. le m. buccinateur. — Y. le m. masséter.

N° 1. Branche interne de l'artère sous-mentale se distribuant au menton, et s'anastomosant avec son analogue du côté opposé. — 2. l'artère faciale ou maxillaire externe donnant ses premiers rameaux aux muscles masséter , buccinateur et à ceux du menton. — 3. l'a. labiale inférieure s'anastomosant avec les rameaux précédens. — 4. l'a. labiale supérieure. — 5. rameau particulier de communication avec la labiale du côté opposé. — 6. rameau pour la cloison du nez. — 7, 7. les a. dorsales du nez terminant l'artère faciale, et se perdant en 8 sur le cartilage de l'organe et en 9 sur la paupière inférieure. — 10. l'a. transversale de la face. — 11, 11, 11. ses ramifications sur la glande parotide , sur les muscles zygomatiques et orbiculaire des paupières. — 12. l'a. temporale superficielle , une des deux branches de terminaison de l'artère carotide externe. — 13, 13. ses rameaux antérieurs répandus sur les paupières et sur le front. — 14. ses rameaux postérieurs.—15. l'a. ophtalmique.— 16. l'a. sus-orbitaire se ramifiant sur le front. — 17. l'a. sous-orbitaire distribuée sur la pommette.

de forces réelles dont le cœur a besoin pour entretenir la circulation du sang. Il était tombé sur ce résultat exagéré , en comparant le poids du cœur à celui de divers autres muscles , du deltoïde , par exemple, dont les forces sont susceptibles de quelque évaluation. Il s'en faut néanmoins que les forces des muscles soient en raison directe de leur poids. Toutes les fibres ne concourent pas absolument, ni d'une manière égale , à l'action du muscle qu'elles composent; et il y a d'ailleurs tant d'élémens hétérogènes qui n'entrent pour rien dans la production du mouvement, tels que la graisse, les vaisseaux , les membranes, et ces substances sont si variables dans les diverses masses charnues, qu'en vérité l'on ne saurait trouver de supputation plus futile que celle de Borelli.

Partant d'un tout autre principe, Keill dota son école de résultats bien différens. Il renversa les miracles de Borelli, mais il leur substitua les siens , en réduisant , par une exagération non moins outrée , la force absolue du cœur à 5 ou 6 onces. Si l'erreur pouvait se graduer , l'on trouverait sa méthode d'estimation encore plus fautive que celle de Borelli, car il partit d'un principe inconnu, *la vitesse* du sang, qu'il présenta comme déterminée. Aussi est-il facile de se perdre dans la subtilité de ses calculs, dans l'assemblage de ses chiffres, lorsqu'il combine la vitesse du sang qu'il dit être de 65 pieds par seconde, avec la base de l'orifice de l'aorte et la hauteur de la colonne sanguine qui s'élance de cet orifice.

Du reste, la vitesse du sang serait-elle même ce qu'il annonce , la puissance du cœur n'en serait pas déterminée pour cela, puisqu'on ignorerait encore la quantité de sang que le ventricule, en se contractant, projette dans le tronc aortique.

De toutes les méthodes ultérieures opposées aux supputations de Keill , celle de Hales est

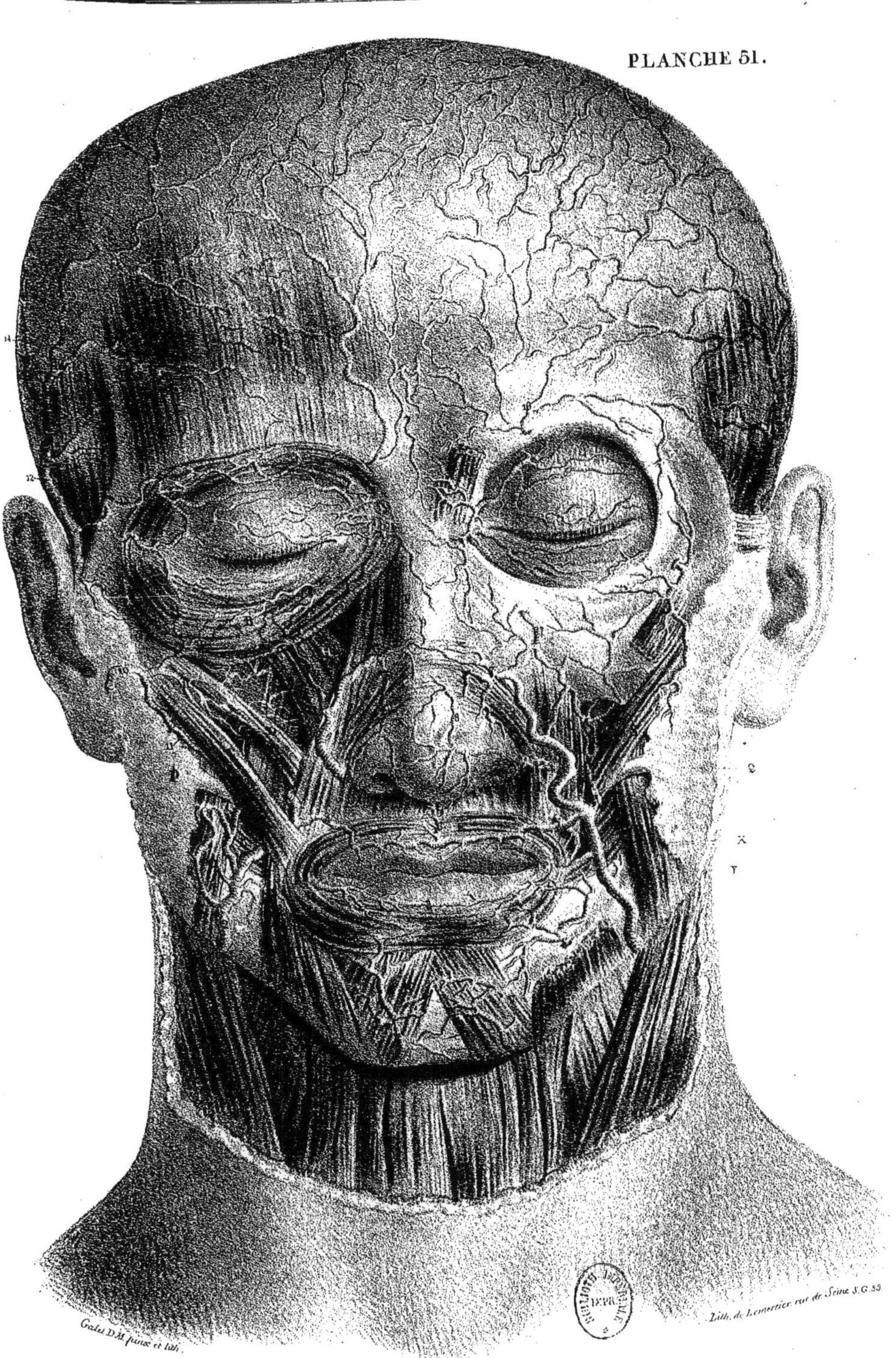
Galet D.M. pinx et lith.
Lith. de Lemercier, rue de Seine S.G. 55

une dernière fois, et composer ainsi ce qu'on désigne sous le nom de *crosse*. L'aorte est alors appliquée sur la face antérieure de la colonne vertébrale; elle descend le long de la poitrine, derrière le cœur et les poumons, s'engage entre les deux piliers du diaphragme, longe la cavité abdominale, et se termine à l'entrée du bassin, sur l'angle du sacrum par une bifurcation.

A partir de la terminaison de sa crosse, l'aorte se montre sous l'aspect d'une tige droite, perpendiculaire à l'axe du tronc qu'elle mesure dans presque toute sa longueur, et à diamètre toujours égal. Elle n'offre d'autres déviations que celles que lui communique la colonne vertébrale, et qui seront précisées plus tard.

Les rapports que l'aorte entretient avec les parties environnantes sont faciles à déterminer. A son origine, et jusqu'au point où commence la crosse, elle est cachée par le tronc de l'artère pulmonaire, et en contact à droite avec la veine-cave supérieure. La crosse répond, en avant, partiellement à la veine sous-clavière gauche, et en entier au médiastin antérieur qui la sépare du sternum; en arrière, à la trachée artère qui l'éloigne de la colonne vertébrale. La portion thoracique repose sur la colonne, à gauche de l'œsophage, du canal thoracique et de la veine azygos. La portion abdominale touche, à droite, la veine-cave inférieure; à gauche et en avant, l'estomac et la masse des intestins grêles.

la moins incertaine, la moins hypothétique. Dans son mode d'expérimentation, ce physicien ne put guère appliquer ses manœuvres que sur des animaux. Adaptant perpendiculairement un tube à une artère, il marquait la hauteur à laquelle le sang s'élevait dans ce tube. Selon chaque espèce animale, la hauteur parcourue se montrait différente; sur la crurale d'un cheval, le sang montait jusqu'à 9 pieds 6 pouces; la projection de la crurale d'un chien de grosse taille donnait 6 pieds 9 pouces; celle d'un mouton, 6 pieds 6 pouces; d'un daim, 4 pieds 2 pouces, etc. Multipliant cette hauteur par l'étendue de la surface du ventricule gauche, Hales croyait déterminer la force rigoureuse du cœur, qu'il évaluait ainsi à une pression de 113 livres dans le cheval, de 35 dans le mouton, et de 51 dans l'homme.

Ces résultats auraient été plus concluans s'ils avaient été pris de l'aorte elle-même, car le mouvement du sang dans ce tube, diffère, sans nul doute, de celui qu'on remarque dans l'artère crurale; mais le moyen d'ouvrir ce tube sans troubler la circulation, sans donner lieu à des changemens qui rendraient plus difficile encore toute estimation rigoureuse? au surplus, à quoi bon? Il n'est point de rapport connu entre la force de projection et l'étendue de la surface des ventricules, et, pour ce seul motif, les expériences de Hales ne réfléchissent qu'une pâle lumière sur la question dont il s'agit.

Il serait superflu de pousser plus avant l'examen critique des méthodes. Elles se contredisent toutes dans leurs principes et dans leurs résultats, et, à part les erreurs grossières qui entâchent chacune d'elles, il est deux circonstances capitales dont l'oubli qui en a été fait suffirait seul pour annuler des supputations même plus rationnelles. Il ne s'agit de rien moins, en effet, que des résistances innombrables qui s'opposent, à chaque instant, à la marche régulière du sang, et de la vitesse

§ 2. — *Des Artères fournies par la crosse aortique.*

L'aorte donne, à son origine, immédiatement au-dessus des valvules sig-

---

PLANCHE LII.

Fig. 1. Elle représente l'artère maxillaire interne et ses nombreuses branches dont la profondeur a nécessité la section de plusieurs muscles de la joue, et l'enlèvement d'une portion de l'os de la pommette et de la branche ascendante de l'os maxillaire inférieur. On a coupé aussi la moitié de la boîte crânienne, pour mettre à découvert les divisions de l'artère méningée moyenne.

A, A, B, C. le crâne, la pommette et la branche montante de la mâchoire inférieure coupés. — D. le muscle temporal. — E. le m. orbiculaire des paupières. — F. le m. masséter. — G. le m. buccinateur. — H. le m. ptérygoïdien externe. — I. le m. ptérygoïdien interne. — K, L. les m. grand et petit zygomatiques. — M. le m. canin. — N. le m. orbiculaire des lèvres. — O. le m. élévateur commun de l'aile du nez et de la lèvre supérieure. — P. le m. élévateur propre de la lèvre supérieure. — Q. le m. triangulaire du nez. — R. le m. orbiculaire des lèvres. — S, T. les m. triangulaire et carré du menton.

N° 1. L'artère carotide interne. — 2. l'a. carotide externe. — 3. l'a. méningée moyenne la plus grosse des branches de la maxillaire interne. Elle se porte, à travers un petit trou du sphénoïde, dans l'intérieur du crâne, et se répand en 4, 4, 4, sur la membrane dure-mère. — 5. l'a. dentaire inférieure gagnant le canal de ce nom. — 6. l'a. temporale profonde postérieure. — 7. l'a. massétérine se détachant de la maxillaire par un tronc commun avec la précédente. — 8. une artère ptérygoïdienne. — 9. l'a. buccale. — 10. l'a. temporale profonde antérieure. — 11. l'a. alvéolaire. — 12. l'a. sous-orbitaire gagnant le canal de ce nom. — 13. l'a. pharyngienne supérieure ou ptérygo-palatine s'engageant dans le conduit ptérygo-palatin. — 14. l'a. temporale superficielle. — 15. l'a. auriculaire postérieure. — 16. l'a. auriculaire profonde.

Fig. 2. On y voit les artères linguale, palatine supérieure et celles des parois du nez.

A. la cloison des fosses nazales. — B. la mâchoire supérieure. — C. l'os palatin. — D. la voûte du

que possède déjà ce fluide, quand une colonne nouvelle vient lui surajouter la sienne.

Qui pourrait mesurer les frottemens du fluide sanguin sur les parois des tubes que celui-ci traverse ? La configuration propre du système vasculaire et de chaque vaisseau en particulier, leurs divisions indéfinies, leurs flexions variables, leurs angles, leurs contours, voilà des causes de résistance et de retard opposées à l'activité du cœur, à la vélocité du liquide. Jointes à l'état des parties qui avoisinent diversement les ramifications vasculaires, à la pression de l'air atmosphérique, aux qualités présentes des humeurs tantôt plus cohérentes et tantôt plus fluides, et au mode dynamique actuel de l'organisme, ces causes doivent modifier à l'infini la progression circulatoire.

Observons, en dernière analyse, que la vitesse du sang dans ses vaisseaux ne se compose pas seulement de celle que lui donne la contraction actuelle du cœur, mais encore de celle qui lui reste de la contraction précédente. Assurément le ventricule gauche n'imprime juste à la colonne que le degré d'impulsion nécessaire pour réparer la vitesse perdue d'une contraction à l'autre; car, si cette impulsion était plus grande, observe avec grand sens Legallois, la vitesse du liquide irait en s'accélérant indéfiniment, et si elle était plus petite, cette vitesse diminuerait de plus en plus jusqu'à extinction. Que conclure de là ? Si les travaux des expérimentateurs précités eussent pu nous faire connaître la vitesse réelle du sang dans ses canaux, ils n'auraient su nous dire quelle part vient d'y prendre la dernière contraction du ventricule, et la force absolue du cœur demeurerait encore ce que, sans doute, elle sera toujours : un problème impossible à résoudre.

Quoi qu'il en soit de la mesure de ces forces, pourrions-nous indiquer leur source ? Dire quelle est la cause qui fait naître les mouvemens du cœur, qui les compasse et les soutient

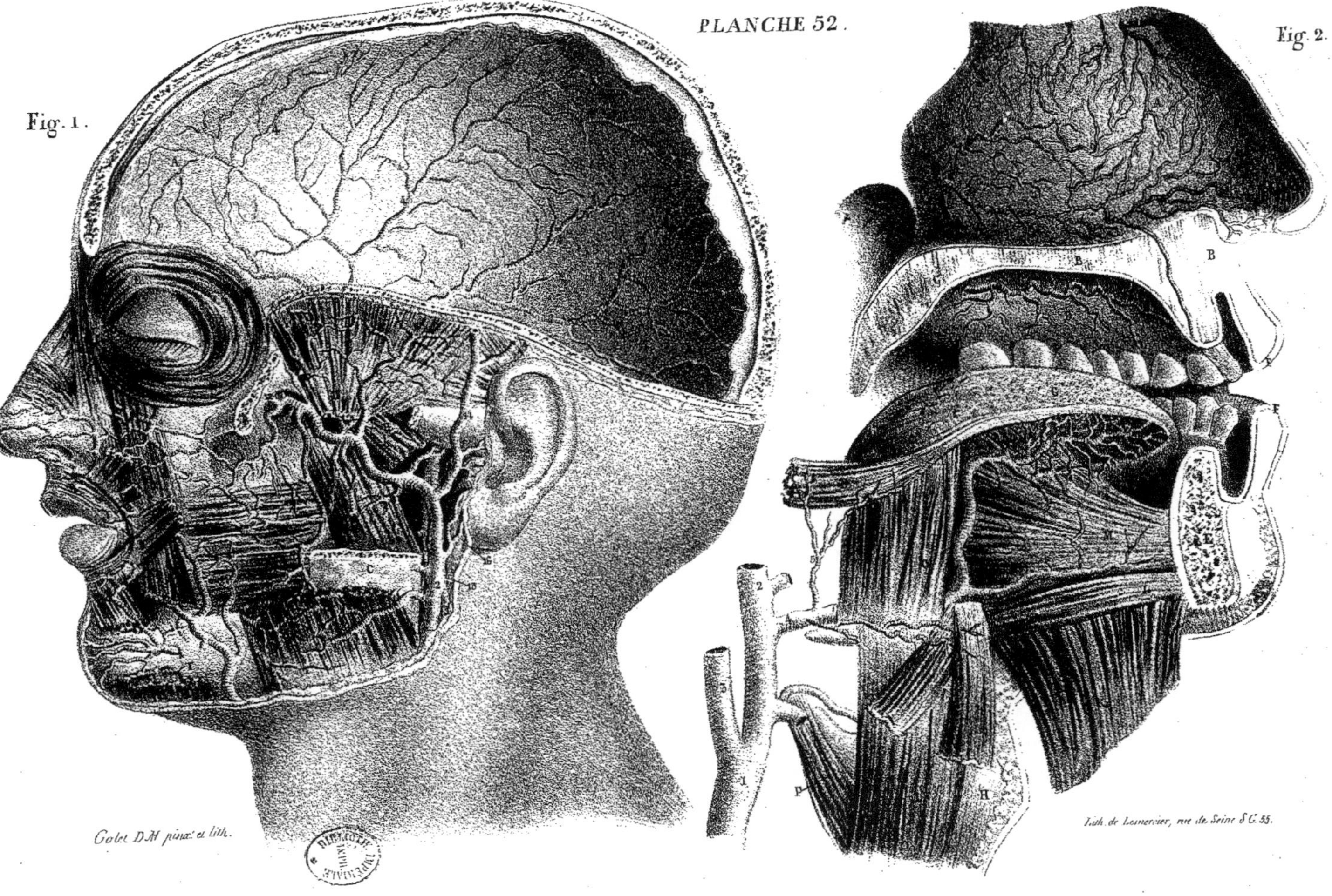
PLANCHE 52.
Fig. 1.
Fig. 2.
Golot D.M pinx.t et lith.
Lith. de Lemercier, rue de Seine S.C. 55.

moïdes, deux artères destinées à l'alimentation de la substance même du cœur. Ce sont les *coronaires* ou *cardiaques :* elles sont de peu d'importance. C'est assez les connaître, quand on sait qu'elles occupent, l'une, le sillon antérieur, l'autre, le sillon postérieur du cœur, et que, se divisant en plusieurs branches et en une infinité de rameaux très-flexueux, elles se répandent, non-seulement sur toutes les parties du cœur, mais encore sur l'aorte elle-même, sur l'artère pulmonaire et sur les veines-caves.

Mais du rebord convexe de la crosse s'élancent trois troncs volumineux, rangés presque de champ de droite à gauche : 1° l'artère brachio-céphalique destinée au côté droit du cou et de la tête, ainsi qu'au membre thoracique ; 2° l'artère carotide primitive gauche fournissant au côté gauche du cou et de la tête ; 3° l'artère sous-clavière gauche réservé au membre thoracique correspondant.

De ces trois troncs secondaires, le premier est le plus considérable, et se montre sur un plan antérieur à celui des autres. Sa direction, un peu oblique à droite et en haut, fait qu'elle croise la

palais. — E. la mâchoire inférieure. — F, F. les lèvres. — G. la langue. — H. le larynx. — I. le muscle thyro-hyoïdien. — K. le m. mylo-hyoïdien renversé. — L. le m. génio-hyoïdien. — M. le m. génio-glosse. — N. le m. stylo-glosse. — O. le m. hyoglosse. — P. le m. constricteur inférieur du pharynx.

N° 1. l'artère carotide primitive. — 2, 3. les artères carotides externe et interne. — 4. l'a. linguale. — 5. l'a. dorsale de la langue. — 6. l'a. sub-linguale. — 7, 7. les a. ranines. — 8. l'a. palatine supérieure venant de la maxillaire interne, et se terminant dans la voûte du palais. — 9, 9. les a. des parois du nez. (Tiedemann.)

dans toute la durée de la vie de l'être ? cette question est aussi très-litigieuse, comme le sont du reste, en physiologie, toutes celles qui portent sur le ressort primitif, si ténu et si profondément caché des phénomènes de la vie.

Le cœur prend place, anatomiquement parlant, dans la catégorie des muscles, ou s'il mérite une distinction, il la doit à un degré de perfectionnement de plus, basé sur l'arrangement et la supériorité en nombre de ses fibres. Or, l'origine matérielle des mouvemens des muscles est assez bien connue. Nous savons, dans maintes circonstances, à quelle altération organique il nous faut rattacher l'inertie complète d'un membre, la paralysie de tout un côté du corps. L'on produirait à volonté cet état pathologique. En portant un agent destructeur sur tel ou tel faisceau nerveux, l'on pourrait presque indiquer *à priori* quel est le muscle qui va disparaître à jamais de la scène d'activité.

En est-il de même du viscère projecteur du sang ?

Qu'un déplacement doive s'effectuer dans les membres, la volonté commande aux muscles de se mouvoir, et les muscles agissent à la faveur de la communication nerveuse qui existe entre ces agens et l'encéphale.

Le cœur est-il sujet à la même loi ?

L'action qu'il développe est incessante, la vie durant. Distributeur de la vitalité, il semble qu'il se fait la plus riche part. La volonté n'exerce sur lui nul empire. Dans un état de santé permanente de tout le système, il passe régulièrement, à l'instar du pendule d'un horloge, de la systole à la diastole et réciproquement, à l'abri de toute dépendance. Et même quand le froid de la mort enchaîne tous les autres organes, lui seul se meut encore et il reprend, pour quelques instans, l'ordre de succession de son jeu primitif, pour peu qu'on le provoque par des agens d'irritation.

trachée artère. Dans son trajet, qui n'est que d'un pouce environ, elle n'engendre aucune branche ; mais, à sa terminaison, elle se divise en deux gros tubes : l'artère *carotide primitive droite*, et la *sous-clavière droite*, qui sont les analogues de ceux du côté gauche.

La crosse de l'aorte donne souvent naissance à un quatrième tronc, à l'artère vertébrale que nous verrons provenir ordinairement de la sous-clavière. Quelquefois aussi l'artère thyroïdienne inférieure s'échappe de la crosse dans l'intervalle qui sépare la carotide gauche du tronc brachio-céphalique. Ces particularités nous amènent à faire une fois la remarque, qu'il n'est point dans l'économie animale d'appareil organique plus fécond en anomalies, que celui des artères, et que ces différences portent autant sur le nombre et le calibre des divisions, que sur leur direction ou sur le lieu de leur origine.

A. *Artères carotides primitives*. Situées sur la face antérieure de la colonne vertébrale, l'une à droite, l'autre à gauche de la trachée artère et du larynx, la première naît du tronc brachio-céphalique, la deuxième de la crosse aortique. Cette différence d'origine fait de suite saisir celle de leur longueur. Lorsqu'on incise sur le bord latéral du larynx et de la trachée, la peau et le muscle peaucier, l'on découvre les carotides primitives dans le fond d'un triangle que circonscrivent, en haut le muscle omoplat-hyoïdien, en dehors le sterno-mastoïdien, en dedans et sur la ligne médiane les sterno et thyrohyoïdiens. Les carotides sont distantes du peaucier un peu plus que de

Que d'hypothèses, que de théories fantastiques sur cet impénétrable travail ! On se perd dans la masse des explications contradictoires. Pour quelques philosophes anciens, c'était un feu caché dans les cavités cardiaques, un feu non combusteur s'exerçant sur des élémens combustibles. C'étaient ailleurs des esprits animaux, une archée, un fluide nerveux et autres conceptions de ce genre.

Stahl fit, le premier, justice de tant de rêveries ; non pas qu'il ait consigné dans ses dogmes sur les facultés de l'âme, le vrai principe des mouvemens du cœur, mais parce que du moins ses conjectures portaient l'empreinte du savoir et de la raison. Frappé de l'analogie qu'il sut voir entre la texture du cœur et celle des muscles, entre les contractions de l'un et celles des autres, il leur attribua un principe unique, un même régulateur de mouvemens. Pour lui, l'altération des nerfs du cœur devait arrêter le jeu de cet organe, comme l'altération des nerfs des muscles paralyse l'action de ceux-ci. Le jeu du cœur se trouvait donc immédiatement sous la domination de l'âme, et quant à l'influence de la volonté pour produire ou arrêter ses battemens, le célèbre animiste trancha nettement la question avec l'arme d'une subtilité séduisante. Il proclama la dépendance absolue où se trouvaient les mouvemens du cœur, vis-à-vis des facultés perceptives et volontaires. D'après lui, il serait une époque où chacun de nous a conscience du travail de ce viscère et pourrait le régler à son gré, et s'il advient plus tard que cette influence cesse, il faut s'en prendre à la seule habitude d'action. Ainsi s'opèrent certains tics : volontaires d'abord, ils sont plus tard irrésistibles. Un exemple sembla corroborer la doctrine de Stahl. Ce fut celui du capitaine Townshend qui conserva, dit-on, pendant toute sa vie, un empire marqué sur les battemens de son cœur. Mais ce fait est unique dans les annales de la science,

l'épaisseur de ces muscles , excepté au niveau du larynx où elles sont très-superficielles. Celle du côté gauche est recouverte , en outre , au voisinage de son origine , par la veine sous-clavière , par le thymus et par la clavicule.

La veine jugulaire interne , les nerfs pneumogastrique et grand sympathique la touchent en dehors; en dedans, c'est la trachée-artère, la glande thyroïde , le larynx et le pharynx.

Les carotides primitives ont entr'elles et dans tout leur trajet un égal volume; elles ne fournissent aucune branche. Leur direction est un peu oblique en haut et en dehors pour s'accommoder à l'élargissement du larynx , au bord supérieur duquel organe elles se terminent en se divisant en deux branches , les *carotides externe* et *interne*.

a. *Artère carotide externe.* Cette artère, à son origine , est assez superficielle et uniquement protégée par le muscle peaucier et par la peau. Elle touche et recouvre la carotide interne; mais bientôt elle l'abandonne , et, s'engageant derrière les muscles digastrique et stylo-hyoïdien et le nerf hypo-glosse , elle se porte en haut et en dehors , sur l'angle de la mâchoire inférieure , puis elle monte derrière la glande parotide , en cotoyant le bord interne du pavillon de l'oreille , et, parvenue au col du condyle de la mâchoire , elle se divise en deux branches terminales , la *temporale superficielle* et la *maxillaire interne.*

Dans son trajet , la carotide externe , plus particulièrement destinée à l'extérieur du crâne et à la face, donne naissance à six rameaux qui sont : en devant,

et bien s'en faut qu'il soit authentiquement avéré. Du reste, il en est absolument des contractions du cœur comme des mouvemens péristaltiques du tube intestinal. C'est par l'action de sa membrane musculeuse que ce canal se déplace et s'agite en des sens déterminés , et il n'est point de volonté humaine qui puisse commander le travail digestif, le cours du bol alimentaire , pas plus qu'on ne saurait percevoir et diriger les mouvemens internes par lesquels s'effectuent les fonctions nutritives , sécrétoires et autres.

Une doctrine nouvelle plus attrayante, mais tout aussi fautive, sapa profondément le système de Stahl et s'établit sur ses ruines. L'irritabilité de Haller vint dominer tous les esprits. D'après ce grand physiologiste , le cœur n'emprunte d'aucun autre appareil le principe de sa locomotion. Il renferme en lui-même et dans ses fibres propres , toute la virtualité de ses actes. Comme tous les organes , et plus activement que tous , il frémit sous l'impression d'un stimulus; et , de même que le bol alibile provoque le jeu de l'estomac, de même aussi le fluide sanguin développe celui du cœur. Il n'y a point sur ce dernier organe, d'influence nerveuse. Le cœur se meut sur un homme décapité; il se meut chez les fœtus anencéphales (privés de tête) pendant toute la durée de la vie intra-utérine , et quelque temps aussi après la naissance. Il se contracte encore et se dilate après qu'on a coupé la moëlle vertébrale ou lié le paquet des cordons nerveux cardiaques, et aussi après qu'il a été arraché lui-même et complètement séparé du corps de l'animal.

Sous un autre point de vue, qu'on agisse sur l'économie animale par tout ce qui influence d'une manière directe et générale le système nerveux, le cœur demeure impassible à la provocation de ces divers agens ; il résiste à la commotion galvanique. Il lutte avec succès contre l'anéantissement où les substances nar-

les artères *thyroïdienne supérieure, linguale* et *faciale ;* en arrière, l'*occipitale* et l'*auriculaire;* en dedans, la *pharyngienne inférieure.*

1. L'*artère thyroïdienne supérieure* sort de la carotide externe, presqu'au niveau de l'origine de celle-ci. Elle est très-flexueuse, et s'étend jusqu'à la ligne médiane du cou. Elle rampe d'abord horizontalement et d'arrière en avant sur la surface externe du cartilage thyroïde. Puis elle se replie, descend verticalement jusqu'au bord supérieur de la glande thyroïde, protégée dans tout ce trajet par les muscles omoplat-hyoïdien, sterno-thyroïdien et peaucier, sur lesquels elle jette un certain nombre de ramifications. Au bord supérieur de la glande, l'artère se divise en trois rameaux dont l'un suit la ligne médiane de la glande, et se joint par arcade au rameau correspondant du côté opposé; l'autre, s'engage derrière la glande; le troisième, contourne son bord externe. Ces deux derniers s'anastomosent avec l'artère thyroïdienne inférieure que nous allons bientôt décrire. En définitive, les trois rameaux de terminaison couvrent la glande thyroïde d'un réseau capillaire très-serré, pénètrent dans l'intervalle de ses lobules, et s'achèvent dans l'épaisseur de son parenchyme.

Nous signalons, parmi les ramuscules qui se détachent de l'artère thyroïdienne supérieure, avant son arrivée sur la glande, les *laryngé* et *crico-thyroïdien.* Le premier prend naissance vers le bord supérieur du larynx; il s'insinue derrière le muscle thyro-hyoïdien, jette des capillaires sur ce muscle, sur l'os hyoïde même, sur le cartilage thyroïde, et s'in-

cotiques précipitent l'appareil nerveux, et si l'on titille et tourmente les nerfs cardiaques eux-mêmes, le cœur ne manifeste aucun changement ni dans l'ordre, ni dans l'intensité de ses contractions.

Il n'y a rien à objecter contre la fidélité de ces résultats d'une observation sévère et d'une expérimentation maintes fois répétée. Mais en est-il de même quant aux conséquences qu'en ont déduit Haller et son école ?

De prime abord, il nous faut reconnaître qu'on n'a aucunement avancé la question, quand on a rapporté les mouvemens des muscles à l'irritabilité, laquelle ne saurait exprimer autre chose que *faculté de contraction.* Haller s'est donc borné à une mutation de termes, et il n'a point signalé la vraie source de cette faculté : tout au contraire, son autorité imposante, étayée d'argumens captieux, tint long-temps fermés les sentiers qui pouvaient y conduire.

Sans contredit, le fluide sanguin est l'agent excitateur le plus puissant des mouvemens du cœur. L'air atmosphérique, la chaleur, les acides et diverses vapeurs, celles d'ammoniaque, de soufre, etc., peuvent bien les faire renaître ou les activer, mais ce ne saurait être avec ce degré d'énergie ni cette persistance particulière au sang. Et pourtant cette humeur n'est pas la cause indispensable des contractions, car pourquoi celles-ci persévéraient-elles long-temps après que la stimulation sanguine a cessé de se faire sur les parois cardiaques? Elle n'est pas non plus l'excitateur irrésistible, car il y a aussi une période de diastole, un temps de repos bien marqué, quoique les cavités ne se vident jamais en entier du liquide provocateur des contractions.

Le cœur est donc soumis à une toute autre influence, et il emprunte ailleurs que sur lui-même l'action qui le déplace.

Il reçoit une prodigieuse quantité de nerfs,

troduit dans le larynx, en perçant la membrane thyroïdienne. Il se bifurque alors, s'anastomose avec celui du côté opposé, et finit par se perdre sur la surface interne du larynx et de l'épiglotte.

Le petit rameau *crico-thyroïdien* naît à peu de distance du précédent. Un peu moins gros que lui, il rampe oblique-ment en bas et en avant sur la surface interne du cartilage thyroïde et de la membrane crico-thyroïdienne, alimente les muscles crico-thyroïdien et thyro-hyoïdien, et s'abouche avec les extrémités terminales de celui du côté opposé.

2. L'*artère linguale*, deuxième branche de la carotide externe, naît quelquefois avec la faciale. Son trajet est peu étendu. Elle commence derrière le muscle digas-trique, et finit à la pointe de la langue. Parmi les flexuosités nombreuses qu'elle décrit, il en est trois plus considérables, qui changent totalement sa direction. Elle marche d'abord horizontalement en avant et un peu en dedans, recouverte par le muscle hyo-glosse, et couchée sur le constricteur moyen du pharynx. De là elle se recourbe, et monte verticalement jusqu'à la base de la langue, entre les muscles hyo-glosse et genio-glosse. Puis elle devient horizontale, et marche en dehors du frein de la langue entre les muscles lingual et genio-glosse jusqu'à la pointe de l'organe.

Cette artère fournit, dans son cours, de nombreux ramuscules à tous les mus-cles avec lesquels elle est en rapport. Mais elle donne, entr'autres, l'*artère dorsale de la langue* et la *sublinguale*. La première provient de la première portion horizon-tale de la linguale. On la rencontre der-

et quoiqu'en aient pu dire Sœmmering et Behrends, qui rattachèrent toute l'innerva-tion de l'organe à sa seule alimentation, il est parfaitement démontré aujourd'hui que les ex-pansions nerveuses ne s'arrêtent pas aux vais-seaux coronaires, qu'elles enlacent toutes les fibres, qu'elles atteignent toutes les mailles, toutes les molécules du viscère. Il n'est point là-dessus de scepticisme raisonnable, après les savantes recherches de Scarpa, sur l'in-nervation matérielle du cœur. Or donc, à quoi aurait servi un tel luxe de matière nerveuse, si celle-ci eût été dépourvue de toute espèce d'influence pour faire naître l'irritabilité du cœur, quand, d'autre part, on n'attribue la faculté de contraction de tous les autres mus-cles qu'à la présence de leurs cordons ner-veux ?

Nous dirons plus encore, et toujours con-tradictoirement à la doctrine Hallérienne qui avait si profondément influencé la science physiologique, nous dirons qu'il n'est aucun organe qui entretienne, comme le cœur, des relations plus manifestes et plus intimes avec l'ensemble de l'appareil nerveux. Sa dépen-dance des diverses passions, et sa manière de répondre à chacune d'elles, en sont la preuve irréfragable. C'est de cette corrélation si gé-néralement sentie et avérée qu'ont été prises ces catachrèses et ces piquantes métaphores qui expriment et caractérisent avec tant d'é-nergie toutes les agitations intérieures de l'ame. Le cœur *tressaille*, *il bondit* à l'an-nonce d'un bonheur inatendu ; *il se flétrit* par la tristesse ; l'effroi *l'enchaîne* au milieu de son jeu, *glace* le sang dans ses cavités. Provocatrice, maîtresse souveraine des dé-terminations morales, l'éloquence *s'adresse* au cœur pour obtenir des larmes, pour atti-rer sur les traits du visage la dilatation, l'écla-tant coloris du contentement et du bonheur, ou pour leur imprimer la pâleur et la rétrac-tion, signes caractéristiques d'une impression

rière le muscle hyo-glosse, se portant en dehors et en haut vers l'épiglotte, et la base de la langue, pour se perdre dans le voile du palais, dans les amygdales et sur les follicules, dont la langue est criblée en arrière. La deuxième se détache ordinairement de la portion verticale de la linguale. Son existance est plus constante que le lieu de son origine, car souvent elle émane de la sous-mentale, et nous l'avons vue une fois se détachant de l'artère faciale située au-dessus de la glande sublinguale, entre les muscles

---

PLANCHE LIII.

Elle a pour objet de faire voir l'artère vertébrale traversant les trous de conjugaison des vertèbres cervicales, et gagnant la cavité crânienne. On y voit aussi l'artère cervicale postérieure.

A. L'atlas, 1re vertèbre du cou. — B. Son arc postérieur. — C. son apophyse transverse. — D, D, E, E. les apophyses épineuses et transverses des autres vertèbres cervicales. — F. le muscle long du cou. — G, G. le m. transversal épineux. — H. le m. oblique supérieur de la tête. — I. l'oblique inférieur. — K. le m. droit postérieur de la tête. — L. M. les m. scalène antérieur et postérieur coupés.

N° 1. Le tronc brachio-céphalique. — 2. l'artère carotide primitive. — 3. l'a. sous-clavière. — 4. l'a. vertébrale . la première et la plus volumineuse branche de la sous-clavière. — 5. son entrée dans le trou de l'apophyse transverse de la 6° vertèbre cervicale. — 6, 6. son passage à travers les trous analogues des autres vertèbres cervicales. — 7. première courbure de cette artère à sa sortie du trou de l'axis. — 8. sa deuxième courbure, à sa sortie du trou de l'atlas, lorsqu'elle gagne le grand trou occipital, pour entrer dans le crâne, sur le côté de la moëlle épinière. — 9, 9. divisions fournies par cette artère à sa deuxième courbure, aux muscles grands droits postérieurs et obliques de la tête. — 10. autres divisions pour le muscle grand droit antérieur. — 11. l'artère cervicale transverse. — 12. l'a. cervicale postérieure ou profonde, destinée aux muscles scalènes, grand droit antérieur de la tête, et cervicaux profonds (Tiedemann).

profonde, amère, déchirante. Il n'est pas d'autre conducteur admissible de ce genre de modifications de l'organisme, généralement provoquées par les agens externes, que les cordons nerveux qui se portent au cœur, lequel comme on l'a très-judicieusement exprimé, est le siége des manifestations morales comme le cerveau celui des opérations intellectuelles.

Il est cependant nécessaire de chercher à concilier les faits bien authentiques qui ont servi de base à la doctrine de Haller, avec ceux également bien avérés qui la renversent et la détruisent.

Le cœur agit, et son action est tout-à-fait hors du domaine de la perception et de la volonté; il agit, et son jeu semble ne dépendre qu'assez faiblement des centres principaux de l'innervation. Admirons, en passant, dans les effets de cette double circonstance, les sublimes bienfaits de notre prévoyante nature! Elle a voulu que le viscère le plus essentiel à la vie fût soustrait aux déterminations criminelles qu'une dépravation de l'être aurait trop souvent adoptées; qu'il pût aussi puiser dans une vaste source et retenir comme en réserve les élémens de son existence et de son activité!

Mais quoiqu'il soit, dans sa vitalité, le plus isolé des organes, sa connexion avec l'ensemble des puissances nerveuses n'en est pas moins certaine. Nous en avons déjà offert des preuves. Voici la masse des observations et expériences qui réfléchissent une vive lumière sur ce magnifique passage de la science physiologique.

Trois portions du système nerveux complètent la structure nerveuse du cœur. Les nerfs dits cardiaques résultent de l'union 1° des nerfs pneumo-gastriques, fournis par l'encéphale; 2° du nerf grand sympathique qui paraît provenir des ganglions nerveux cervicaux; 3° enfin d'un réseau assez vaste que donne un ganglion volumineux situé

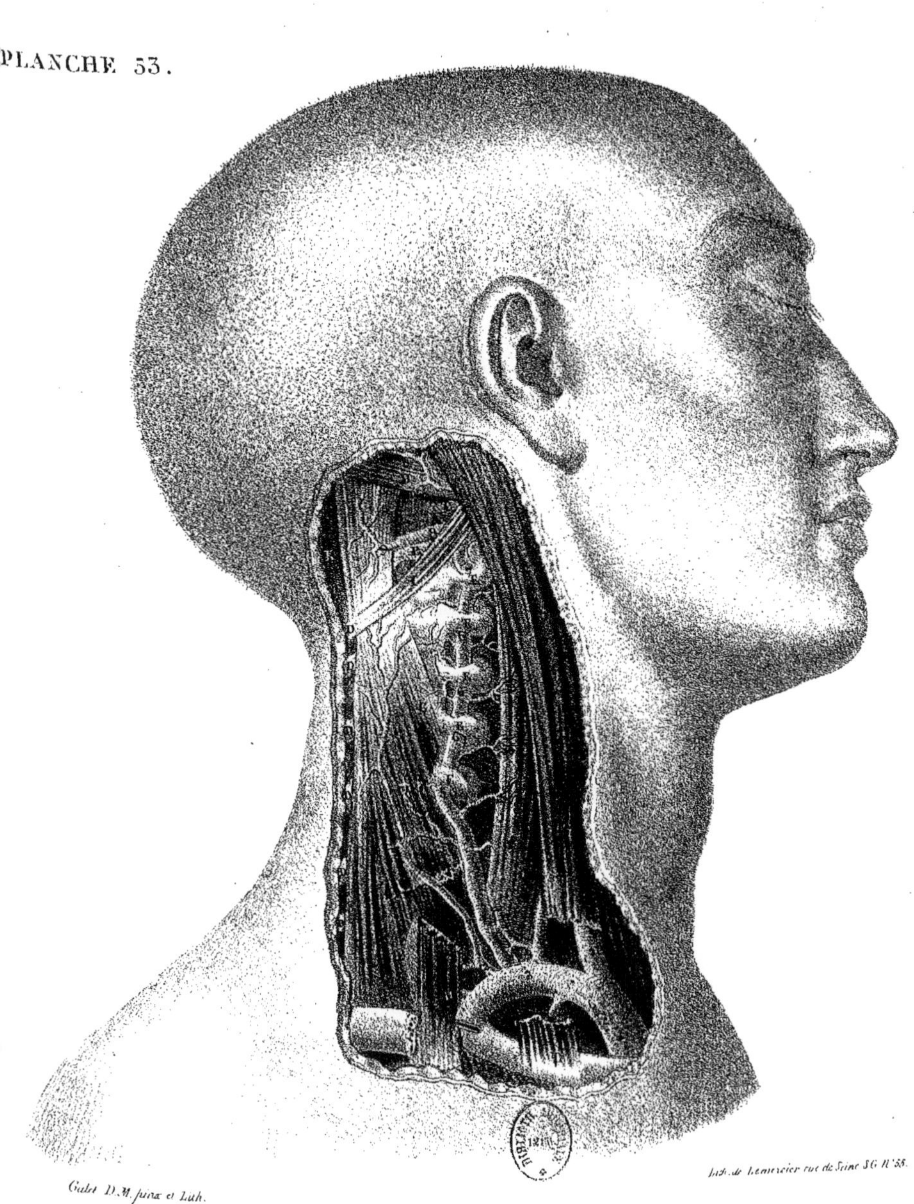

mylo-hyoïdien et génio-glosse, elle rampe horizontalement en avant , et se perd dans les muscles qu'elle touche , dans la membrane muqueuse buccale , ou s'anastomose avec sa correspondante du côté opposé.

L'artère linguale , à sa terminaison , prend le nom d'*artère ranine*. Les ramuscules qu'elle jette à droite et à gauche sont d'une ténuité extrême, la plupart transversaux , et se perdent dans le parenchyme de la langue et dans les muscles lingual et génio-glosse. Les derniers s'unissent par arcade à ceux du côté opposé.

3. L'*artère faciale*, également connue sous le nom de *maxillaire externe*, a un trajet fort étendu et un volume assez considérable. Elle fournit des divisions incalculables , à cause de la multiplicité des parties qu'elle rencontre et alimente. Née de la face antérieure de la carotide externe , immédiatement au-dessus de l'artère linguale , elle s'étend , en sillonnant transversalement la face , jusqu'à la racine du nez. Cachée d'abord par le nerf hypo-glosse , par les muscles digastrique et stylo-hyoïdien , et par la glande sous-maxillaire, elle se porte, flexueuse, sur la base de la mâchoire inférieure , en avant de l'angle de cet os. Elle devient alors très-superficielle, et ses battemens sont appréciables. Elle se recourbe , traverse obliquement en haut et en avant la face externe de la mâchoire, simplement recouverte par le muscle peaucier, et passant sur le buccinateur, elle gagne la commissure des lèvres. Sa direction change alors de nouveau. Posée sur une

derrière le cœur. Il fallait successivement tourmenter et détruire chacune de ces portions génératrices des nerfs cardiaques pour arriver à la connaissance précise de leurs attributions respectives. C'est ce que l'on a fait avec plus ou moins de bonheur. Willis, le premier , incisa, dans ce but , les nerfs pneumo-gastriques , et les mouvemens du cœur continuèrent de se faire. La mort survint, mais ce ne fut que quelques temps après. Reprise par les physiologistes modernes , l'expérience n'a jamais donné de résultat contraire.

Vint le tour du grand nerf sympathique ; mais ici la difficulté était grande, nous l'avons déjà vu , quand nous cherchions les relations de la force nerveuse avec l'acte respiratoire; et nous savons qu'il est rigoureusement impossible d'intéresser à la fois , par cette section , toute la masse filamenteuse qui constitue essentiellement cet immense réseau nerveux. On l'a coupé à la région cervicale supérieure, où il est le plus simple possible , où ses expansions sont le moins multipliées , et le cœur a continué de battre comme précédemment.

Observons néanmoins qu'il n'en est pas , à beaucoup près , de ce nerf, comme de ceux de l'encéphale, de ceux qui vont animer les muscles volontaires. Ceux-ci ont dans le cerveau, ou bien sur le trajet de la moëlle épinière , leur origine unique, ils trouvent là tout le foyer de leur puissance. Le grand nerf sympathique a le sien sur tous les points de son étendue , probablement aussi et d'une manière spéciale, sur tous les ganglions disséminés sur son passage. Cette organisation remarquable ressortira plus tard d'une description détaillée , d'une analyse rigoureuse du phénomène général de l'innervation. Nous signalons, pour le moment, la circonstance , en la donnant comme connue et positive. Or

masse de tissu adipeux, l'artère remonte presque verticalement derrière les points

---

PLANCHE LIV.

Fig. 1. Elle représente les artères que jettent sur la face postérieure de la moëlle épinière, l'artère vertébrale au cou, et, plus bas, l'artère aorte. La coloune vertébrale a été coupée en arrière et verticalement sur le canal vertébral, ce qui permet de voir la moëlle épinière, l'origine des nerfs que celle-ci fournit, et les ramifications artérielles distribuées sur le corps des vertèbres, sur la moëlle et les nerfs (Haller).

A, A, A. Section des vertèbres. — B, B, B. les apophyses épineuses. — C, C, C. les apophyses transverses. — D, D. la moëlle épinière.

N° 1. La crosse de l'aorte. — 2. l'artère sous-clavière. — 3. l'a. vertébrale. — 4. son entrée dans le trou occipital. — 5. l'a. spinale postérieure gauche, longeant la partie postérieure de la moëlle, et la couvrant de ses ramifications. — 6. l'a. cérébelleuse inférieure destinée à la face inférieure du cervelet. — 7. l'a. intercostale supérieure se portant sur le corps des vertèbres et sur quelques nerfs de la moëlle cervicale et dorsale. — 8, 9, 10, 11. autres artères intercostales pour les vertèbres, les muscles et nerfs intercostaux et la moëlle épinière.

Fig. 2. Le cerveau a été enlevé du crâne et renversé. On y voit les artères de sa base, fournies par les artères vertébrales en arrière, et, en avant, par les carotides internes, et l'origine de toutes les paires de nerfs.

A, A. Les lobes antérieurs du cerveau. — B, B. les lobes postérieurs. — C, C. les lobes moyens. — D, D. le cervelet. — E. la moëlle allongée. — F, F. les éminences pyramidales. — G, G. les éminences olivaires. — H. la protubérance annulaire. — I, I. les corps pisiformes. — K. la glande pituitaire. — L, L. les nerfs olfactifs (1re paire). — M, M. les n. optiques (2e paire). — N, N. les n. moteurs oculaires communs (3e paire). — O O. les n. pathétiques (4e paire). — P, P. les n. trifaciaux (5e paire). — Q, Q. les n. moteurs oculaires externes (6e paire). — R, R, S, S. les nerfs faciaux et acoustiques (7e paire). — T, T, U, U. les n. glosso-pharyngiens et pneumo-gastriques (8e paire). — V, V. les n. hypoglosses (9e et dernière paire).

N° 1, 1. Les artères vertébrales. — 2, 2. les a.

donc, il ne faudrait pas nous attendre à paralyser l'activité du cœur, en coupant le grand sympathique à la place indiquée. Bien des essais ont été faits pour l'attaquer sur les ganglions cervicaux inférieurs ou dans les ganglions cardiaques eux-mêmes. M. Brachet paraît être le seul qui aurait triomphé de cette grande difficulté regardée avant comme insurmontable par Dupuytren. M. Brachet est parvenu à détacher les ganglions nerveux cervicaux moyens et inférieurs, et la circulation du sang fut instantanément arrêtée, les battemens du cœur restèrent suspendus, mais non pas complètement éteints. Evidemment un reste d'innervation était encore confinée dans les ganglions cardiaques. L'expérimentateur habile sut aussi détruire ces derniers, et dès lors aucun signe de vie ne se manifesta plus dans les parois du cœur.

Ces résultats, il faut le dire, avaient été prévus. Depuis long-temps on soupçonnait que l'innervation du cœur devait être assez diffuse pour que son extinction complète ne pût être obtenue qu'en s'adressant aux ganglions cardiaques eux-mêmes attaqués et détruits dans leurs derniers retranchemens. La confirmation expérimentale nous paraît désormais acquise. N'oublions pas pourtant qu'en fait de pratiques de ce genre, sur les animaux vivans, les conséquences s'offrent souvent trompeuses, que les causes des phénomènes s'y heurtent et si compliquent à tel point qu'une conviction sage ne saurait exiger un assez grand nombre de preuves. Elle attend des expériences nouvelles qui corroborent celles de M. Brachet.

Le grand nerf sympatique est-il le vrai foyer ou le conducteur pur et simple de la puissance nerveuse qui vivifie l'instrument projecteur du sang ? Cette question nous amène à considérer quel peut être le degré de subordination existant entre l'action du

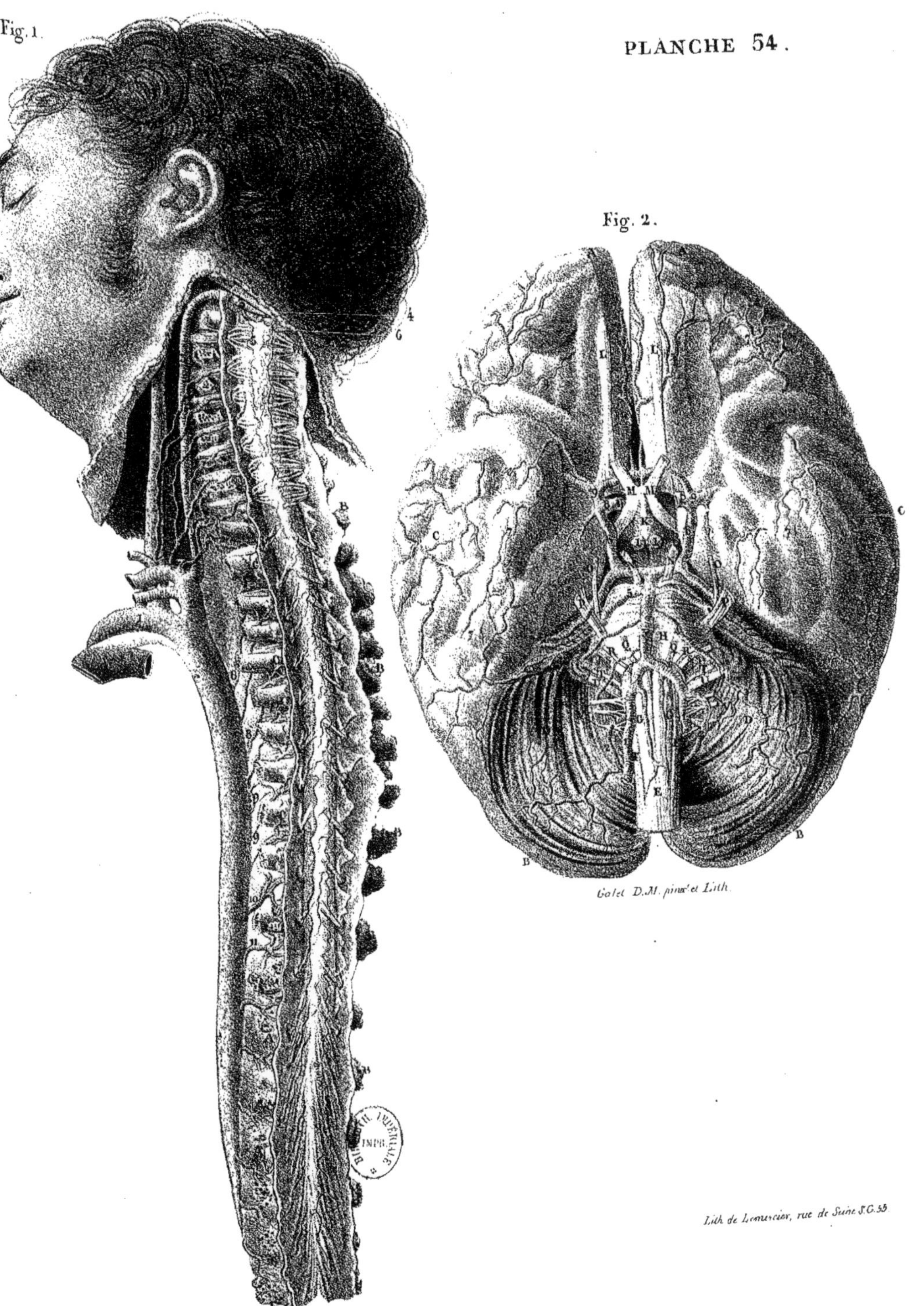

Fig. 1.
Fig. 2.
Galet D.M. pinx.et Lith.
Lith. de Lemercier, rue de Seine S.G. 55.

d'union des muscles canin et triangulaire, en dehors de l'aîle du nez, et arrivée au grand angle de l'œil, elle s'y termine par des divisions qui se perdent sur les parties environnantes, ou qui s'abouchent avec le rameau nasal de l'artère ophtalmique.

Indépendamment des nombreux ra-muscules que l'artère faciale jette dans son long trajet, en dedans et en dehors, sur les muscles voisins, elle fournit encore, au-dessus de la mâchoire, les artères *palatine inférieure* et *sous-mentale*, et, à la face, les artères *labiales*, *dorsales du nez* et *musculaires supérieures*.

L'artère *palatine inférieure*, d'un très-petit calibre, s'échappe quelquefois de la carotide externe. Elle s'applique, immédiatement après son origine, sur la partie externe et supérieure du pharynx. Elle monte vers le voile du palais, se place entre les deux piliers, et se divise là en plusieurs ramuscules destinés au pharynx, aux amygdales, à la membrane du palais et à la trompe d'Eustache. Elle s'unit enfin avec celle du côté opposé et même avec l'artère palatine supérieure.

L'artère *sous-mentale* est d'un plus gros

cœur et les centres majeurs de l'innervation, le cerveau et la moelle épinière.

Qu'une atteinte d'apoplexie violente produise l'abrasion d'une vaste partie de l'encéphale, tous les muscles de la vie volontaire pourront être subitement et pour toujours plongés dans l'inertie. Le cœur survivra seul au sein de cette mort générale. Il continuera ses mouvemens avec la régularité, l'intensité et la constance qu'il possédait avant l'événement. Des mammifères décapités sur lesquels on lie les gros vaisseaux pour prévenir l'hémorrhagie, et l'on soutient l'acte de l'hématose par une insufflation d'air dans les poumons, continuent de vivre encore quelques heures. Cet exemple et celui des anencéphales qui vivent et se développent dans le sein de leur mère, et même quelque temps après leur naissance, démontrent clairement l'indépendance où est le cœur à l'égard du cerveau. Mais, d'autre part, les passions font peser leur empire sur ce viscère musculeux, elles l'agitent quelquefois jusqu'à produire des hémorrhagies ou des apoplexies foudroyantes, souvent même elles enchaînent ses contractions jusqu'à déterminer la syncope. La corrélation du cœur avec l'encéphale est rendue par cela même évidente. Prenons acte de ces deux ordres de faits : nous tirerons plus bas les conclusions.

Quant à la connexion du cœur avec la moelle épinière, elle s'offre beaucoup moins équivoque. Ce n'est jamais impunément qu'on attaque en tout ou en partie cette longue expansion de la masse encéphalique. Nous ne saurions mieux faire ici que de tracer littéralement quelques-unes des expériences, si vives d'intérêt, faites par un savant à qui la science physiologique doit d'importans travaux. Mieux que les raisonnemens, elles décèlent, en partie, ce mystère qui stimule, à bon droit, notre curiosité.

cérébelleuses inférieures. — 3. l'a. basilaire formée par la réunion des deux vertébrales. — 4, 4. petites ramifications pour la protubérance annulaire, le cervelet, etc. — 5. l'a. cérébelleuse supérieure. — 6, 6, 6, 6. les a. cérébrales postérieures, branches de terminaison de la basilaire. — 7, 7, 7. ramifications de ces artères dans les anfractuosités du cerveau. —8, 8. les deux artères carotides internes à leur entrée dans le crâne. — 9, 9. leurs divisions au niveau de la scissure de sylvius où elles se terminent dans la substance du cerveau.

calibre que la précédente. Son origine est au niveau de la base de la mâchoire qu'elle cotoie jusqu'au menton. Elle se trouve là derrière les muscles peaucier et digastrique , sur l'attache supérieure du muscle mylo - hyoïdien. Parvenue au menton, elle se divise en deux branches terminales, dont l'une s'abouche avec son analogue du côté opposé, au-devant de l'insertion du muscle digastrique, tandis que l'autre se recourbe et remonte sur la mâchoire pour s'anastomoser avec les divisions de l'artère dentaire inférieure , près du trou mentonnier.

Les ramuscules de la sous-mentale sont en majeure partie destinés au muscle mylo-hyoïdien et à la langue. De leur nombre se trouve quelquefois l'artère sublinguale qui alors n'est point , comme à l'ordinaire, une expansion de l'artère linguale.

Les *artères labiales* sont au nombre de deux, une pour chaque lèvre. Elles sont d'un volume assez considérable et très-flexueuses. Celle de la lèvre inférieure part de la faciale à un demi pouce environ de la commissure. Elle marche horizontalement, en avant, derrière le muscle triangulaire, et pénètre dans l'épaisseur de la lèvre sur le milieu de laquelle elle s'abouche avec la labiale opposée. Ses expansions atteignent particulièrement le muscle orbiculaire des lèvres, ceux du menton, la membrane muqueuse de la bouche et les tégumens. Elles forment sur ces diverses parties un réseau des plus fins et des plus compliqués.

La labiale supérieure se détache de la faciale , au-dessus de la précédente et

EXPÉRIENCES DE LEGALLOIS , SUR LA CAUSE PROCHAINE DES MOUVEMENS DU CŒUR..

« *Première expérience sur un lapin âgé*
» *de 20 jours.—Section de la moëlle à l'occi-*
» *put.*—La sensibilité disparaît à trois minu-
» tes , et les bâillemens à trois minutes trois
» quarts. Insufflation pulmonaire commencée
» à quatre minutes et demie , les carotides
» étant noires et encore rondes, et les batte-
» mens du cœur étant distincts. En moins de
» cinq secondes, les carotides se remplissent
» davantage et deviennent bien rouges. Les
» bâillemens reparaissent à quatre minutes
» trois quarts, et la sensibilité vers cinq
» minutes. A huit minutes, amputation d'un
» pied , hémorrhagie vermeille pendant l'in-
» sufflation. A dix minutes, les bâillemens ,
» la sensibilité et l'hémorrhagie continuent ;
» ligature des carotides et des veines jugu-
» laires.
» *Deuxième expérience sur le même*
» *lapin.*—A onze minutes, décapitation sur
» la première vertèbre cervicale. Le moignon
» du cou saigne assez abondamment ; sang
» noir. Insufflation reprise à douze minutes.
» La sensibilité se ranime très-bien. A seize
» minutes , l'amputation d'une jambe cause
» une hémorrhagie vermeille.
» *Troisième expérience sur le même*
» *lapin.*—A dix minutes, la sensibilité étant
» bien prononcée et les battemens du cœur
» étant bien distincts, destruction de toute
» la moëlle épinière ; un instant après, les
» battemens du cœur ne sont plus distincts,
» et ne le sont pas redevenus. Insufflation
» reprise à dix-neuf minutes, et continuée
» jusqu'à vingt-six. Nul effet. Une cuisse
» coupée à vingt minutes, ne saigne point,
» ni l'autre coupée à vingt-quatre minutes.
» *Quatrième expérience sur un autre*
» *lapin du même âge.*—Destruction immé-
» diate de la moëlle cervicale. La sensibilité

très-près de la commissure des lèvres. Elle rampe horizontalement aussi et excessivement flexueuse dans l'épaisseur de la lèvre supérieure, et ne s'unit à celle du côté opposé que par un rameau particulier, ses divisions terminales se recourbant en haut pour se perdre dans la cloison du nez.

C'est au muscle orbiculaire des lèvres, à la membrane muqueuse de la bouche et à la peau que sont particulièrement destinés les ramuscules de cette labiale. Le réseau qu'elles y produisent n'est pas moins serré que celui de la lèvre inférieure.

Les *artères dorsales du nez* sont en nombre indéterminé. Très-petites et d'une direction peu constante, elles recouvrent les parties latérales du nez, et s'avancent jusqu'à la ligne médiane du dos de cet organe, où elles s'abouchent avec leurs analogues du côté opposé. Quelques-unes de leurs ramifications se portent en dehors dans les paupières, d'autres contournent l'aile du nez et vont s'épanouir dans la membrane muqueuse qui tapisse l'intérieur des fosses nasales.

Enfin, les *artères musculaires supérieures* sont les rameaux de terminaison de l'artère faciale. Comme leur nom l'indique, elles se répandent, en nombre indéfini et sous le plus petit volume, dans les muscles de la région moyenne de la face, dans l'orbiculaire des paupières, le canin, les zygomatiques, l'élévateur de la lèvre supérieure, etc. C'est à la grande multiplicité de ces ramifications sur les tégumens qu'est due la couleur vermeille de la peau des pommettes si prononcée chez certains sujets.

Tom. II.

» s'éteint à une minute un quart. A une minute et demie les battemens du cœur ne sont pas distincts; une cuisse amputée ne saigne point. Les bâillemens cessent à deux minutes et demie. Insufflation pulmonaire, les carotides étant plates et à peu près vides; il y revient lentement un mince ruban de sang vermeil, lequel disparaît bientôt après, et ces artères sont tout-à-fait blanches à cinq minutes. Les battemens du cœur ne sont pas redevenus distincts; la cuisse amputée d'abord n'a point saigné, non plus que l'autre amputée à huit minutes. Insufflation abandonnée à quinze minutes.

» *Cinquième expérience.* — Destruction immédiate de la moëlle dorsale; bientôt après les battemens du cœur ne peuvent plus être sentis; la sensibilité cesse à une minute et demie, et les bâillemens un peu avant deux minutes. Les carotides sont plates et vides à deux minutes. Amputation d'une cuisse à quatre minutes; point d'hémorrhagie.

» *Sixième expérience.* — Destruction immédiate de la moëlle lombaire; les battemens du cœur sont irréguliers, mais encore assez distincts. L'animal se soutient sur ses pattes antérieures, et porte bien sa tête. A une minute et demie, il chancelle et a peine à la soutenir. A deux minutes, il tombe sur le côté, et la respiration s'arrête tout-à-coup. Quelques instans après, il survient des bâillemens accompagnés de mouvemens inspiratoires du thorax; les battemens du cœur cessent d'être distincts. La sensibilité finit à trois minutes et demie, et les bâillemens vers quatre minutes. Insufflation pulmonaire à trois minutes deux tiers; nul effet. Les carotides sont plates et vides à cinq minutes. Une jambe coupée à une minute et demie, saigne un peu; sang vermeil. La cuisse de l'autre côté, coupée à

7

4. L'*artère occipitale* sort presque toujours de la carotide externe au niveau de l'origine de la linguale qu'elle égale souvent en volume. Elle parcourt un trajet fort considérable, car elle est destinée aux parties postérieures de la tête, et quelques-unes de ses ramifications s'étendent jusqu'au sommet du front. A son départ, on la voit située sous la glande parotide. Elle longe, se portant en arrière, le ventre postérieur du muscle digastrique et est recouverte par le bout supérieur du muscle sterno-mastoïdien. Elle laisse derrière elle le nerf pneumo-gastrique et la veine jugulaire interne, dont elle croise la direction, et, après avoir franchi le sommet de l'apophyse mastoïde, elle se recourbe, pour monter verticalement sur la partie postérieure et supérieure de la tête où elle se termine.

A son origine et sous l'apophyse mastoïde, l'artère occipitale est profondément située et donne haut et bas des rameaux qui atteignent les muscles digastrique, sterno-mastoïdien, splénius et petit complexus, ou s'anastomosent avec l'artère cervicale profonde. Parmi ces rameaux il en est un qui, sous le nom d'*artère mastoïdienne postérieure*, s'engage dans le trou mastoïdien, pénètre dans le crâne et se perd dans la dure-mère.

A l'occiput, l'artère occipitale est devenue très-superficielle et sous-cutanée. La multiplicité de ses rameaux, en cet endroit, est immense. Les uns se repliant en bas se répandent derrière le cou et sur le dos ; les autres s'irradient sur les tempes, sur la région frontale et s'anastomosent avec les artères temporales, les

» trois minutes, ne saigne point, ni la même » cuisse amputée à sept minutes. Insufflation » abandonnée à dix minutes. »

Legallois a répété ces mêmes expériences sur un grand nombre d'autres mammifères, tels que les chats, les chiens, les cochons-d'Inde, aussi bien que sur des animaux à sang-froid, et jamais il n'a vu de différence dans les résultats. Chaque fois il a acquis la certitude que ni l'enlèvement du cerveau tout entier, ni la section de la moëlle épinière à l'occiput ne peuvent arrêter l'acte circulatoire ; que la destruction exclusive de la portion lombaire ne l'arrête que quelques instans après, mais que celle de la moëlle toute entière, ou seulement de la portion cervicale ou dorsale le font tomber d'une manière brusque et sans retour.

Au nombre des faits qui surgissent de cet ordre d'expériences, il en est un d'une haute portée : c'est que la destruction de la moëlle épinière sur des mammifères très-jeunes ou sur des animaux à sang-froid, n'arrête point les mouvemens du cœur d'une manière aussi instantanée que sur les animaux à sang rouge ou d'un âge plus avancé. Legallois l'avait constaté lui-même en opérant sur des lapins âgés de moins de vingt jours. D'autres expérimentateurs en avaient argué le défaut d'influence de la moëlle épinière sur la circulation. C'était rompre le nœud de l'énigme avec peu de ménagement. Ailleurs, lorsque nous tracerons les lois générales de l'innervation, il sera clairement établi que l'action nerveuse est d'autant plus diffuse, d'autant plus morcelée et indépendante des grands centres nerveux, que l'animal est moins éloigné de l'époque de sa vie fœtale, ou qu'il occupe un rang plus secondaire dans l'échelle zoologique. Le résultat que nous venons de signaler en est déjà un frappant témoignage. Il n'y a point dans les premiers instans de la vie extra-utérine, de ces grandes fonctions dont les ressorts se lient

sus-orbitaires et avec les divisions correspondantes du côté opposé.

5. L'*artère auriculaire postérieure* est d'un petit calibre et d'un trajet peu étendu. Elle naît de la carotide externe au-dessus du muscle digastrique derrière la glande parotide, et va se perdre dans le pavillon de l'oreille par deux rameaux dont l'un, sous-cutané, s'applique sur le cartilage du pavillon, tandis que l'autre, traversant l'apophyse mastoïde, contourne la base de ce pavillon et jette de nombreux ramuscules sur les muscles auriculaire et temporal. Il s'en perd quelques-uns sur le derrière de la tête.

6. L'*artère pharyngienne inférieure* est la plus petite des branches de la carotide externe. Elle naît de la face postérieure de celle-ci, et monte sur les côtés et en arrière du pharynx, auquel ses divisions sont spécialement destinées. Il en est une cependant qui se porte vers le trou déchiré postérieur, le traverse et entre dans le crâne pour se ramifier sur la membrane dure-mère. C'est la division dite *méningée*.

7. L'*artère maxillaire interne* est une des deux branches terminales de la carotide externe. Son calibre est considérable, sa situation très-profonde, son trajet des plus compliqués. Elle se distingue surtout par la multiplicité des rameaux qu'elle donne aux parties les plus internes de la face.

Elle sort de la carotide externe au niveau du condyle de la mâchoire. De même que l'artère linguale, elle offre, dans son cours, trois directions. Horizontale à son origine, elle devient ensuite

à tous les points du système organique, et qui corroborés par tous les autres appareils en action, consolident ceux-ci à leur tour, et servent d'arcs-boutans à tout l'édifice animé. Le cerveau est encore endormi chez le nouvel être; les poumons y préludent à peine à leurs actes futurs, et pourtant la vie s'y maintient proportionnellement aussi énergique que chez les animaux plus développés où rien ne peut se faire sans le concours simultané des poumons et de l'encéphale. C'est là ce qui démontre pourquoi le cœur a pu continuer de battre, le sang de circuler chez des fœtus privés de cerveau, chez d'autres même qui manquaient de moelle spinale.

Riches d'une si belle collection de faits, nous pouvons maintenant essayer de conclure :

Un cœur arraché de la poitrine et isolé de toutes les parties du corps, se livre encore à quelques tressaillemens sans y être excité par aucun agent mécanique. Il a donc en réserve un peu de cette force qui présidait naguère à la projection vive et soutenue du sang. Mais ces tressaillemens ne se prolongent point. Il suffit de quelques minutes pour qu'ils s'éteignent sans retour. Le cœur tire donc d'une autre source que* du sein même de sa substance, la force de continuité de ses mouve·mens. A cet égard, c'est la moëlle épinière qui l'influence d'une manière spéciale, et si, chez le fœtus et dans les animaux à sang-froid, l'acte circulatoire s'exerce et se soutient sans moëlle, c'est que la vie y est plus simple, moins active et l'innervation plus diffuse. Lorsqu'on détruit la moëlle d'un animal qui vient de naître, le cours du fluide sanguin persévère : l'opération faite dix jours plus tard, aurait pour l'animal un résultat moins favorable; plus tard encore, le muscle projecteur du sang, serait irrévocablement enchaîné à l'influence de la moëlle. Cela tient

verticale et de nouveau horizontale à sa terminaison.

La première portion croise la face postérieure du condyle de la mâchoire, passe entre les nerfs dentaire et lingual, entre les deux muscles ptérygoïdiens, et finit à la tubérosité maxillaire. La deuxième monte vers le plancher de l'orbite entre les muscles ptérygoïdien externe et temporal. La troisième pénètre dans

---

PLANCHE LV.

On y voit figurées les artères de la région postérieure du cou et celles du dos.

A. Le muscle trapèze disséqué et renversé. —B. le m. rhomboïde coupé. — C. le m. grand dorsal coupé. — D. le m. sterno-cleido-mastoïdien. — E. le m. angulaire de l'omoplate. —F. le m. splénius. — G. le m. petit dentelé postérieur et supérieur. — H. le m. grand dentelé. — I. les m. spinaux recouverts de leur aponévrose. — K, L. les m. deltoïde et sus-épineux coupés. — M, N. les m. petit et grand ronds. — O, O. le m. triceps brachial.

N° 1. L'artère occipitale venant de la carotide externe. —2. l'a. cervicale transverse venant de la sous-clavière et passant sous les muscles angulaire de l'omoplate et trapèze.—3. l'a. cervicale superficielle première branche de la cervicale transverse. —4, 5, 6. ramifications de l'a. cervicale superficielle dans les muscles angulaire de l'omoplate, splénius et trapèze.—7, 8, 9. ramifications de l'a. cervicale transverse sur la clavicule et sur les muscles trapèze et sus-épineux.—10. l'a. scapulaire supérieure, autre branche de la sous-clavière. —11, 11. ses ramifications dans le muscle sous-scapulaire. — 12. branche scapulaire transverse. —13, 13. divisions scapulaires destinées à l'épaule et au muscle deltoïde en particulier. —14. l'artère sous-clavière. —15. l'a. circonflexe postérieure venant de l'axillaire, et donnant, après avoir contourné l'humérus, les ramifications 16, 17 et 18 à l'articulation scapulo-humérale, aux muscles sous-épineux, petit rond et deltoïde. — 19, 20. divisions de l'a. thoracique pour les muscles grand dentelé et grand dorsal. —21, 21, 22, 22. divisions des artères intercostales pour les muscles spinaux tant superficiels que profonds. (Tiedemann.)

en majeure partie à ce que le cerveau qui était endormi se réveille : et dès-lors son action s'identifie de plus en plus avec celle de tous les autres organes. Sans le travail respiratoire qui s'opère dans les poumons, les humeurs ne circuleraient point, et telle est l'influence du système nerveux sur les poumons, que l'hématose ne s'effectue plus sans cerveau : la réciprocité d'action entre le cœur et les viscères aériens est détruite ; le cours du sang est irrévocablement enchaîné.

Maintenant, s'il fallait limiter la région de l'appareil nerveux qui déverse sur ce grand acte la majeure part d'influence, nous dirions qu'il est très-difficile d'assigner au grand nerf sympathique une origine distincte et bien déterminée. Toutefois, Scarpa a découvert, au milieu du plexus thoracique, un point de communication directe, une continuité de substance entre ce nerf et la moëlle cervicale. Or, il arrive que les mouvemens du cœur se suspendent très-vite quand on coupe la moëlle cervicale ; qu'ils sont plus lents à s'éteindre si l'on agit sur la moëlle dorsale, bien plus encore si c'est sur la lombaire. Il résulte de là que la portion cervicale de la moëlle épinière est plus immédiatement liée avec l'action du cœur que ne l'est toute autre partie de l'appareil nerveux.

Quant à ce qui concerne la liaison physique établie entre le cœur et le cerveau, et le degré d'intimité entre l'action de l'un et celle de l'autre, nous savons l'influence du nerf pneumo-gastrique sur la respiration. L'origine de ce nerf est à la base du cerveau : qu'on la ménage, et la respiration se maintient. Mais en examinant la texture particulière du cerveau, on reconnaît de suite que toutes les portions de cet organe et jusqu'aux hémisphères, sont intimément liés avec ce nerf de la huitième paire.

Tout se tient, tout s'enchaîne admirablement dans l'économie animale ; tous les res-

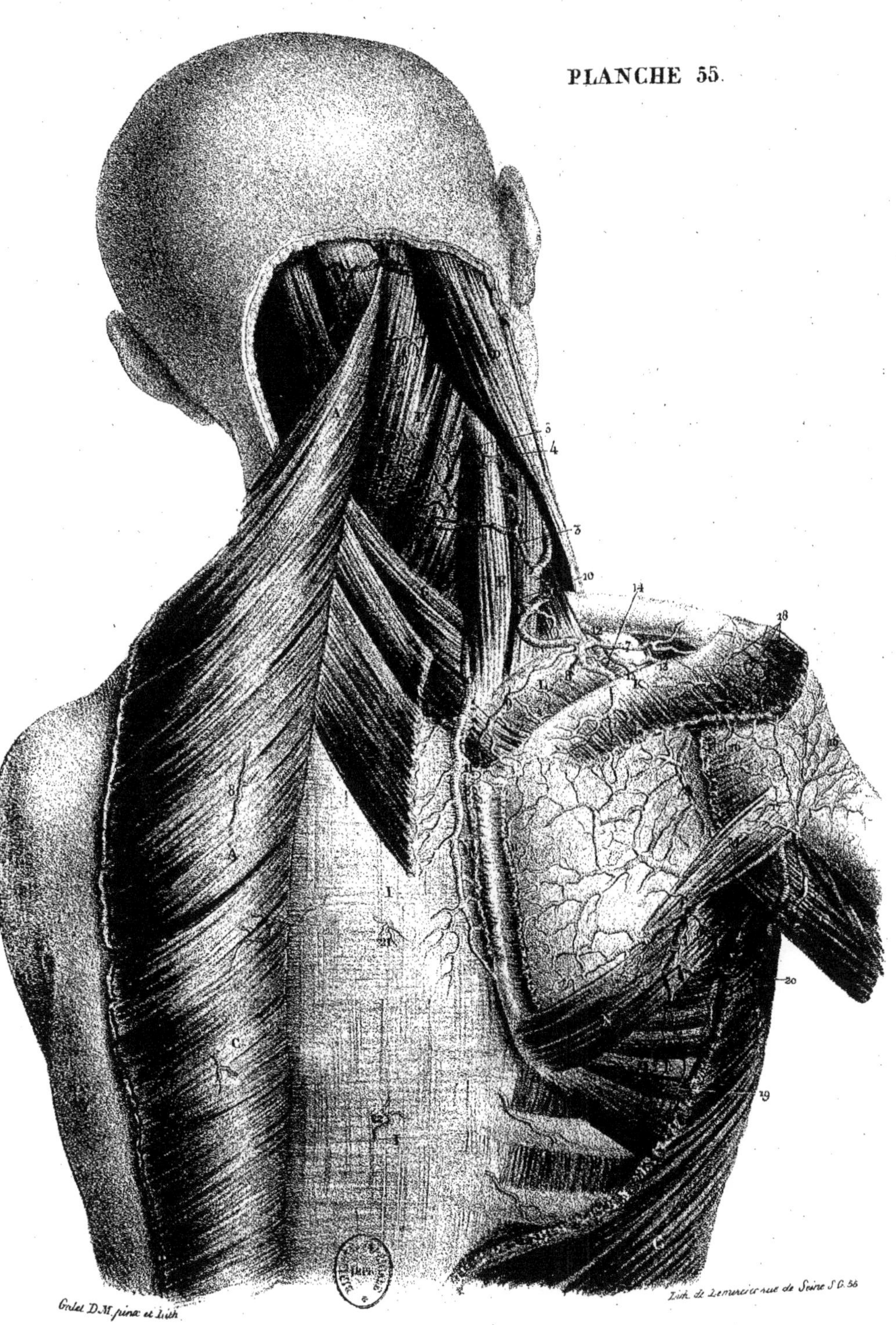
Godet D.M. pinx et lith.
Lith. de Lemercier rue de Seine S.G. 55.

la fosse sphéno-maxillaire, et s'y termine par un réseau de ramuscules capillaires.

L'artère maxillaire interne fournit dans son trajet :

1° Derrière le condyle de la mâchoire, les divisions *méningée moyenne* et *dentaire inférieure* ;

2° Entre les deux muscles ptérygoïdiens, les divisions *temporale profonde postérieure, massetérine* et *ptérygoïdienne;*

3° Dans la fosse zygomatique, les *buccale, temporale profonde antérieure, alvéolaire* et *sous-orbitaire;*

4° Enfin, dans la fosse sphéno-maxillaire, les *vidienne, ptérygo-palatine, palatine supérieure* et *sphéno-palatine.*

La division *méningée moyenne* est particulièrement destinée à l'enveloppe externe du cerveau. Elle passe, aussitôt après son origine, entre les deux muscles ptérygoïdiens, et monte vers la base du crâne pour s'engager dans le trou petit rond. Dans ce court trajet, elle jette des ramuscules sur les muscles ptérygoïdiens, constricteur supérieur du pharynx et sur la voûte gutturale. Dès son entrée dans le crâne, elle rampe entre la dure-mère et les parois osseuses qui se creusent pour la recevoir. Elle couvre d'abord la fosse crânienne moyenne de ramifications, dont quelques-unes entrent dans la caisse du tympan à travers de petites fentes de l'os temporal, une ou deux autres dans l'orbite à travers les os malaire et sphénoïde. Celles-ci aboutissent jusqu'à la glande lacrymale où elles ont plusieurs anastomoses avec l'artère de ce nom.

Immédiatement après, la méningée moyenne se partage en deux branches.

sorts s'engrènent et se renforcent mutuellement. La détente invisible une fois lâchée, les actions se marient et s'entretiennent par l'envoi réciproque de leur énergie respective. Quatre parties composent essentiellement le viscère projecteur du sang. Des conditions physiques lient entr'elles ces parties et en font un tout harmonique. Ces conditions sont les épanouissemens nerveux, le plexus du grand nerf sympathique. Mais l'harmonie de ces quatre parties entr'elles est loin d'être suffisante. Il faut encore pour la réussite complète du grand acte circulatoire, une correspondance entre le cœur et l'économie toute entière. Il faut une *unité*, et c'est ici que le cerveau trouve à placer son rôle. Le cœur battra, sans doute, isolé des autres organes, mais il battra avec une énergie rapidement décroissante : son action ne s'entretiendra point. Il trouverait encore dans les ganglions sympathiques, un reste de cette puissance motrice, mais pas assez pour pouvoir projeter au loin une masse pesante de liquide. Il en trouverait plus encore dans la moëlle cervicale, mais la source en serait bientôt épuisée. L'influence de l'encéphale soit pour l'entretien, le renouvellement de cette puissance, soit pour sa juste répartition, soit même pour la coordination des mouvemens du cœur, est d'une nécessité si impérieuse que rien ne la supplée. De cette harmonie organique dérive l'intégrité de toutes les fonctions de la vie. L'acte circulatoire doit répondre à l'appel d'un organe quelconque qui a besoin de sang, et ce n'est qu'au moyen de l'unité vitale que cet appel est entendu et accompli. Voyez ce qui se passe quand un corps étranger est enfoncé dans la trame de nos tissus. L'irritabilité s'excite; le mot d'ordre est donné. Tous les organes prennent part à la lésion produite; la fièvre se déclare, le cœur et les artères précipitent leurs battemens, et les désordres les plus graves arrivent

L'une, antérieure et plus volumineuse, se dirige en devant, et se ramifie à l'in-

---

PLANCHE LVI.

Fig. 1. Le membre thoracique dépouillé de la peau et de l'aponévrose, laisse voir les artères superficielles de sa région antérieure.

A, B. Les muscles grand dorsal et grand pectoral, coupés. — C. le m. coraco-brachial. — D. le m. biceps. — E. le m. triceps brachial. — F. le m. brachial antérieur. — G. le m. grand pronateur. — H. le m. long supinateur. — I. le m. radial externe. — K. le m. cubital antérieur. — L. le m. long abducteur du pouce. — M. le m. court extenseur du pouce. — N, O. les m. grand et petit palmaires. — P. le m. fléchisseur superficiel des doigts. — Q. le m. fléchisseur profond des doigts. — R. le m. long fléchisseur du pouce. — S. le m. court fléchisseur du pouce. — T, U, V. les m. opposant, court abducteur et adducteur du même doigt. — X. le m. abducteur de l'index. — Y, Y. les m. lombricaux.

N° 1. L'artère brachiale, continuation de l'axillaire. — 2, 2, 2. ses ramifications sur les muscles coraco-brachial, biceps et triceps brachial. — 3. l'artère collatérale externe passant entre les trois portions du muscle triceps et gagnant la face postérieure de l'humérus. — 4. l'a. collatérale interne, et 5, 5. ses ramifications sur les muscles brachial antérieur et grand pronateur. — 6. l'a. radiale, une des deux branches de terminaison de la brachiale. — 7. l'a. récurrente radiale. — 8, 8. divisions de l'a. radiale dans les muscles fléchisseurs des doigts, grand palmaire et grand pronateur. — 9, 9. autres divisions dans les muscles grand supinateur, radiaux et grand abducteur du pouce. — 10. rameau de la radiale formant à la paume de la main, avec l'artère cubitale, l'arcade palmaire superficielle. — 11. l'a. radiale derrière le poignet. — 12, 12. ses ramifications aux muscles du pouce. — 13. l'a. cubitale deuxième branche de terminaison de la brachiale. — 14, 14, 14. ses ramifications dans les muscles fléchisseurs des doigts, cubital antérieur, grand et petit palmaires. — 15. l'arcade palmaire superficielle appartenant en majeure partie à la cubitale. — 16, 16, 16. les rameaux digitaux naissant de la convexité de l'arcade palmaire superficielle et formant les artères collatérales des doigts, à l'endroit de leur bifurcation, 17, 17......... — 18. l'artère collatérale interne du petit doigt. — 19, 20.

non dans le but de perdre l'individu comme les apparences semblent le faire craindre, mais pour produire une grande crise qui le délivre du corps étranger vulnérant.

L'agent physique qui établit cette correspondance est encore le grand sympathique : c'est ce réseau nerveux qui enlace toute la substance du cœur. Il contient en lui-même, ou il puise dans ses ganglions une partie de sa force impulsive ; mais il la tire en masse de la moëlle épinière : et le cerveau est là qui préside au renouvellement à la dispensation de cette force ; il soutient et régularise tous les actes.

ARTICLE DEUXIÈME.

Du Cours du Sang dans les Artères.

Quoiqu'il y ait deux circulations bien distinctes dans l'ensemble du système artériel, une *générale* ou *aortique*, l'autre *partielle* ou *pulmonaire*, nous devons nous borner, dans le tracé des phénomènes qui se lient à cette fonction, au seul examen de la circulation aortique. Toute la différence qu'il y a entre l'une et l'autre, c'est que l'artère pulmonaire transporte du sang noir, l'aorte du sang rouge ; que le cercle de la première est infiniment plus restreint que celui de la seconde : quant à leurs phénomènes ils sont parfaitement identiques.

Le choc brusque et régulièrement renouvelé dont nous avons fait l'analyse à l'occasion de la circulation du sang dans le cœur, n'est pas exclusivement resserré dans les limites de ce viscère. Il se propage, dans toute l'étendue de l'organisme, à la périphérie comme dans les parties internes ; il se reproduit sur toutes les artères d'un certain calibre. Il suffit de poser le doigt sur un de ces tubes assez superficiellement placé, pour sentir un petit coup isochrone à celui du cœur. C'est l'annonce du transport d'une colonne sanguine

Fig. 1.

Fig. 2.

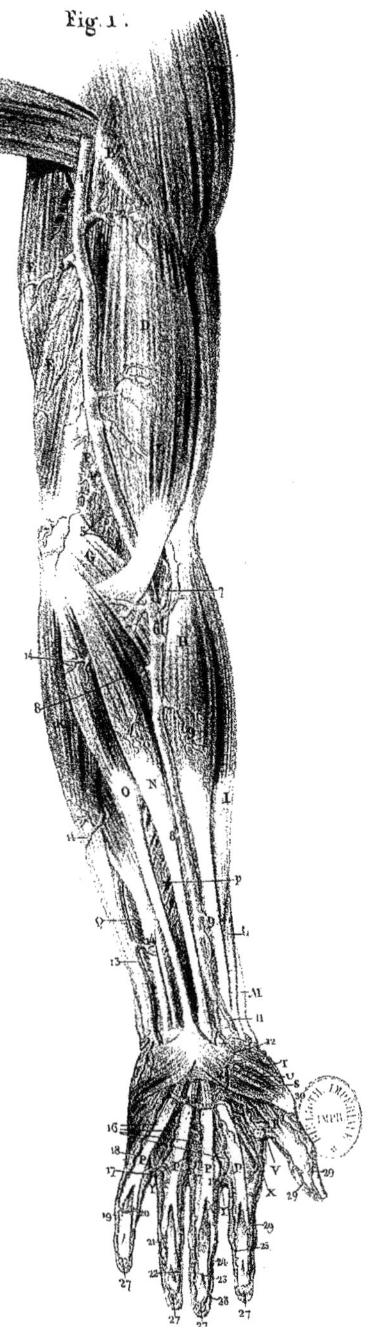

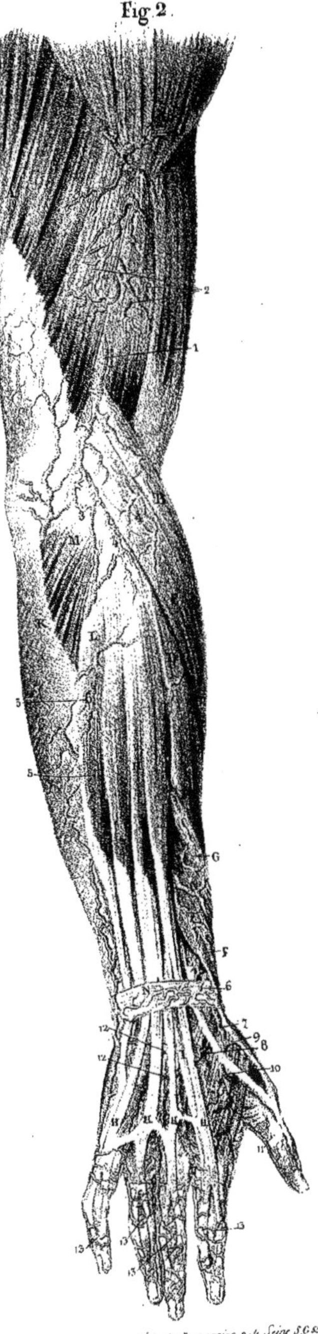

fini sur la moitié correspondante de la dure-mère ; l'autre gagne les parties postérieures de la cavité crânienne, et se comporte de la même manière. On voit à la surface interne des os temporal et pariétal, les ramures canelées simulant les nervures d'une feuille, et dans les-

---

les artères collatérales interne et externe du petit doigt. — 21, 22. celles de l'annulaire. — 23, 24. celles du médius. — 25, 26. celles de l'index. — 27, 27. les arcades formées à l'extrémité des doigts par les collatérales anastomosées entr'elles. — 28, 28. ramifications jetées par les collatérales sur la face dorsale des doigts. — 29, 29. les collatérales du pouce et celle du bord externe de l'indicateur, formées par la radiale. — 30. l'arcade palmaire profonde appartenant à la radiale. (Tiedemann.)

Fig. 2. La peau et l'aponévrose du membre supérieur ont été enlevées comme dans la pièce précédente, et l'on voit les artères superficielles de la région postérieure.

A. Le muscle triceps brachial. — B. le m. long supinateur. — C, D. les deux m. radiaux externes. — E, F. les m. long et court extenseurs du pouce. — G. le m. long abducteur du pouce. — H, H. le m. extenseur commun des doigts. — I. le muscle extenseur propre du doigt indicateur. — K. le m. cubital antérieur. — L. le m. cubital postérieur. — M. le m. anconé. — N. le ligament postérieur du carpe.

N° 1. L'artère collatérale externe. — 2, 2. ses ramifications dans le muscle triceps brachial. — 3. rameau anastomotique entre la collatérale externe et la récurrente radiale. — 4, 4. ramifications de l'artère récurrente radiale sur les muscles supinateurs, radiaux, etc. — 5. ramifications de l'artère interosseuse postérieure. — 6, 6. ces mêmes ramifications sur la face dorsale du poignet. — 7. l'a. radiale. — 8. l'a. dorsale du carpe, branche interne de la radiale. — 9. l'a. dorsale du pouce, branche externe de la même. — 10. l'a. radiale passant dans l'intervalle des deux premiers os du métacarpe pour entrer dans la paume de la main. — 11. l'a. collatérale interne du pouce. — 12, 12. les a. perforantes, rameaux postérieurs de l'arcade palmaire profonde. Ils traversent les muscles interosseux et vont se répandre sur le dos de la main pour s'anastomoser avec la dorsale du carpe. — 13, 13, 13. les a. dorsales des doigts fournies par les collatérales.

nouvelle, du cœur vers la généralité des parties. Voici les principales circonstances de cette opération remarquable.

Le ventricule gauche vient de se contracter. Une masse de sang est sortie de son intérieur et s'est précipitée dans l'aorte. Les valvules sigmoïdes abaissées s'opposent à ce qu'elle retombe dans le cœur. Elle va rouler dans les artères, s'irradier dans toutes les parties du corps, et répandre partout la chaleur et la vie.

Rien ne manque à la nature des conditions matérielles dont le système artériel a besoin pour une répartition des humeurs à la fois sûre, facile et très-exactement proportionnée à la spécialité des fonctions des divers organes.

La surface interne des artères lisse, tendue et sans cesse humectée d'une rosée séreuse, laisse à l'humeur sanguine toute la liberté possible pour son glissement continuel. On ne voit point ici de ces petites poches ou valvules si sagement créées et multipliées dans la cavité des veines dont la destination différente exigeait cette structure à part. Les parois des artères ne s'affaisent jamais ; comme celles des bronches, de la trachée artère, elles restent toujours grandement dilatées. La masse circulante semble n'avoir à vaincre que les obstacles qui résultent soit des courbures des artères, soit des milliers de coins anguleux affectés au départ des petites branches. Mais ici la nature se plie encore à la nécessité et modifie très-habilement son ouvrage. Une sorte d'onglet ou petit éperon surmonte l'orifice de chaque division artérielle. D'autant plus saillant que l'angle d'embranchement est plus aigu et d'un accès moins facile, c'est en mordant en quelque sorte sur la surface de la colonne humide que l'éperon enlève à celle-ci la quantité de fluide nécessaire à sa branche vasculaire latérale. Cet acte continu de soustraction, joint à l'effort

quelles est logée une moitié de la circonférence de ces nombreuses ramifications: l'autre moitié adhère exactement à la dure-mère, qui paraît se creuser à son tour pour la recevoir.

Les derniers ramuscules parviennent au sommet de la cavité du crâne, et là, certains se perdent sur le sinus longitudinal supérieur ; d'autres, s'anastomosent soit entr'eux, soit avec leurs analogues du côté opposé ; quelques-uns traversent les rainures qui existent à la jonction des os, même les petits trous pratiqués dans l'épaisseur de la substance osseuse, et vont s'épanouir sur le péricrâne.

La division *dentaire inférieure* sort de la maxillaire interne au niveau, et plus fréquemment au-dessus de la précédente. Elle rampe pendant quelque temps entre le muscle ptérygoïdien interne, et la branche montante de l'os maxillaire inférieur, en arrière du nerf dentaire inférieur qui l'accompagne dans tout son trajet. Après avoir jeté bien des ramifications aux nerfs dentaire et lingual, et au muscle ptérygoïdien interne, après avoir fourni un rameau plus volumineux qui longe l'attache du muscle mylo-hyoïdien pour se perdre dans ce muscle et dans la membrane muqueuse de la bouche, la division dentaire inférieure s'introduit dans le canal dentaire, et ressort par le trou mentonnier. Dans l'intérieur de ce canal, elle effleure les alvéoles des dents molaires, et envoie à chacune d'elles un petit ramuscule, qui pénètre dans la substance des dents par un petit conduit creusé dans leurs racines. Au niveau du trou mentonnier, la

compressif latéral de la masse entière du sang, ne permet pas de supposer un notable retard dans l'accomplissement de la fonction circulatoire.

L'humeur réparatrice ne s'épanche point dans la trame de nos divers organes sous l'influence aveugle ou désordonnée d'un pur hasard. C'est une loi primordiale qui en fixe la répartition et en asservit la mesure aux différents besoins. Le cours flexueux ou droit des artères, leurs embranchemens plus ou moins nombreux, la petitesse ou la grandeur de leur calibre, la dureté de leurs parois, leur souplesse et leur force sont toujours sous la dépendance directe de la texture spéciale de chaque organe, et du genre d'office que celui-ci doit exercer.

L'encéphale, cet organe le plus riche de de tous en vitalité, et qui, pour déployer ses sublimes opérations, avait besoin sans doute d'un surcroit relatif de stimulation, l'encéphale recueille de quatre troncs volumineux son fluide excitateur et nourricier. Les artères carotides internes et vertébrales lui présentent, d'après Haller, la sixième partie de la masse générale du sang. Que serait devenu cet organe avec son parenchyme si fin, si délicat et si mollasse, au cas où des précautions importantes n'auraient point été prises pour mitiger, atténuer le choc de la quadruple colonne ascendante? L'on soupçonne que les courbures des artères devaient être nombreuses et sensiblement prononcées. Il faut voir, au sommet de la colonne rachidienne, les trois grands cercles que décrit l'artère vertébrale avant de s'engager dans le vaste trou occipital pour gagner la base encéphalique ! Ce qu'il y a de plus frappant encore c'est que les branches artérielles, en entrant dans le crâne, ne s'engagent pas brusquement, comme partout ailleurs, dans la substance du cerveau. Elles composent à la base de ce viscère, un lascis assez compliqué, une

dentaire inférieure offre deux portions terminales : l'une poursuit son trajet dans l'épaisseur de l'os, et alimente les dents canines et incisives, l'autre se ramifie à l'extérieur dans les muscles triangulaire et carré du menton, en s'anastomosant avec la faciale et sa correspondante du côté opposé.

La *temporale profonde postérieure* se place, à son origine, entre les muscles temporal et ptérygoïdien externe. Elle monte en décrivant des flexuosités très-prononcées, et, s'inclinant un peu en arrière dans la fosse temporale, elle y jette des ramifications sur le muscle, l'aponévrose et l'os temporaux. Elle en envoie aussi en avant s'anastomoser avec la temporale profonde antérieure, et, en arrière, avec la temporale superficielle.

La *massetérine* naît souvent d'un tronc qui lui est commun avec la précédente, et suit une direction opposée. Située d'abord entre le muscle temporal et le col du condyle de la mâchoire, elle se porte ensuite horizontalement en avant sur l'échancrure qui sépare ce col de l'apophyse coronoïde. De là elle s'incline en bas, rampe sur la face extérieure de la branche de la mâchoire, et se ramifie presque exclusivement dans le muscle masséter. Quelques-uns de ses ramuscules vont s'unir cependant avec ceux de la transversale de la face.

Les *ptérygoïdiennes* sont en nombre indéterminé. Lorsqu'elles ne dérivent pas toutes de l'artère maxillaire elle-même, quelques-unes émanent de la temporale profonde postérieure ou de la méningée moyenne. Leur dénomination détermine leur fin.

sorte de nappe ou plancher vasculaire dont les battemens réguliers agitent et balancent la masse cérébrale et la font préluder à son excitement avant même que le fluide excitateur ne se mette en contact avec elle. Les ramuscules innombrables qui se détachent de ce lascis, rampent pendant long-temps dans les scissures du cerveau, et ce n'est qu'après que l'impulsion du sang est indéfiniment morcelée, atténuée, qu'alors le fluide pénètre et se répand dans la substance encéphalique. Malgré tant d'artifices, maintes fois il advient qu'une projection violente et soudaine déchire vaisseaux et parenchyme, et détermine cet accident funeste vulgairement connu sous le nom d'*apoplexie foudroyante*.

Moins de mesures ont été prises pour le transport du sang sur les parties externes de la tête. La face où devaient se réfléchir et se peindre, sous des couleurs tranchées, toutes les impressions morales, la face où chaque point indivisible semble animé d'une vie distincte, et dont l'ensemble résume à lui seul toute la sublimité de l'être impressionnable et intelligent, la face très-rapprochée du cœur, reçoit directement de ce corps projecteur, une volumineuse colonne de liquide. Ici peu ou point de courbures. Les artères carotides sont droites et les branches qui s'en détachent sur la face elle-même ne décrivent quelques flexuosités que pour suivre le jeu très-varié des muscles, ou pour céder à ces organes accumulés dans un petit espace un plus grand nombre de ramifications. Qu'il survienne des modifications dans le déploiement de la force impulsive du cœur, la face, comme un miroir fidèle, en réfléchit les plus fines nuances. Et pour cette région du corps une rupture de vaisseaux n'inspire point d'alarmes. Son utilité, au contraire, est souvent manifeste ; car, dans une secousse véhémente de l'âme, ou dans toute autre occurrence, lorsque le cœur se livre à une projection anormale et exagérée, c'est une

La *buccale* est plus importante, mais d'une origine très-variable. Elle provient aussi souvent de l'alvéolaire, ou de la sous-orbitaire que de la maxillaire interne elle-même. Son volume est peu considérable, eu égard à l'étendue de son trajet. Accolée au nerf buccal, elle descend d'abord perpendiculairement entre le muscle ptérygoïdien interne et la branche de la mâchoire. Puis, vers le milieu de la joue, elle change brusquement de direction pour marcher transversalement vers la commissure des lèvres. Mais avant d'arriver à ce point, elle se perd en ramuscules innombrables dans les muscles buccinateur et zygomatique, dans la membrane muqueuse buccale, dans la graisse et dans la peau des joues.

La *temporale profonde antérieure* naît, comme toutes les divisions suivantes, tout près de la terminaison de la maxillaire interne. Elle se porte verticalement en haut dans la fosse temporale, derrière le bord antérieur du muscle de ce nom, auquel elle est particulièrement destinée. Cependant, non loin de son origine, et au niveau de l'os de la pommette, quelques ramuscules s'en détachent, qui traversent l'épaisseur de cet os pour entrer dans l'orbite, et s'anastomoser avec l'artère lacrymale, ou se perdre dans le tissu graisseux qui enchatonne le globe de l'œil.

L'*alvéolaire* destinée à une partie des dents de la mâchoire supérieure, dépend quelquefois de la sous-orbitaire. On la prendrait pour la dernière branche terminale de la maxillaire interne. Son volume est assez prononcé. Elle descend

heureuse fin qu'une hémorrhagie qui survient par les vaisseaux des cavités nasales. La nature semble se satisfaire ainsi, et les organes essentiels à la vie ne courent plus de risque quand le fluide surabondant, ou en effervescence, comme le disaient les anciens, s'est frayé une voie à son écoulement extérieur.

Si le laboratoire des substances alimentaires, le tube intestinal, n'avait pas eu besoin de ces vastes dilatations qui doublent quelquefois et triplent sa capacité, nous aurions vu ses possessions vasculaires figurées comme celles de bien d'autres organes, celles du foie, des muscles volontaires, des reins, etc. Les artères des reins sont courtes, volumineuses et droites. L'immobilité de ces corps glanduleux, l'invariabilité de leur volume, et leur jeu si actif et non interrompu, nécessitaient un abord des humeurs rapide, abondant et privé de détours. A quels accidens, au contraire, n'aurait pas entraîné une mesure fixe et inflexible des artères des intestins et de l'estomac? Il n'est point de portion du système artériel qui jouisse d'autant de souplesse ni d'un aussi grand nombre de flexuosités et de courbures que les artères mésentériques et la coronaire gastrique. Quelle que soit l'ampleur adoptée par les poches digestives, jamais un éraillement, une rupture des artères ne leur arrivent : et ces vaisseaux sont là incalculables, agglomérés, et leur volume est des plus forts, en raison de l'activité que déploie le tissu intestinal dans le travail de la digestion.

Pour quiconque verrait une première fois les artères de l'utérus aux derniers temps de la gestation, il paraîtrait invraisemblable que ces vaisseaux n'eussent précédemment qu'une capacité à peine appréciable. Leur volume est plus que décuplé, et forcément on doit leur reconnaître comme attributs prédominans, la souplesse, l'extensibilité portée en elles à un

sur la tubérosité maxillaire, envoie des ramuscules aux dernières dents molaires, à travers les conduits dentaires supérieur et postérieur. Après quoi, elle se dirige en avant, appliquée sur les alvéoles des petites molaires qu'elle pourvoit de ramifications, et, parvenue dans la fosse canine, en partie elle se perd dans le muscle buccinateur, dans la mâchoire supérieure, en partie aussi, et par un ramuscule assez sensible, elle s'anastomose avec la sous-orbitaire.

La *sous-orbitaire* est surtout remarquable par son trajet fort compliqué. Peu après sa naissance au sommet de la fosse zygomatique, elle entre dans la paroi inférieure de l'orbite, et traverse un canal creusé exprès pour elle et pour le nerf de même nom, dans l'épaisseur de la substance osseuse. Elle jette dans tout ce trajet des ramifications qui percent la lame osseuse, et vont s'épanouir sur les muscles orbiculaire des paupières, droit inférieur et petit oblique du globe de l'œil. Elle fournit aussi un ramuscule assez prononcé qui, se logeant dans le conduit dentaire supérieur et antérieur, va alimenter les dents canines et incisives, auxquelles n'était point parvenue l'artère alvéolaire. Après quoi la sous-orbitaire sort par l'ouverture antérieure de son conduit, et se montre à la pommette sous le muscle orbiculaire des paupières, et derrière l'attache supérieure du muscle élévateur de la lèvre. En ce lieu ses ramifications sont innombrables. Elles donnent un vif coloris à la joue, en se distribuant dans toutes les parties molles de cette région, et s'anastomosant avec les ophtalmique, faciale, buccale, etc., etc.

plus haut degré que dans aucun autre ordre de tubes artériels.

Il nous serait très-facile de suivre dans ses nuances variées la disposition spéciale du système artériel sur les divers organes. Le mode de vitesse du sang et celui de sa force, son élaboration plus ou moins complète sont des effets nécessaires de cette conformation si précise, si constante dans sa mobilité même, et qui cesse de se manifester dans le domaine de la capillarité. Ici, du moins, la disposition du tissu vasculaire subit ses modifications à part, et, comme nous le verrons, en traitant de la nutrition proprement dite, ces nuances sont relatives au mode spécial d'alimentation de chaque organe.

Pendant que le torrent du fluide animalisé parcourt toutes les cavités du grand arbre artériel, à mesure qu'il filtre entre toutes les fibres, à travers tous les pores, un frémissement de la masse entière du corps nous avertit de ces agitations internes. Tout vibre, tout palpite, pas une molécule ne se maintient en place au milieu de ce jeu continu dont les effets sont très-appréciables à chaque contraction du cœur, et le deviennent d'autant plus qu'une commotion morale, un état fibrile maladif, ou l'acte même de la digestion, ébranlent avec plus de violence le viscère projecteur du sang.

Où est l'agent de ce grand phénomène ? Quelle est la cause qui dilate ainsi les tissus, épanouit toutes les fibres, en transportant à toutes les distances une masse d'humeurs très-compacte, et lui faisant vaincre plusieurs obstacles qui, pour des forces mécaniques ordinaires, seraient souvent insurmontables ?

Nul doute qu'une des causes principales du cours du sang dans les artères ne soit la contraction même des ventricules, l'impulsion qu'une colonne nouvelle de liquide communique à la colonne qui précède. Jamais, durant la vie, les canaux artériels ne sont vides. A

La *vidienne* ou *ptérygoïdienne* et la *ptérygo-palatine* sont d'une extrême ténuité.

PLANCHE LVII.

Fig. 1. Elle représente les artères profondes de la face antérieure du membre thoracique. Plusieurs muscles et aponévroses ont été coupés.

A. le muscle coraco-brachial. — B. le m. biceps. — C. le m. brachial antérieur. — D. le m. triceps brachial. — E. le m. grand pronateur. — F, G. les m. court et long supinateur. — H, I. les m. grand et petit palmaires. — K, K. les deux muscles radiaux externes. — L. le m. fléchisseur commun des doigts. — M. le m. long fléchisseur du pouce. — N. le tendon du m. cubital antérieur. — O. le m. carré pronateur. P, P, P. les m. lombricaux.

N° 1. L'artère brachiale. — 2, 2. ses ramifications dans les muscles triceps et coraco-brachial. — 3. l'artère collatérale externe. — 4. l'a. collatérale interne. — 5. bifurcation de l'artère brachiale. — 6. l'a. radiale. — 7. l'a. cubitale. — 8. l'a. récurrente radiale. — 9. rameau de l'a. radiale, suivant le bord inférieur du muscle petit pronateur, et s'anastomosant par arcade avec une division de la cubitale. — 10, 10. autre rameau de l'a. radiale s'anastomosant fréquemment sur la face antérieure du carpe avec un rameau de la cubitale. — 11. l'a. radiale se contournant en dehors de l'articulation radio-carpienne pour aller derrière le poignet. — 12. l'a. interosseuse passant en 13 sous le muscle carré pronateur et fournissant le ramuscule 14 qui traverse le ligament interosseux. — 15. l'arcade palmaire superficielle, coupée. — 16. rameau de la cubitale formant l'extrémité de l'arcade palmaire profonde. — 17, 17. les a. collatérales du pouce. — 18. l'a. collatérale externe du doigt indicateur. — 19, 19. rameaux supérieurs de l'arcade palmaire profonde allant se distribuer et former un lascis sur le ligament du carpe.

Fig. 2. Elle représente les artères profondes de la face postérieure du membre thoracique.

N° 1. L'artère collatérale externe. — 2. l'artère récurrente radiale. — 3, 3. les artères interosseuses. — 4, 4. réseaux anastomotiques. — 5. l'artère radiale, et 6, 6. ses ramifications sur la face dorsale du carpe. — 7. l'artère radiale plongeant dans la paume de la main pour former l'arcade palmaire profonde. — 8, 8. divisions dorsales du pouce. — 9, 9. divisions collatérales du même doigt. — 10, 10. les artères perfo-

peine le tronc aortique s'est-il débarrassé d'une ondée sanguine, qu'une nouvelle ondée lui arrive avec sa force d'impulsion, sa vitesse acquise, laquelle se surajoute à celle du liquide déjà roulant au loin dans les petites branches. A l'abord de la dernière ondée correspond un agrandissement de l'artère pour la recevoir. Cette dilatation est simultanée avec la contraction du ventricule. Il ne faut, pour s'en convaincre, que toucher du doigt une grosse artère, ou bien la dénuder sur un animal vivant : on la sent, on la voit s'agrandir et se déplacer à chaque battement du cœur ; et, si on la divise, le sang s'échappe par un jet rapide qui se ralentit pour s'aviver encore, et ainsi de suite, selon que les parois se froncent ou s'épanouissent.

Cette cause est, à la fois, si manifeste et si puissante, que Harvey et nombre de physiologistes avec lui n'hésitèrent pas à lui faire porter tout le poids de la circulation humorale. Les artères, dans l'opinion de ces auteurs, seraient des tubes absolument inertes et méritant à peine le nom d'*organes* : elles seraient exclusivement appelées à contenir et laisser passer la masse des liquides.

Et pourtant, que d'argumens en faveur de la vitalité des artères ! que de travaux ont décelé la part éminemment active qu'elles prennent dans la progression des humeurs ! D'abord, il est de fait que des êtres vivans, privés de cœur, n'ont pas manqué d'une circulation sanguine. Si, chez les animaux invertébrés qui présentent cette organisation naturelle, on découvre la cause de cette progression du sang dans l'existence de fibres contractiles dont leurs vaisseaux seraient doués, on ne saurait avoir recours à cette explication pour ces fœtus anencéphales qu'on a vus ne portant pas même de vestige du cœur. Ici, le système artériel ne se différencie en rien, dans sa structure, de celui de tous les mammifères. Il faut donc rigoureusement que les

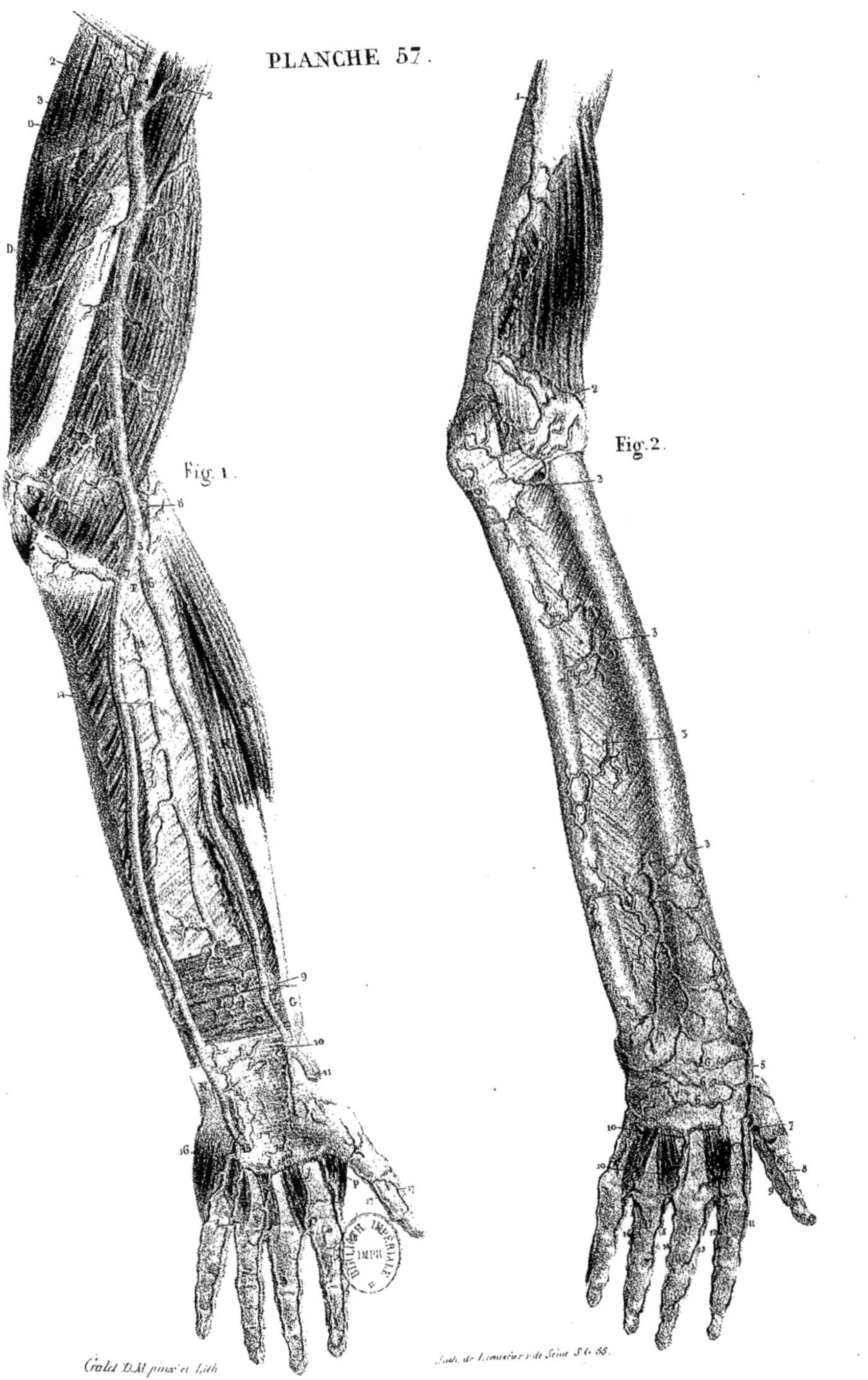

Gralet D.M pinx et Lith

Lith. de Lemercier r de Seine 56. 55.

Elles n'ont de remarquable que leur trajet à travers des conduits creusés pour elles dans les parties osseuses de l'arrière-bouche. Le pharynx et la trompe d'Eustache sont leurs points de destination.

La *palatine supérieure*, quoique plus forte que les deux dernières, est difficile à distinguer à son origine. Elle se trouve profondément cachée dans le tissu cellulaire et graisseux, qui remplit l'arrière région de l'orbite. Se portant verticalement en bas dans le canal palatin postérieur, bientôt elle abandonne ce canal pour se contourner sur le bord postérieur de la voûte du palais, et venir se répandre en avant dans la membrane muqueuse de cette même voûte. Quelques-unes de ses ramifications atteignent, en arrière le voile du palais, en avant les fosses nasales, à travers le trou palatin antérieur.

La *sphéno-palatine* termine définitivement la maxillaire interne. Elle est spécialement destinée à la membrane muqueuse des cavités nasales. Elle entre dans le méat supérieur de ces cavités en traversant le trou sphéno-palatin. Ses ramifications innombrables et assez prononcées donnent à la membrane qui les reçoit une coloration vive. Elles pénètrent dans le sinus maxillaire, dans toutes les cellules ethmoïdales, et s'anastomosent avec les ramifications de l'artère ethmoïdale, et, sur la cloison du nez, avec leurs analogues du côté opposé.

rantes. — 11. l'artère dorsale externe du doigt indicateur. — 12. l'artère dorsale interne du même. — 13, 14, 15, 16... les artères dorsales externes et internes des autres doigts. — 17, 17. réseaux anastomotiques des doigts. (Tiedemann.)

parois des tubes exercent sur l'humeur circulante quelque chose qui se rapproche de l'action déployée par les parois mêmes du cœur. Du reste, comment avoir l'idée d'un fluide qui se déplace dans des tubes, sous mille directions opposées, et hors de l'influence d'un agent distinct d'impulsion, sans supposer que ces tubes, par une action qui leur est propre, provoquent ce fluide et le forcent à la progression ? Il est tellement vrai que les parois des artères s'appliquent sur le sang, le compriment et l'obligent à cheminer de proche en proche, du centre à la circonférence ; que si on lie la crosse de l'aorte à sa base, à l'instant même où elle vient de recevoir la colonne sanguine, celle-ci ne cesse point de progresser des branches dans les rameaux, des rameaux dans les ramuscules, dans le système capillaire, et enfin, dans les veines, jusqu'à vacuité complète du système artériel. Lorsque la mort arrive, les artères se montrent toujours vides, le système veineux est seul gorgé de sang.

L'on voit par-là que la finesse des dernières ramifications artérielles ne porte point obstacle au cours du sang, comme quelques auteurs l'avaient insinué. Tout au contraire, la somme de tous les capillaires possédant une capacité de beaucoup supérieure à celle du tronc aortique générateur, le liquide atténué s'introduirait plus librement dans ces capillaires s'il n'y avait d'autres circonstances qui neutralisent l'effet avantageux de celle-ci. Ces circonstances sont l'anéantissement progressif de la force impulsive du cœur et l'ampleur elle-même de la somme des capillaires, laquelle ne peut exister sans préjudice pour la rapidité de la marche du sang. Personne n'ignore, en effet, qu'un liquide qui passe d'une cavité étroite dans une autre plus large, perd proportionnellement en vitesse ce qu'il gagne en espace, en liberté d'introduction.

Nous pourrions ici présenter un faisceau

8. *L'artère temporale superficielle*, se—
conde et dernière branche terminale de
la carotide externe, commence au niveau

PLANCHE LVIII.

On a figuré ici les artères des parois thoraciques,
celles du foie et de l'estomac. La poitrine a été ouverte
et entièrement vidée, le foie renversé en haut, et l'on a
mis à découvert le passage de l'aorte du thorax dans
l'abdomen, ainsi que le tronc de l'artère cœliaque.

A, A, A. Les côtes. — B. la colonne vertébrale. —
C. la trachée artère. — D. D. les bronches. — E.
l'œsophage. — F. la surface inférieure du foie. — G.
le lobe de Spigel. — H. le conduit hépatique. — I. la vésicule biliaire. — K. le conduit cystique. — L. le canal cholédoque. — M. l'œsophage. — N. l'estomac. —
O. le cardia. — P. le pylore. — Q. le duodénum. —
R. le pancréas. — S, S, S. les intestins grêles. — T.
le grand épiploon. — U. la veine-porte. — V, V. les
piliers du diaphragme.

N° 1. L'origine de l'artère aorte. 2, 2, 2. les valvules sigmoïdes. — 3. la crosse de l'aorte. — 4. le
tronc brachio-céphalique. — 5. l'artère carotide gauche. — 6. l'a. sous-clavière gauche. — 7. l'aorte thoracique. — 8, 8. les a. bronchiques droite et gauche.
— 9, 9. les artères œsophagiennes. — 10, 10, 10.
les a. intercostales. — 11. le commencement de l'aorte
abdominale se montrant entre les deux piliers du diaphragme. — 12. l'a. diaphragmatique inférieure, première branche de l'aorte abdominale. — 13. l'a. cœliaque. — 14. le trépied de cette artère composé de la
coronaire stomachique 15, de l'hépatique 16 et de la
splénique 17. — 18 l'a. coronaire stomachique suivant la petite courbure de l'estomac, du cardia au pylore. — 19. branche œsophagienne de l'artère précédente. — 20. branche gastrique de la même. — 21. l'a.
pylorique, première branche de l'hépathique. — 22. l'a.
gastro-épiploïque droite, deuxième branche de la
même. — 23, 24. divisions duodénale et gastrique de
la gastro-épiploïque droite. — 25. divisions pour le
grand épiploon et le pancréas. — 26. l'a. hépatique
passant devant la veine-porte et se divisant, dans le
sillon transversal du foie, en deux branches, l'une
droite 27, l'autre gauche 28. — 29. l'artère cystique.
— 30. l'a. gastro-épiploïque gauche venant de la
splénique et suivant la grande courbure de l'estomac.

d'expériences fort curieuses à cette seule fin
d'introniser l'activité du système artériel.
Mais des preuves indirectes, quoique aussi
concluantes, captiveront bientôt notre attention, et nous pouvons nous borner, pour
l'objet actuel, à une seule expérience, à
celle de Hunter, laquelle, par son authenticité
et son évidence, aurait dû mettre un terme à
toute controverse.

Hunter, sur un mammifère vivant, dénude
deux artères. Il en ouvre une, et pendant que
le sang s'épanche, il examine les modifications de volume qui s'opèrent sur l'autre. Il
voit que celle-ci se rapetisse insensiblement,
et que son calibre tend toujours à s'accommoder au diamètre de la colonne humide qui la
traverse. Lorsque la mort survient, par suite
de l'hémorrhagie, cette artère est considérablement diminuée, et ses parois sont en contact. Mais alors que le vide est complet, elle
semble se dilater: elle reprend, pour ne plus
s'en dessaisir, son calibre primitif, cédant ainsi
à la force d'élasticité inhérente à sa substance,
laquelle force ne trouvant plus d'antagonisme
se déploie en toute liberté et s'arrête à ses
limites naturelles.

Les artères renferment donc en elles-mêmes
les conditions de leur déplacement. La science
physiologique ne borne pas là ses recherches.
Elle s'enquiert de la nature intime de ces conditions, et ici elle doit traverser une masse
compacte d'opinions contradictoires qui toutes
et chacune dans leur ordre, ont pour appui
des autorités d'un grand poids. Une froide et
inflexible impartialité doit présider à l'analyse
de cette thèse.

Le célèbre Bichat niait toute espèce de participation des vaisseaux au cours du sang, et
il donnait des preuves qu'il est facile d'infir-
mer.

N'y aurait-il que la force d'élasticité propre du tissu jaune artériel, il nous serait déjà
permis de fonder sur cette simple propriété

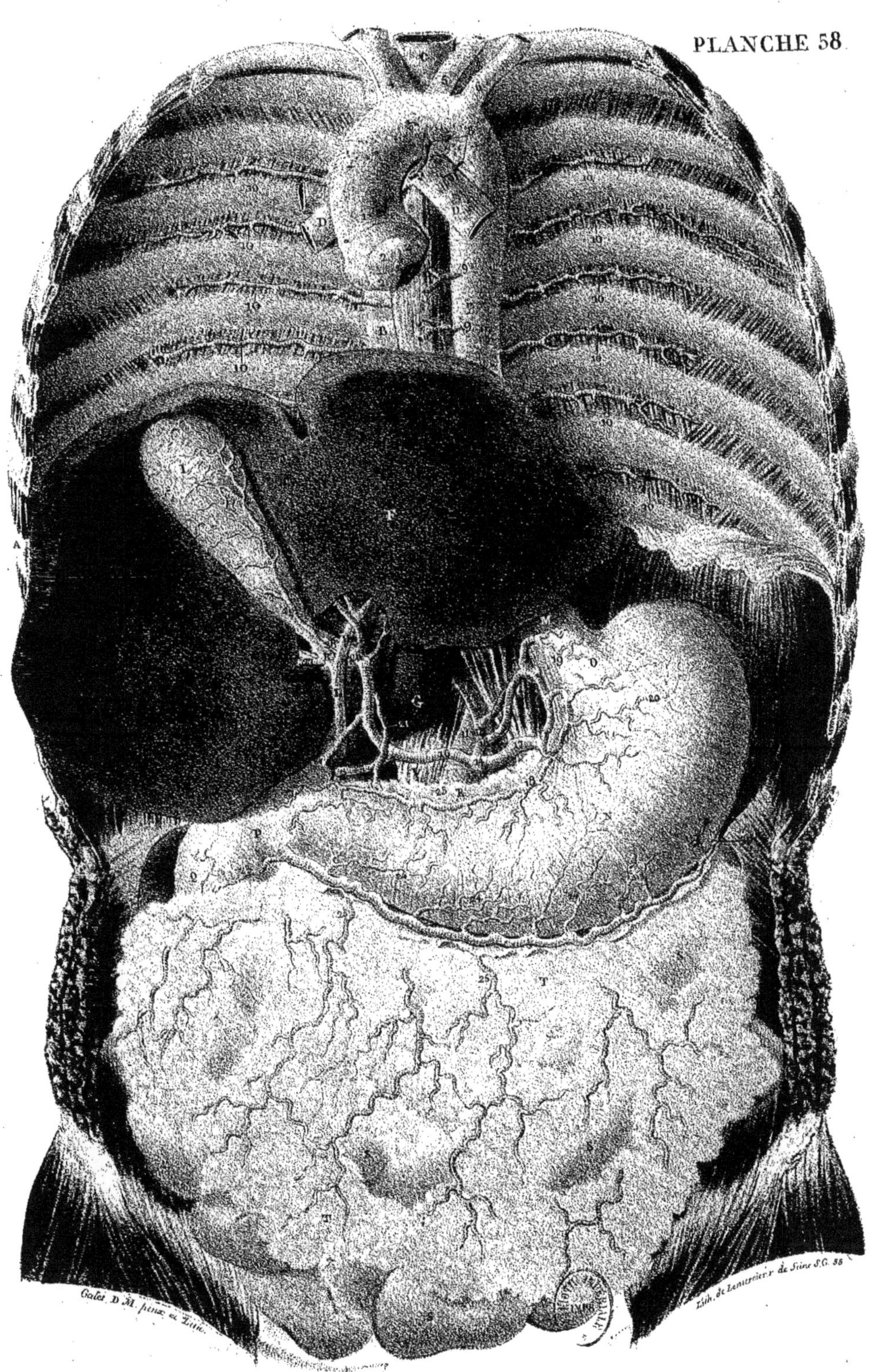

du col du condyle de la mâchoire, et se termine au sommet de la tête. Sa direction est verticale comme celle de la carotide. Recouverte d'abord par la glande parotide, elle monte entre le conduit auditif et la branche de la mâchoire jusqu'au bord supérieur de l'arcade zygomatique. Elle se glisse alors sous le muscle antérieur du pavillon de l'oreille pour monter le long du muscle temporal et devenir très-superficielle.

Dans ce trajet, la temporale, indépendamment des rameaux qu'elle jette sur le muscle masséter et sur l'articulation de la mâchoire, fournit une division importante : la *transversale de la face*. Celle-ci, dès son origine, croise le col du condyle de la mâchoire et le muscle masséter, sur le bord antérieur duquel, elle se divise en une infinité de rameaux. Cette artère alimente d'abord la glande parotide et le muscle masséter. Ses divisions terminales se ramifient dans les zygomatiques, orbiculaire des paupières, et s'anastomosent dans la joue avec les artères faciale, buccale, sous-orbitaire et autres.

L'artère temporale jette encore, par son côté postérieur, les *auriculaires antérieures* destinées au pavillon de l'oreille, et, au niveau de l'arcade zygomatique, la *temporale moyenne*.

Vers le milieu de la région temporale, elle se divise en deux rameaux de terminaison, dont l'un est antérieur. Celui-ci se dirige vers la partie supérieure du front, jette, dans tous les sens, des ramuscules qui se perdent dans les muscles frontal, sourcilier, orbiculaire des paupières, ou s'anastomosent avec les artères frontale, sourcilière, et avec leurs ra-

physique, la mobilité des artères. Cette élasticité est grande. Il n'est point de tissu organique qui la présente à un si haut degré. C'est à tel point que si l'on coupe, comme l'a fait Hunter, une portion de l'aorte ascendante, qu'on la fende dans sa longueur, qu'on la soumette à une extension énergique, son diamètre augmente au moins d'un pouce.

Cette propriété bien constatée, pourrait-on expliquer par elle le cours du sang dans les artères? faut-il dire que la dilatation et le resserrement des vaisseaux dépendent absolument de l'élasticité de leurs parois, mise en jeu par le contact du sang que le cœur y envoie? Cette opinion, émise par plusieurs auteurs et soutenue entr'autres par M. Magendie, est essentiellement erronée. Elle assimile la motilité des artères à celle des corps bruts, et fonde sur une propriété matérielle exclusive, une opération des plus essentiellement vitales. Hunter coupe une artère sur un animal vivant; il la voit décroître par degrés et perdre de sa capacité jusqu'à ne plus permettre le passage de l'humeur sanguine. A la mort de l'animal, il agrandit forcément cette artère jusqu'au delà du terme de sa dilatation naturelle; il l'abandonne ensuite, et l'artère cédant à sa seule force d'élasticité, se rapetisse insensiblement, mais elle n'atteint plus à beaucoup près le degré d'étroitesse et de crispation qu'elle avait acquis dans son état de vitalité. Pour qui ne veut attribuer aux faits ni plus ni moins que ce qu'ils représentent, force doit être de reconnaître à la substance artérielle une action vitale qui met en jeu son élasticité, ou, si l'on aime mieux, une force contractile qui s'associe à l'élasticité, marche de pair avec elle, ou avec elle contribue à la motilité du tissu vasculaire. Hunter, en comparant le diamètre de l'artère vivante au diamètre de l'artère morte, mesurait mathématiquement la force contractile des artères.

Quand la masse humorale, chassée par le

muscules analogues de l'autre côté. Le rameau postérieur croise obliquement le reste de la fosse temporale et l'os pariétal, pour gagner l'occiput où il alimente toutes les parties qui s'y présentent, et s'anastomose en bas avec l'occipitale, et avec la frontale en haut.

6. *Artère carotide interne.* Consacrée à l'alimentation des parties intérieures du crâne et de la face, du cerveau en particulier, et de quelques organes des sens, cette artère s'écarte de la carotide externe dès son origine, laquelle a lieu derrière le muscle digastrique. Elle se porte entre la branche de la mâchoire inférieure et le pharynx, sur la colonne vertébrale, cotoyée par la veine jugulaire interne en dehors, et, en dedans, par le nerf pneumo-gastrique, et par le cordon de communication des ganglions sympathiques supérieur et moyen. La carotide interne s'élève vers la base du crâne pour s'engager dans le canal carotidien : jusques-là son calibre est invariable, car elle ne fournit aucune ramification. Elle n'offre de notable que les courbures très-prononcées qu'elle affecte en touchant la colonne vertébrale, et quand elle est au moment de s'introduire dans le canal carotidien. En traversant même ce conduit, elle ne donne qu'un simple petit rameau qui passe dans la caisse du tympan, se subdivise dans la muqueuse de cette cavité, et s'y anastomose avec des capillaires de l'artère méningée moyenne.

A partir du milieu du canal en question, la carotide externe s'incline en avant et en haut. Dégagée du canal, elle est reprise par le sinus caverneux de la dure-mère, dont elle longe la paroi in-

ventricule gauche, vient frapper les parois du gros tronc aortique, celles-ci d'abord dilatées, se resserrent de suite, et, dans leur effort, l'ondée de sang abaisse les valvules sigmoïdes et s'appuie sur elles pour s'élancer au loin dans les embranchemens du système artériel. Et pourquoi cette attribution vitale de la crosse serait-elle exclusive envers le reste du système ? Doit-on dire que les artères, privées comme elles sont de fibres musculeuses, ne peuvent pour cette raison même entrer en contraction ? mais où est le tissu charnu de l'aorte ? faut-il compter pour quelque chose ces rares fibres musculaires qui, du tissu du cœur vont se perdre, à peine visibles, sur les parois du tronc générateur ?

Il est un fait incontestable. C'est que le sang n'est point l'agent provocateur essentiel de la mobilité des artères. L'expérience suivante de Galien, est aussi authentique que le sont celles des physiologistes modernes qui la combattent. Galien isolait des parties voisines et dénudait exactement une grosse artère. Il y introduisait une sonde métallique à parois assez minces pour ne pas trop diminuer le calibre du tube. Après quoi, appliquant une ligature sur la sonde, il voyait les battemens de l'artère s'arrêter juste au niveau de la ligature, bien que le sang ne cessât point de parcourir la portion sous-jacente de l'artère. S'il relâchait la ligature, les pulsations reprenaient comme à l'ordinaire. C'est donc au tissu même du vaisseau qu'il nous faut rattacher le principe de son activité. Toute branche artérielle emprunte sa force d'elle-même et non point du fluide qui la traverse. Des faits sans nombre et de notoriété générale militent en faveur de cette opinion. Les physiologistes même qui s'obstinent à vouloir dépouiller le système artériel de toute propriété contractile, ont journellement sous les yeux des preuves subversives de leur théorie préconçue. Il existe dans l'arsenal thérapeuti-

férieure sur le côté du corps du sphénoïde, et jusqu'à l'apophyse clinoïde antérieure. Dans ce trajet intra-crânien qui est fort court, la carotide interne figure exactement un S romain, et jette plusieurs petits rameaux sur les nerfs moteur oculaire externe qui la cotoie, moteur oculaire commun, pathétique et facial, sur la membrane dure-mère et sur le corps pituitaire.

Au niveau de l'apophyse clinoïde, elle se replie brusquement en haut et en arrière, perce la membrane dure-mère, s'enveloppe d'une gaîne de la membrane arachnoïde, se dirige obliquement en dehors et en arrière, et, parvenue enfin à la scissure dite de Sylvius, elle se perd dans la substance cérébrale.

La carotide interne ne fournit de branches importantes que dans cette dernière partie de son trajet. Ce sont : sous l'apophyse clinoïde antérieure, l'artère *ophtalmique;* en arrière, les artères *communicante* de *Willis* et *choroïdienne;* en devant, les artères *cérébrale antérieure* et *moyenne.*

1. L'*artère ophtalmique* a, pour destination principale, les nombreuses parties qui composent l'organe de la vue. Son volume n'est pas considérable, mais le nombre des rameaux qu'elle jette, est immense.

A peine détachée de la carotide, elle s'engage dans le trou optique avec le nerf de même nom, qu'elle cotoie en dehors et en bas. En entrant dans l'orbite, elle se contourne insensiblement sur ce nerf, en croisant successivement ses bords externe et supérieur, protégée par le muscle droit supérieur de l'œil. Vers le

que une arme d'une puissance merveilleuse : c'est la méthode révulsive qui, tous les jours, est mise en jeu contre les maux de notre organisme, et qui n'a d'autre effet que d'exciter et d'activer la contractilité partielle du système artériel. Lorsque, pour rompre une céphalalgie violente provenant d'un raptus sanguin vers la tête, on réitère les topiques stimulans sur les extrémités inférieures ; lorsqu'on titille, par des frictions ou par tout autre moyen analogue, les surfaces où se ramifient les capillaires artériels, que se propose-t-on de faire, si ce n'est de précipiter les mouvemens oscillatoires de ces tubes loin des lieux où le mal veut établir son siége ? L'on sait que rarement sous l'influence d'une telle pratique, la masse entière de l'appareil circulatoire participe à ce surcroît d'activité communiquée. L'application du froid ou de substances astringentes pour suspendre une hémorrhagie , ou pour borner le cours d'une inflammation commençante, n'a pour but que la rétraction des parois vasculaires qui se laissaient anormalement distendre par un afflux exagéré de liquide sanguin. Ces faits, comme tant d'autres, qu'il ne tiendrait qu'à nous d'accumuler ici, démontrent clairement que ni l'effort du ventricule cardiaque, ni l'impression irritante du sang ne sont les causes primitives de la locomotion des tubes artériels.

Qu'après cela, Bichat arrive avec la masse des faits contradictoires; qu'il affirme qu'une artère attaquée par un instrument piquant ou par un corps acide, ne sort pas de son immobilité; que si l'on coupe une artère en travers, les bords de celle-ci ne se renversent point; que si on la coupe par tranches, elle ne palpite point; que si, sur deux artères, l'une morte l'autre vivante, on intercepte entre deux ligatures une certaine quantité de sang, et qu'on les pique dans le lieu de l'interception, le sang s'échappe de l'une et de l'autre avec une égale énergie : ces objections sont de peu de valeur,

milieu de la cavité orbitaire , elle occupe le côté interne du nerf. Elle se porte alors horizontalement en avant sur la paroi interne de l'orbite , jusqu'à l'angle interne de cette cavité , où elle se termine par une bifurcation.

Les divisions que donne l'ophtalmique peuvent se classer , d'après l'ordre de leur origine et leur rapport respectif avec le nerf optique. Ce sont : 1° en dehors du nerf optique , les *lacrymale* et *centrale de la rétine ;* 2° au-dessus du nerf, les *sus-orbitaires , ciliaires postérieures , ciliaires longues* et *musculaires ;* 3° en dedans du nerf, les *ethmoïdales postérieure* et *antérieure ,* les *palpébrales inférieure* et *supérieure ;* 4° enfin , sur l'angle interne de l'orbite , les *nasale* et *frontale.*

La *division lacrymale ,* d'un calibre assez fort , commence au point où l'artère ophtalmique pénètre dans la cavité orbitaire ; elle finit dans la glande lacrymale. Située , pendant tout son trajet , entre la paroi externe de l'orbite et le muscle droit externe de l'œil , elle envoie ses ramifications au périoste de l'orbite , aux muscles droit externe , supérieur et inférieur de l'œil , et à l'élévateur de la paupière supérieure. Tout près de la glande lacrymale , un rameau se détache qui se divise en deux parties , dont l'une se perd dans le périoste de l'orbite , l'autre traverse l'os de la pommette , et vient apparaître dans la fosse temporale. L'artère lacrymale enlace ensuite la glande d'un réseau vasculaire très-délié , la dépasse et se partage enfin en deux ramuscules : un pour chaque paupière. Les conjonctives en reçoivent aussi bon nombre de capillaires.

et ne s'attaquent point aux exemples irrécusables que nous venons de rapporter , et qui ont pour sujet des corps doués de vie. Il faut savoir du reste qu'on a vu des artères se contracter sous l'influence de l'électricité et du fluide galvanique, comme Bikker, Rossi et autres en font foi ; que les artérioles que l'on coupe en travers dans des opérations sanglantes se crispent et s'oblitèrent d'elles-mêmes ; que des auteurs recommandables Hastings , Lorry et autres ont démontré la coarctation des artères sous l'impression d'un instrument piquant ou d'une substance acide ; il faut savoir enfin que l'illustre Béclard a répété l'expérience de l'interception du sang entre deux ligatures, et qu'il a aperçu le fluide s'élançant de l'artère vivante par un jet plus rapide que de l'artère morte.

Ainsi donc, pour nous résumer, la mobilité est un des attributs essentiels des artères. L'action vitale inhérente à ces tubes détermine primitivement le cours du sang dans leur intérieur , et la force d'élasticité , et l'impulsion du cœur, et l'irritation même du fluide sanguin en favorisent le développement et l'entretien. Que si l'absence du tissu musculaire pouvait faire élever quelques doutes sur la validité de cette opinion, nous n'aurions qu'à répéter encore que bien d'autres organes exécutent des mouvemens très-manifestes , quoique privés de ce mode d'organisation. Les conduits salivaires projettent quelquefois à de grandes distances la salive qui les parcourt. Les canaux pancréatique et spermatiques font cheminer, dans un trajet fort étendu et dans une direction très-désavantageuse, l'humeur qu'élaborent les glandes où ces canaux ont leur origine. Il n'y a point ici de fibres musculaires , et le vaste appareil lymphatique où nous trouvions naguère un rudiment de circulation humorale n'en offre pas plus de vestige. Ce qui produit, soutient et régularise le jeu de ces organes, c'est une force contractile d'un

La *centrale de la rétine*, d'une extrême ténuité, n'est quelquefois qu'un rameau des ciliaires. Elle perce de suite, à une certaine distance du globe oculaire, les enveloppes du nerf optique, au centre duquel elle se loge, et pénètre ainsi dans le globe lui-même. Elle jette alors des ramuscules aussi nombreux que déliés sur la lame interne de la rétine. L'un d'eux se perd dans le corps, un autre dans la capsule du crystallin.

La *sous-orbitaire* ou *sourcilière*, longe d'arrière en avant la paroi supérieure de l'orbite, entre le périoste et les muscles droit supérieur de l'œil et élévateur de la paupière supérieure. Parvenue à l'excavation de l'orbite, elle traverse l'échancrure sourcilière, et se montre à la base du front où elle se bifurque. L'un de ses rameaux, interne et plus volumineux, s'épanouit dans les muscles frontal, sourcilier et palpébral; l'autre se porte presque exclusivement sur le front, et arrive jusqu'au sommet de la tête.

Les *ciliaires postérieures* se distinguent par leur multiplicité, leur finesse et leurs flexuosités. On en compte jusqu'à quarante; les artères lacrymale, susorbitaire, ethmoïdale en fournissent souvent quelques-unes. On les voit s'appliquer primitivement, et ramper autour du nerf optique, pour y former un réseau capillaire très-serré; percer ensuite la partie postérieure du globe de l'œil, marcher entre les membranes sclérotique et choroïde, former, sur cette dernière, par des anastomoses fréquentes, une sorte de trame vasculaire d'une grande finesse, et se jeter enfin dans les procès ciliaires en nombre si considé-

genre spécial et différente de l'irritabilité hallérienne. Les mouvemens du système artériel n'avouent point d'autre principe.

Nos idées une fois arrêtées sur la cause qui détermine le cours du sang dans les artères, nous serons mieux à même d'interpréter un phénomène fort curieux, qui, de tout temps, a exercé, sous des vues différentes, la sagacité des observateurs philosophes. Il s'agit de la *pulsation des artères* ou du *pouls*.

L'impression plus ou moins sensible et soudaine qu'éprouve notre doigt appliqué sur une artère d'un animal vivant, ou plutôt la succession de ces impressions dans un temps donné, est ce que l'on désigne sous le nom de *pouls*. Ce phénomène est si constant et si intimément lié à tous les actes de l'économie animale et aux fonctions du cœur en particulier, que physiologistes et médecins praticiens l'ont soumis à l'envi à des spéculations de tout genre, les uns pour compléter leur théorie sur la circulation sanguine, les autres pour arracher à la nature le secret de nos maladies et des modes divers que ces maladies peuvent prendre.

Lorsqu'une question se complique d'une multiplicité d'opinions divergentes, son intérêt ne peut être douteux. Ce qui l'est moins encore, c'est la difficulté de sa solution, et l'on doit alors ne l'aborder qu'avec sévérité et défiance; l'on doit surtout éviter d'adopter toute prédilection irréfléchie pour certaine idée séduisante devant laquelle on sacrifierait volontiers tout ce qui tendrait à lui disputer la légitimité supposée de sa suprématie. Les causes qui concourent au jeu de l'organisme animal, sont aussi nombreuses que les rouages qui le composent, et, comme ces rouages, elles ont leur spécialité d'influence, leur efficacité respective, et leur priorité soit absolue, soit relative. Il faut par cela même recueillir avec soin toutes les données qui

rable , que chacun de ces petits corps en réunit près de trente. Quelques-unes dépassent le corps ciliaire , et vont se terminer dans le grand cercle artériel de l'iris.

Les *ciliaires longues* sont au nombre de deux seulement. Leur calibre est un peu plus fort que celui des précédentes , et leur disposition est vraiment admirable. Après avoir percé la sclérotique , elles se dirigent en avant entre elle et la

---

PLANCHE LIX.

L'estomac et le foie ont été renversés , et l'on a figuré les artères de l'estomac , du pancréas , du duodénum , de la vésicule biliaire et de la rate.

A. La face inférieure de l'estomac. — B. le cardia. — C. le pylore. — D. la face inférieure du foie. — E. la vésicule du fiel. — F. le canal cholédoque. — G. le pancréas. — H. le duodénum. — I. la rate.

N° 1. L'aorte abdominale entre les piliers du diaphragme. — 2 , 2. les artères diaphragmatiques inférieures. — 3. l'artère cœliaque. — 4. l'a. coronaire stomachique suivant la petite courbure de l'estomac , et s'anastomosant en 5 avec l'artère pylorique. — 6 , 6. rameaux œsophagiens de la coronaire. — 7 , 7 , 7. rameaux gastriques de la même. — 8. l'a. hépatique. — 9 et 10. les a. pylorique et gastro-épiploïque droite, fournies par l'hépatique. — 11. 12. rameaux fournis par la gastro-épiploïque droite au pancréas et au duodénum. — 13. trajet de la gastro-épiploïque le long de la grande courbure de l'estomac. — 14 , 14 , 14. les rameaux qu'elle jette sur les parois de cet organe. — 15 , 15. ceux qu'elle envoie à l'épiploon. — 16. arrivée de l'a. hépatique dans le sillon transversal du foie. — 17. l'a. cystique , rameau de terminaison de l'hépatique. — 18. l'a. splénique se dirigeant vers la rate en longeant le bord supérieur du pancréas. — 19 , 19. rameaux fournis par cette artère au pancréas. — 20. l'a. gastro-épiploïque gauche venant de la splénique et s'anastomosant en 21 avec la gastro-épiploïque droite. — 22 , 22. les vaisseaux courts, rameaux de terminaison de la splénique , destinés à l'estomac. — 23 , 23. autres rameaux de terminaison pour la rate. — 24. l'a. mésentérique supérieure. — 25. l'a. mésentérique inférieure. (Tiedemann et nature.)

s'adaptent par quelques-unes de leurs faces à la question à résoudre , et au lieu de courir *à priori* vers une exclusion qui serait mensongère , il faut d'abord tout accepter , tout peser, tout réduire à sa valeur la plus exacte, et n'adopter ensuite comme principe que ce qui est la représentation fidèle d'une majorité de faits bien vus et généralement confirmés.

Le sang remplit , durant la vie, l'immense cavité du système artériel, il y circule , et le vide que cette progression laisse en arrière est de suite rempli par une dose nouvelle de fluide que le cœur, en se contractant , lui confie. La plénitude du système artériel donne la sensation de la dureté de l'artère , l'alternative de sa vacuité et de sa réplétion fournit celle de ses saccades ou battemens.

Les deux explications les plus contradictoires de la cause de ce phénomène se résument dans les deux propositions suivantes : Les artères, disait Galien , s'ouvrent et se dilatent d'abord , puis le sang y pénètre ; les artères , contredisait Harvey , reçoivent d'abord le sang, après quoi elles s'agrandissent. Galien proclamait l'activité des tubes artériels ; Harvey condamnait ces canaux à la passivité des corps inorganiques. L'un établissait l'existence d'une *faculté pulsifique* sinon inhérente au tissu même des artères, du moins communiquée à ce tissu par la substance propre du cœur, l'autre rattachait toute la commotion du système artériel à *la force expansive* et *physique du sang* projeté par le ventricule. Et chacun soutenait sa doctrine par des faits et des expériences. Galien dénudait une artère et y introduisait un tuyau métallique ; en la liant sur ce tuyau, il suspendait les battemens dans la partie située au-dessous de la ligature, bien que le sang continuât d'y aborder ; le fluide sanguin serait donc sans puissance dans la pulsation artérielle. Harvey, pour soutenir que l'impétuosité du sang lancé par les contractions ventriculaires produisait seule la di-

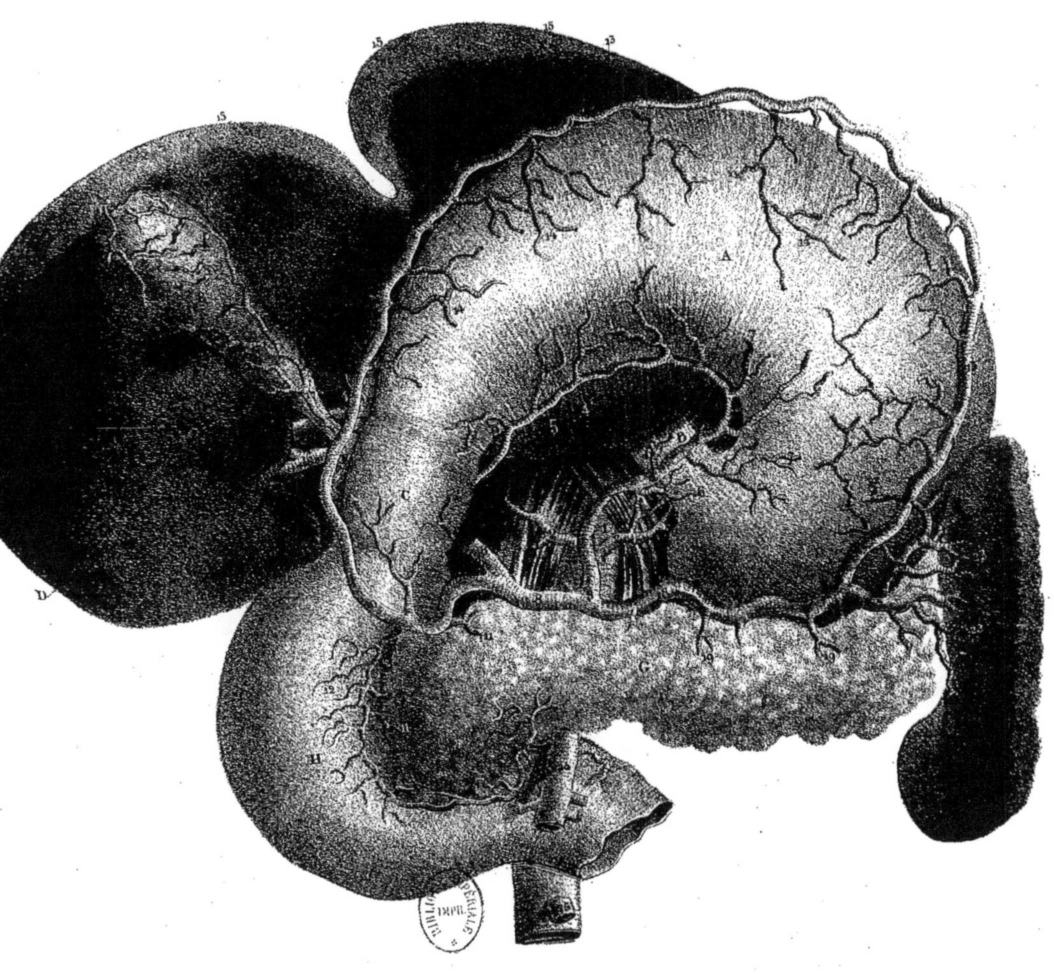

Galet. D. M. pinx et lith.

Lith. de Lemercier, r. de Seine S.G. 55.

choroïde, cédant à ces membranes quelques rares ramifications. Arrivées au niveau du cercle ciliaire, chacune se divise en deux rameaux qui s'écartent à angle obtus, contournent l'un en haut, l'autre en bas, le cercle ciliaire, et s'anastomosent ceux d'un côté avec ceux de l'autre, formant ainsi un cerceau vasculaire qui encadre exactement l'iris. De la convexité du cercle se détachent des rameaux très-nombreux qui, chacun à son tour, se bifurque, et s'anastomose pour former un deuxième cercle sous-jacent au précédent; et des rameaux plus déliés et plus nombreux encore, sortent de ce deuxième cercle, et tombent en rayons sur la petite circonférence de l'iris, où ils dessinent un couronnement à la pupille.

Les *musculaires* offrent d'innombrables variétés sous le rapport du nombre, de l'origine, et à la fois du mode de distribution. On en compte ordinairement deux : une supérieure, l'autre inférieure. Elles appartiennent presque exclusivement aux muscles du globe oculaire et au périoste de l'orbite.

Ces deux artères donnent souvent naissance, conjointement avec la lacrymale et la sous-orbitaire, aux *ciliaires antérieures*, lesquelles, au nombre de quatre ou cinq, percent la sclérotique, et se perdent dans la conjonctive et dans le grand cercle artériel de l'iris.

Les *ethmoïdales* sont d'un très-petit volume. Elles appartiennent soit à la dure-mère, soit aux fosses nasales. La *postérieure* rampe entre les muscles grand oblique et droit interne de l'œil, traverse le conduit orbitaire interne postérieur, jette quelques ramifications dans

latation des artères, se fondait sur ce que les battemens s'éteignent au-dessous des ligatures que l'on fait à ces tubes, de manière à y intercepter l'accès du sang, et sur ce que ces battemens renaissent immédiatement après l'enlèvement de la ligature.

S'il fallait s'en tenir à l'autorité du célèbre Vieussens qui répéta, dans l'amphithéâtre de l'Université de Montpellier, l'expérience de Galien, et la frappa publiquement d'inexactitude, nous n'aurions plus qu'à faire converger les débats sur la doctrine de Harvey. Mais cette réprobation sévère ne saurait être sans appel. En procédant exactement d'après la méthode de Galien, Vésale obtint, comme Galien, l'anéantissement des vibrations du pouls; Schulze l'obtint à son tour; Sotira, Dumas et quelques autres ont recueilli les mêmes résultats, et ces auteurs ont proclamé l'indépendance où se trouvent les parois artérielles vis-à-vis de l'action humorale.

En présence d'opinions aussi graves, nous ne saurions mieux faire que de suspendre un jugement. Peut-être que du choc de divers autres faits, jailliront des traits de lumière qui mèneront l'esprit à une conviction, en éclairant la voie du secret qu'il poursuit.

Passons donc à l'idée de Harvey. Celle-ci, quoique plus vraisemblable et plus généralement adoptée, s'est trouvée en butte à des attaques plus soutenues et plus nombreuses. On la modifia d'abord en lui adjoignant la *pression latérale,* circonstance qu'on ne peut révoquer en doute, quand on considère que les artères étant toujours gorgées de sang, l'ondée nouvelle envoyée par le ventricule gauche, agit énergiquement contre les parois vasculaires, éloigne ces parois de leur axe pour se pratiquer une place, ne pouvant vaincre la résistance de la masse sanguine préexistante. C'est même à ce puissant effort de pression latérale, toujours simultané avec la contraction ventriculaire, qu'on a fini par

les cellules ethmoïdales, et entre dans le crâne pour se perdre dans l'enveloppe externe du cerveau. L'*antérieure* s'engage dans le conduit orbitaire interne antérieur, se ramifie dans les sinus frontaux, dans les cellules ethmoïdales antérieures, dans les fosses nasales et, enfin, comme la précédente, dans la membrane dure-mère.

PLANCHE LX.

Elle représente l'artère mésentérique supérieure et les arcades principales formées par cette artère avant son épanouissement dans les parois des intestins. Le mésentère ou cette portion du péritoine à laquelle les intestins sont suspendus, a été dédoublé, et le paquet intestinal déployé, pour mettre à découvert l'artère et l'offrir dans toute son étendue.

A. Le pancréas. — B. le feuillet postérieur du mésentère. — C. le duodénum. — D, D, D. le paquet des intestins grêles. — E. terminaison des intestins grêles dans le cœcum F. — G. l'appendice vermiforme ou cœcale. — H. le colon ascendant. — I. le colon transverse. — K. le colon descendant.

N° 1. L'artère mésentérique supérieure. — 2, 2. rameaux que cette artère jette, dès son origine, sur le duodénum et le pancréas. — 3. l'a. colique droite supérieure. — 4, 5. branches gauche et droite de cette artère, allant s'anastomoser l'une avec une des branches de la mésentérique inférieure, l'autre avec la branche supérieure de l'a. colique droite moyenne. — 6. l'a. colique droite moyenne. — 7, 8. branches gauche et droite de cette artère communiquant, l'une avec la branche droite de l'a. colique supérieure, l'autre avec la branche montante de l'a. colique inférieure. — 9. l'a. colique droite inférieure. — 10, 11, 12. ses trois branches de terminaison : 10 dans la branche droite de l'a. précédente ; 11, dans l'extrémité de l'a. mésentérique inférieure ; 12, dans le colon et le cœcum. — 13. l'a. de l'appendice vermiforme. — 14, 14, 14. les arcades que décrivent toutes ces artères par leurs anastomoses réciproques. — 15, 15, 15. branches fournies par la convexité de l'a. mésentérique supérieure et destinées aux intestins grêles. — 16, 16, 16... 17, 17, 17... 18, 18, 18. les arcades successives formées par ces artères. — 19, 19, 19. leurs dernières ramifications sur les parois des intestins.

(Tiedemann.)

rapporter le choc brusque, instantané, qui constitue la pulsation artérielle.

Mais la doctrine la plus subversive du système harveïen est celle de Weitbrecht. Voici comme ce savant médecin de Pétersbourg formulait son explication. Ce n'est point de l'élargissement des parois artérielles que dérive la pulsation, attendu que la quantité de fluide poussée dans les artères par le ventricule en contraction, dilate tout au plus les tubes d'un cinquième de ligne, dilatation bien insuffisante pour produire la sensation du pouls. La cause réelle de ce phénomène dépend du choc de l'artère toute entière déplacée dans sa totalité, ou, pour mieux dire, de la *locomotion* de l'artère qui se porte en avant vers le doigt qui l'explore. Les troncs et les branches artériels sont affectés de courbures et de flexuosités si sensibles, que la colonne circulante ne saurait les heurter, dans ces lieux, sans leur communiquer une secousse qui se répète, se propage dans la généralité de l'appareil vasculaire et l'ébranle jusques dans ses dernières limites. Partant, la *pression latérale* qui élargit le tissu artériel est d'un très-médiocre effet pour engendrer la pulsation. Il n'en est pas de même de l'effort énergique imprimé par la colonne sanguine sur la grande courbure ou crosse de l'aorte ; l'ébranlement qui en résulte déplace et soulève l'arbre artériel en masse, d'où résulte le battement appréciable au tact.

Cette idée du savant médecin moscovite est, de prime-abord, séduisante. Il ne faut que fixer ses regards sur une artère flexueuse et d'un certain calibre, pour s'assurer du déplacement de ce tube. Au surplus, il y a identité parfaite entre le battement des artères sur les diverses parties du corps, et celui de la pointe du cœur sur les parois thoraciques. S'il est incontestable, comme nous le disions naguère, que les pulsations de ce muscle viscère ne s'effectuent point

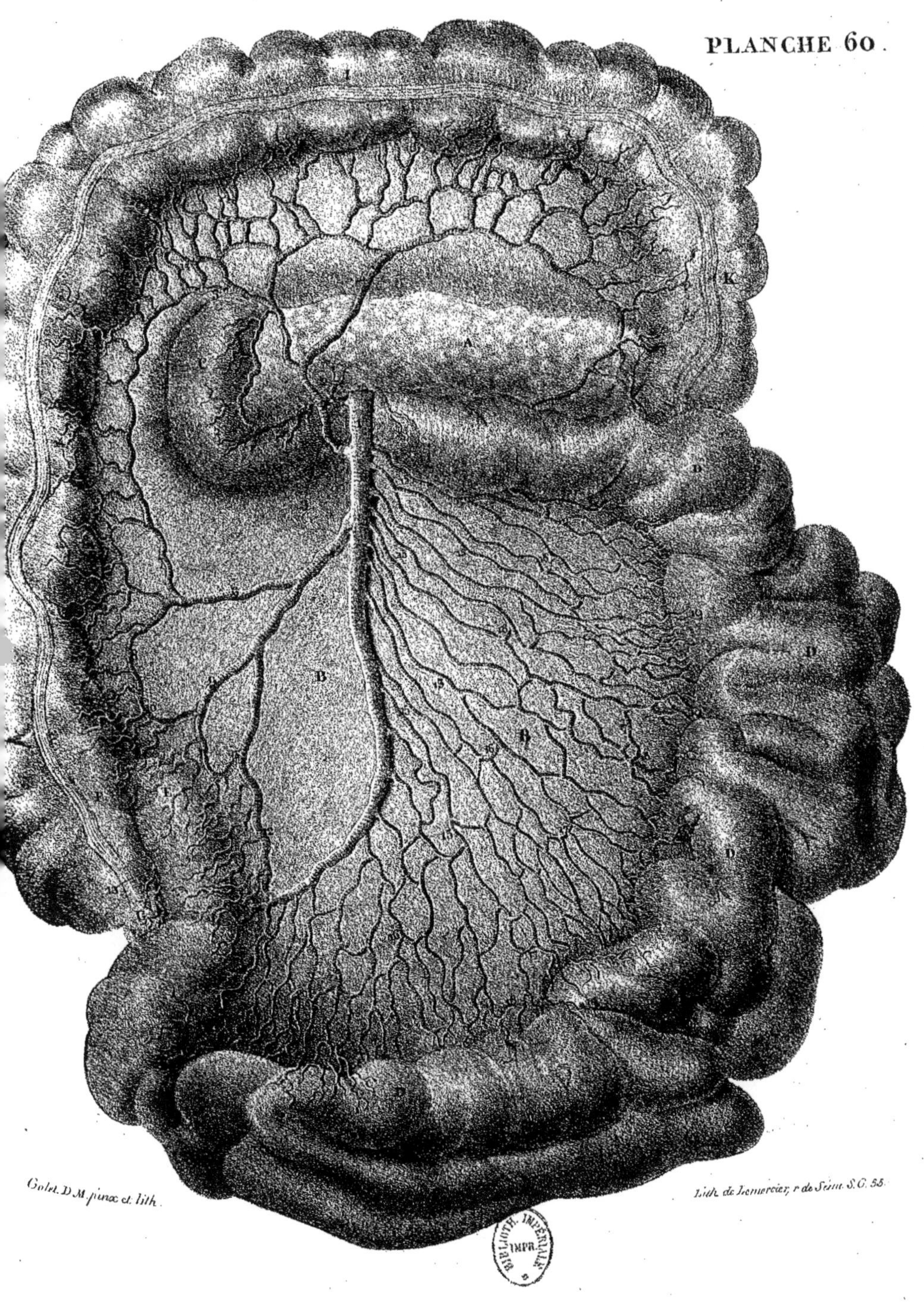

La *palpébrale inférieure* a son origine près de l'angle interne de l'œil. Elle descend verticalement derrière le tendon du muscle orbiculaire des paupières, jette quelques ramuscules sur la caroncule lacrymale, sur le sac lacrymal, et finit par se perdre dans la conjonctive, dans le cartilage de la paupière inférieure, dans les glandules cérumineuses, le muscle palpébral et la peau.

La *palpébrale supérieure* se comporte pour la paupière supérieure, comme la précédente pour l'inférieure. Par fois aussi elle a avec elle une origine commune ; mais l'une de ses divisions terminales s'anastomose avec un rameau de la lacrymale.

La *nasale* se détache de l'artère ophtalmique presque au niveau du rebord orbitaire. Elle passe sur le tendon du muscle palpébral, et, se posant sur le côté de la racine du nez, elle envoie des ramuscules au sac lacrymal et aux parties environnantes. Elle communique avec la faciale.

La *frontale* termine l'artère ophtalmique. Elle sort de l'orbite par la partie supérieure et interne de la base de cette cavité, et se ramifie sur toute l'étendue du front, dans les muscles palpébral, sourcilier et frontal.

2. L'*artère communicante de Willis* est ainsi désignée du nom de l'auteur qui l'a signalée le premier, et parce qu'elle sert comme de copule entre la carotide interne et l'artère vertébrale, que nous allons voir provenir de la sous-clavière. Aussitôt après sa naissance, elle se replie en arrière, effleure le côté de la tige pituitaire et des corps pisiformes, en

dans le temps de sa diastole, mais dans celui de sa coarctation, et par l'effet d'un déplacement de sa masse, pourquoi n'aurait-on pas soupçonné que le choc des artères devait avoir une cause analogue? L'observation ne devait pas tarder non plus à légitimer l'hypothèse. Lamure fit ouvrir le bas-ventre d'un chien ; il dénuda l'aorte, et il la vit se soulever le long de la colonne vertébrale par des secousses qui répondaient aux battemens de ce tuyau. Ses essais, plusieurs fois répétés, eurent toujours le même effet. « Le 9 sep-
» tembre 1765, ayant ouvert, dit-il, le bas-
» ventre d'un chien maigre et assez petit,
» nous avons vu l'aorte et les iliaques se sou-
» lever très-sensiblement comme dans la pré-
» cédente expérience; ayant étendu le mésen-
» tère, nous avons joui d'un spectacle fort
» satisfaisant : l'animal vivait encore, et toutes
» les différentes artères, qui se répandent sur
» la surface du mésentère, battaient très-
» sensiblement, et paraissaient se soulever
» toutes à la fois dans toute l'étendue de cette
» duplicature du péritoine ; nous avons vu
» aussi quelques artérioles se soulever sur
» les intestins même, l'aorte se soulevait
» encore sensiblement à la sortie du dia-
» phragme. Ayant ensuite ouvert la poitrine
» de ce même chien, nous avons aperçu le
» soulèvement de l'aorte et des intercostales,
» et tous ces mouvemens étaient simultanés
» avec la contraction du cœur. »

Il y a, dans chacune de ces deux explications, de Harvey et de Weitbrecht, des argumens d'une vérité si frappante, qu'on ne saurait adopter l'une sans regretter le rejet de l'autre. Observons toutefois que l'une et l'autre, dans leur spécialité, attribuent le battement des tubes à l'action exclusive du fluide sanguin, et, sous ce point de vue, nous les récusons l'une et l'autre, comme n'embrassant point la généralité du phénomène, comme mettant à part des cir-

dedans du lobe moyen du cerveau, et se confond avec l'artère cérébrale postérieure.

3. L'*artère choroïdienne*, d'un fort petit calibre, se dirige en dehors et en arrière, et s'engage tout près du pédoncule du cerveau, dans le ventricule latéral, pour s'épanouir dans le plexus choroïde.

4. L'*artère cérébrale antérieure* se dirige en avant et en dedans, en décrivant un petit arc de cercle entre le nerf optique et le bord postérieur du lobe antérieur du cerveau. Parvenue à la scissure, ou fente qui sépare les deux lobes cérébraux antérieurs, elle communique avec son analogue du côté opposé par une ou plusieurs branches désignées sous le nom de *communicantes antérieures*. Elle s'avance ensuite horizontalement entre les deux lobes, et rencontrant le bord antérieur du corps calleux, elle se replie sur lui, l'embrasse dans une sorte d'anse, et se porte en arrière jusqu'au bord postérieur de ce même corps où, sous le nom d'*artère calleuse*, elle se perd en jetant mille divisions dans la substance des hémisphères cérébraux et dans le corps calleux lui-même.

5. L'*artère cérébrale moyenne*, plus volumineuse que la précédente, se porte transversalement en dehors, mais un peu en arrière dans la scissure de Sylvius. Après avoir fourni plusieurs petits rameaux à la région inférieure du cerveau et au plexus choroïde, elle se bifurque et s'engage, multipliant ses divisions, dans les anfractuosités, et dans la substance des lobes antérieur et moyen du cerveau.

B. *Artères sous-clavières*. Elles occuconstances intrinsèques d'un immense intérêt.

En général, le nombre des battemens des artères égale celui des battemens du cœur; ces pulsations sont isochrones; si le cœur bat avec violence et précipitation, les artères l'imitent dans leur vîtesse et leur intensité, la correspondance est parfaite. Les artères et le cœur paraissent être un seul et même organe, leur action est simultanée.

La souveraineté de l'action cardiaque serait presque irrévocablement établie, si les choses ne déviaient jamais de cette marche. Mais outre que, chez grand nombre d'animaux qui ne possèdent point de cœur, les artères battent avec constance et régularité; outre que le système veineux, qui se trouve naturellement posé hors du théâtre des pulsations, entre lui-même quelquefois dans des alternatives de dilatation et de resserrement très-énergiques, il est encore un fait bien avéré : c'est que les artères ne donnent pas toujours un choc simultané. Galien mettait à nu sur un animal vivant un grand nombre d'artères; il les voyait se dilater et se resserrer tantôt simultanément, quelquefois dans des temps différents. Si l'on suspecte l'autorité de cet ancien qu'une imagination ardente emportait quelquefois loin des bornes du vrai, l'on ne peut recuser celle de Zimmermann. « J'ai » observé très-souvent, dit ce grand maître » en observation, l'inégalité du pouls eu égard » à sa vîtesse et à sa force dans différentes » parties du corps : Une veuve, âgée de 39 » ans, assez vive d'ailleurs et sensible à » l'ennui du célibat, souffrait, depuis nom» bre d'années, de fortes douleurs de rhu» matisme, et éprouvait particulièrement » depuis le haut de la cuisse droite jusqu'au » pied un sentiment de froid que les eaux » chaudes de Bade n'avait pu dissiper, et que » je guéris ensuite par le moyen des vésica» toires; chez cette malade je comptai *du-*

pent les régions supérieure de la poitrine, inférieure et latérale du cou. Particulièrement appelées à l'alimentation des membres thoraciques , elles sont au nombre de deux, l'une droite , l'autre gauche. Comme les carotides primitives, elles se différencient par leur origine. Celle du côté droit, plus volumineuse , sort du tronc brachio-céphalique ; celle du côté gauche, de la crosse aortique. Cette dissemblance entraîne celle de leur longueur et de leurs rapports.

La *sous-clavière droite*, plus courte de toute l'étendue du tronc brachio-céphalique , et, en même temps, plus superficielle et plus oblique, puisque, de suite à sa naissance, elle s'incline sur la première côte, la sous-clavière droite est adossée au muscle long du cou et médiatement à la colonne vertébrale ; elle est recouverte par la clavicule, par les muscles sterno-hyoïdien et sterno-thyroïdien, la veine sous-clavière , les nerfs pneumogastrique et diaphragmatique ; son bord exerne est en rapport avec le sommet du poumon ; l'interne est séparé de la carotide primitive par un petit espace triangulaire.

La *sous-clavière gauche* appuie aussi sur la colonne vertébrale et sur le muscle long du cou ; son côté externe est en rapport aussi avec le poumon correspondant ; mais l'interne se trouve parallèle à la carotide primitive, et l'antérieur immédiatement recouvert par le sommet du poumon, par la veine sous-clavière, le nerf pneumo-gastrique, et, d'une manière médiate, par la première côte, la clavicule et le muscle sterno-mastoïdien.

Les sous-clavières ne fournissent des

» *rant plusieurs semaines* , à l'artère du » poignet du côté droit, 55 pulsations par mi- » nute , et à l'artère correspondante du bras » gauche , 90 ou 92 pulsations dans le » même temps. Le pouls était singulièrement » faible du côté droit et toujours fort du côté » gauche ; quand la malade avait chaud, la » chaleur était toujours beaucoup moindre » du côté droit que de l'autre ; elle ne suait » aussi que du côté gauche. »

Il est vrai que les physiologistes modernes ont donné de ces faits une explication différente , en alléguant l'existence de quelque corps mécanique accidentellement jeté sur le trajet du tube qui manifeste ces irrégularités, ou une disposition spéciale de ce tube , propre à modifier le cours du sang dans sa cavité : ce seraient tantôt un anévrisme , quelquefois une ossification artérielle, ou le passage d'une artère dans des lieux qui lui sont habituellement étrangers. Mais voyez combien est peu valide une interprétation de ce genre pour les cas d'irrégularités pulsatives , qui ne sont en quelque sorte qu'éphémères, et qui cessent avec la disparition de l'affection morbide génératrice de ces anomalies ! Le froid d'une moitié du corps et le trouble des pulsations artérielles auraient plus qu'une durée de quelques jours, s'il s'était trouvé là , pour cause productrice, soit une poche anévrismale , soit une ossification vasculaire. Du reste on n'aurait qu'à se rapporter aux bizarreries si frappantes que manifeste dans ses pulsations le système vasculaire abdominal des malheureux hypochondriaques, pour juger sainement du fond que l'on doit faire de l'interprétation donnée par les modernes. Loin de nous l'idée de rejeter la corrélation réciproque des phénomènes de la vie à l'égard de la contexture organique qui leur sert de théâtre ! Là dessus notre profession de foi est déjà produite, mais nous respectons trop les faits pour les faire fléchir sous une préoccu-

branches qu'au niveau de la première côte. Ce sont, 1° en haut, les *artères vertébrale et thyroïdienne inférieure*; 2° en bas, la *mammaire interne et l'intercostale supérieure*; 3° en dehors, la *cervicale transverse*, la *scapulaire supérieure* et la *cervicale postérieure*.

1. L'*artère vertébrale* est remarquable par son volume, par l'étendue de son trajet et par l'importance des rameaux qu'elle jette. Elle égale presque, en calibre, la carotide interne, et sa destination finale est de concourir, de moitié avec celle-ci, à l'alimentation de l'encéphale. Placée, dès sa naissance, sur le côté de la colonne vertébrale entre les muscles long du cou et scalène antérieur, elle monte vers l'apophyse transverse de la sixième vertèbre cervicale, et s'engage dans le trou dont cette apophyse est percée, et dans l'espèce de canal qui résulte de l'ensemble des trous des autres vertèbres cervicales.

Dans ce trajet, l'artère en question est à peu près droite, et elle ne perd presque rien de son volume, ne donnant que de très-petits rameaux aux muscles du cou et à la moëlle épinière. Au sortir de l'axis, elle se contourne en arrière et en dedans sous le muscle petit complexus, et décrit, entre cette vertèbre et l'atlas, une grande courbure dans un sens vertical. Revenue en dehors et en haut, et ayant traversé la base de l'apophyse transverse de l'atlas sous le muscle grand oblique de la tête, elle forme entre ce cercle osseux et l'occipital, une courbure nouvelle, laquelle est transversale et concave en avant. Elle pénètre enfin dans le crâne par le trou occipital; et,

pation mensongère de l'esprit. Si l'on nous dit que les animaux privés de cœur ont des pulsations artérielles, parce que, dans l'organisation physique de leurs artères, se rencontrent des fibres manifestement contractiles et d'un ordre qu'on ne remarque point dans les artères des animaux doués de cœur, nous le croirons, parce que des anatomistes exercés et véridiques signalent et démontrent l'existence de ces fibres. Mais si, après cela, l'on assure que les fœtus anencéphales et sans cœur n'offrent aussi des pulsations que parce que leurs artères doivent avoir reçu un pareil ordre de fibres, nous nierons la conséquence, nous rejetterons l'hypothèse, en proclamant la fausseté de l'analogie, et récusant l'identité de contexture comme invraisemblable et imaginaire.

Sur ces considérations que nous ne faisons qu'indiquer, mais qui méritent une méditation profonde, nous croyons pouvoir établir les conclusions suivantes :

La *faculté pulsifique* de Galien n'a rien que d'indéterminé et de fictif, mais elle consacre l'activité du système artériel ; et, sous ce point de vue, elle était loin de mériter le dédaigneux oubli où Vieussens l'avait ensevelie. *L'action vitale* ou cette force de contraction particulière que nous avons vue présider à la progression du sang, l'action vitale est la cause essentielle du battement des canaux artériels. C'est elle qui agite et met en érection les canaux salivaires, spermatiques, biliaires et autres; c'est elle qui ébranle le cœur et le fait agir en cadence ; c'est elle aussi qui doit faire vibrer les artères, et nous croyons avec Lamure qu'un certain degré de rigidité est nécessaire au tissu artériel, pour que la force contractile se déploie dans ses mailles avec toute l'énergie requise. Comparez le choc artériel des constitutions athlétiques dont les muscles sont durs, les tissus fermes et tendus, avec celui des complexions mollasses ou lym-

se posant sur la moëlle allongée entre les éminences olivaire et pyramidale, elle arrive au sillon central de la protubérance annulaire, où elle s'unit à celle du côté opposé, et compose avec elle l'artère basilaire.

Avant de s'introduire dans le crâne et au niveau de ses grandes courbures, l'artère vertébrale envoie des divisions nombreuses aux muscles profonds du cou et de l'occiput. Dans l'intérieur du crâne et sur la moëlle épinière, elle engendre successivement les artères *spinale postérieure*, *spinale antérieure* et *cérébelleuse inférieure*, qui toutes offrent de grandes variétés d'origine.

La *spinale postérieure* sort de la vertébrale sur un point quelconque du bord externe des éminences pyramidales. Elle gagne de suite la face postérieure de la moëlle épinière, qu'elle mesure dans presque toute sa longueur, en jetant, à droite et à gauche et transversalement, de tout petits rameaux qui se perdent dans l'enveloppe membraneuse de la moëlle, ou s'anastomosent avec leurs analogues du côté opposé.

La *spinale antérieure*, plus volumineuse que la précédente, naît quelquefois de la cérébelleuse inférieure ou de la basilaire. Collée sur la face antérieure de la moëlle, elle descend verticalement jusqu'au niveau du trou occipital, où elle s'unit à sa semblable du côté opposé. De cette jonction résulte une branche unique qui descend verticalement sur la ligne médiane de la moëlle, jette à droite et à gauche, comme chacune des spinales postérieures, des rameaux qui se perdent dans l'enveloppe médullaire, et se ter-

phatiques! quel développement dans les uns, et dans les autres quelle petitesse, quelle flaccidité du pouls! si la compression latérale était réellement la cause productrice des pulsations, celles-ci seraient presque inappréciables chez les hommes robustes, à cause de la résistance des parois artérielles et des tissus environnans : c'est le contraire qui arrive.

Ailleurs, pour se convaincre que le *choc du fluide sanguin sur la courbure de l'aorte* n'est pas non plus la cause nécessaire du phénomène, il suffit de considérer que les artères carotides qui s'élèvent perpendiculairement et en ligne droite de la cavité ventriculaire gauche ont des battemens assez forts pour imprimer quelquefois à toute la tête des secousses appréciables à la vue.

Qu'on applique le doigt sur l'artère radiale; que l'on tâte le pouls, comme on le dit vulgairement, et qu'on avoue, de bonne foi, si, dans l'impression ressentie, il est rien qui exprime un écartement pur et simple des parois artérielles, ou un simple déplacement du tube! Il y a quelque chose de spécial dans cette sensation, quelque chose qui dénote l'activité propre de la corde vibrante; c'est, en un mot, une force expansive du tissu artériel lui-même, et, à la fois, du liquide qui le traverse, car les humeurs ont leur dose de vitalité aussi bien que les parties solides. L'impulsion énergique, l'impétuosité de la colonne circulante, et l'effort latéral que celle-ci exerce; ensuite le déplacement de l'arbre artériel tout entier, la commotion que lui fait éprouver le choc de la colonne sur les grandes courbures, toutes ces circonstances sont des causes coadjuvantes d'une efficacité notable; mais elles ne sont point causes efficientes, indispensables, puisque chacune d'elles peut manquer sans préjudice pour la réalisation de l'effet pulsatif.

Il existe dans les artères, comme dans le cœur, un double temps de *systole* et de *dias-*

mine, enfin, au niveau de l'articulation du coccyx, par des anastomoses avec les artères sacrées latérales.

La *cérébelleuse inférieure* s'échappe aussi souvent de la basilaire que de la vertébrale elle-même. Après avoir rampé obliquement en arrière et en dehors, sur la face inférieure du cervelet, et fourni des rameaux aux nerfs des huitième et neuvième paires, à la moëlle et au quatrième ventricule, elle s'épanouit dans la substance du cervelet par des ramifications innombrables d'une excessive ténuité.

L'*artère basilaire*, point commun ou de réunion des deux vertébrales, est volumineuse et n'a pas plus d'un pouce de trajet. Elle est comme logée dans un petit sillon de la partie moyenne de la

---

PLANCHE LXI.

Elle représente l'artère mésentérique inférieure.

A. Le pancréas. — B. le feuillet postérieur des méso-colons. — C. le duodénum. — D, D, D. l'intestin grêle. — E. le colon ascendant. — F. le colon transverse.— G. le colon descendant. — H. l'S iliaque du colon. — I. le rectum.

N° 1. l'aorte abdominale. — 2. l'artère rénale gauche. — 3. l'a. spermatique. — 4. l'a. mésentérique supérieure. — 5, 5, 5. ses divisions sur les parois intestinales. — 6. l'a. mésentérique inférieure. — 7. l'a. colique gauche supérieure. — 8, 9. branches ascendante et descendante de cette artère ; elles communiquent l'une avec la branche gauche de l'a. colique droite supérieure, l'autre avec la branche ascendante de l'a. colique gauche moyenne. — 10. l'a. colique gauche moyenne. — 11, 12. ses divisions ascendante et descendante. — 13. l'a. colique gauche inférieure. — 14, 14, 14. les arcades que ces artères forment par leurs anastomoses. — 15, 15, 15. dernières divisions de ces artères sur les gros intestins. — 16. l'a. hémorroïdale supérieure, branche terminale de l'a. mésentérique inférieure derrière le rectum. (Tiedemann.)

tole. La diastole artérielle correspond à la systole cardiaque, c'est-à-dire qu'au même instant où les parois du cœur se resserrent et projettent le sang, les cavités des artères s'agrandissent et le recueillent. Malgré les cas exceptionnels ci-dessus mentionnés, les relations entre l'état du pouls et celui des battemens cardiaques sont des plus intimes. Au surplus, comme la circulation sanguine s'exécute sur tous les points de l'organisme, et que des modifications sans nombre, développées dans les divers organes sous l'influence de causes très-multiples, font varier à tout instant la marche des humeurs, il en résulte que l'état du pouls coïncidant avec ces variations, réfléchit au dehors toutes les mutations organiques internes. De là des travaux de tout genre, des recherches infatigables pour arriver, par l'appréciation du pouls, à la détermination des états morbides du corps.

Les nuances du pouls sont assez sensibles aux diverses heures du jour, à mesure que le corps passe par la filière des circonstances qui affectent sa vie morale et organique. Elles le deviennent bien plus encore dans l'état maladif comparativement à celui de santé : c'est à tel point que nos ancêtres, malgré leur ignorance sur la circulation sanguine, ne manquaient pas d'idées fort nettes et étendues sur les valeurs significatives du pouls, car l'on assure que Galien sut prédire à ce simple signe, une hémorrhagie nasale qui éclata à point nommé, et servit de crise à la maladie.

Avouons néanmoins qu'il faut un tac bien exercé pour arriver à une connaissance précise non-seulement de l'expression significative du pouls, mais encore de ses vicissitudes mêmes. Sans une très-grande habitude et une expérience consommée on pourrait quelquefois ne pas distinguer la plénitude de la petitesse du pouls, sa dureté de sa mollesse, ou rapporter, pendant la marche d'une mala-

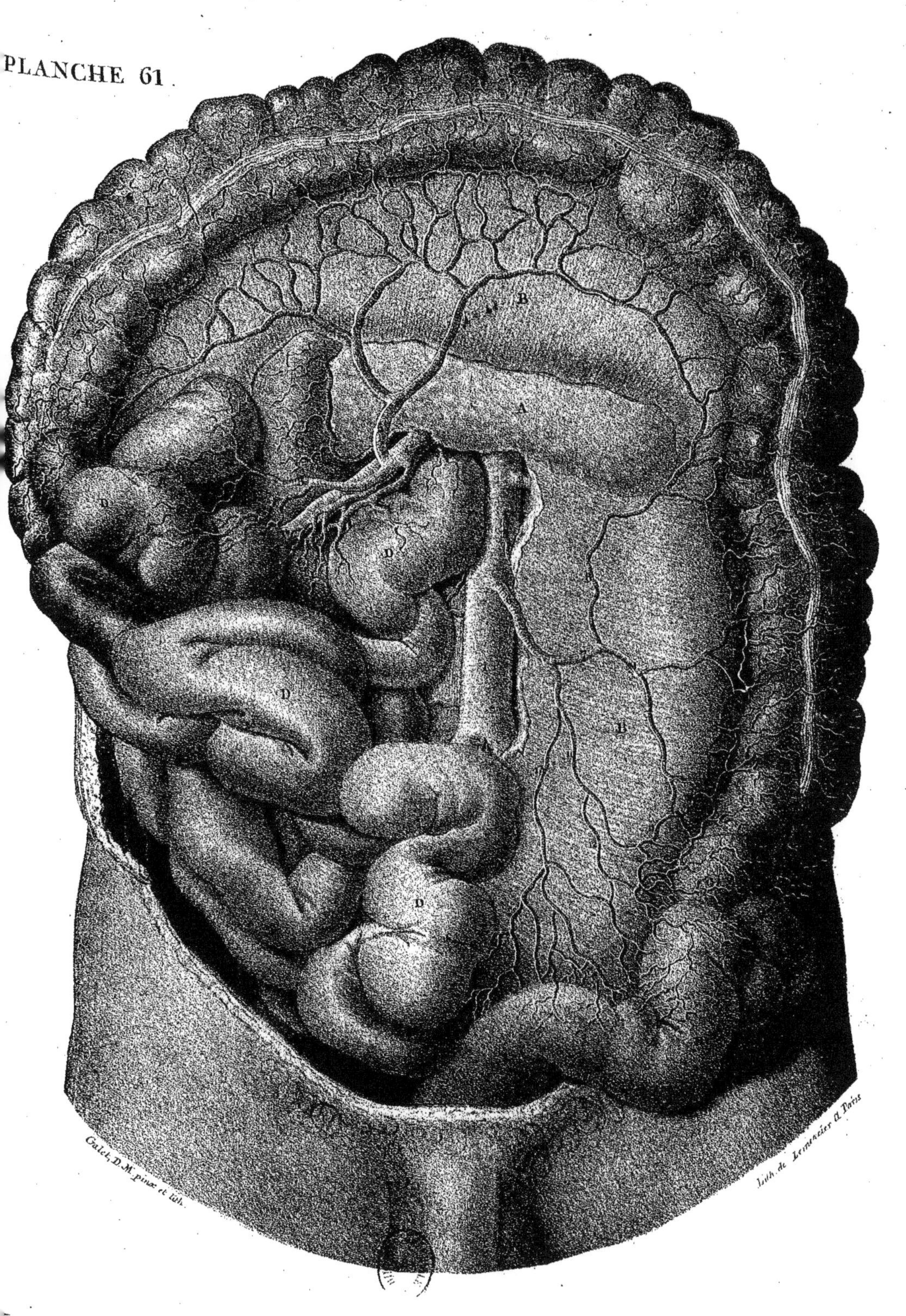
PLANCHE 61.
Calet, D. M. pinx et lith.
lith. de Lemercier à Paris

protubérance cérébrale dont elle mesure la longueur. De droite et de gauche, elle jette sur la protubérance, sur la moëlle allongée et sur le cervelet, des ramifications flexueuses dont deux portent le nom de *cérébelleuses supérieures*. Celles-ci se dirigent en dehors et en arrière, contournent les pédoncules du cerveau sur lesquels elles jettent des divisions aussi bien que sur les plexus choroïdes, sur la valvule de Vieussens, les tubercules quadrijumeaux ; et, parvenues enfin à la face supérieure du cervelet, elles se ramifient à l'infini dans la substance de cette portion de l'encéphale.

Au niveau du bord antérieur de la protubérance cérébrale, l'artère basilaire se bifurque, et les deux branches qui résultent de cette bifurcation sont terminales et connues sous le nom d'artères *cérébrales postérieures*. Celles-ci, d'une part, se confondent avec les communicantes de Willis ; de l'autre, elles se jettent en arrière entre le cervelet et le lobe moyen du cerveau, pour gagner la partie inférieure du lobe postérieur. Les ramuscules fournis par ces artères sont incalculables. Ils atteignent les tubercules pisiformes, les pédoncules du cerveau, puis la couche des nerfs optiques, la protubérance cérébrale, le plexus choroïde, les tubercules quadrijumeaux, etc., etc. Ils se perdent, enfin, dans la pie-mère et dans la pulpe cérébrale, en s'anastomosant avec les autres artères de cette région.

2. L'*artère thyroïdienne inférieure* naît à côté de la vertébrale et en dehors d'elle. Elle monte le long du muscle scalène antérieur, jetant, en dedans et

die, à une aggravation funeste, ce qui n'est que l'effet d'une opération critique salutaire, et prédire la mort quand la santé est au moment de s'établir.

Énumérer toutes les causes qui peuvent imprimer des mutations au pouls, interroger ces mutations et en traduire le langage, serait peine interminable et perdue pour la science. Chaque homme a son mode individuel de vitalité ; chacun possède son idiosyncrasie. Tel ne peut digérer, penser ou se mouvoir sans tomber dans une sorte d'état fibrile, quand chez un autre le pouls reste impassible sous l'influence de ces actes divers. Ce qui active la circulation chez l'un, peut la ralentir sur un autre ; et, dans ces deux extrêmes, que de nuances dans les qualités du pouls ! ces circonstances sont presque insaisissables, et l'enseignement qui résulte de l'appréciation de leur mobilité, c'est que l'homme de l'art doit se tenir toujours en garde contre l'entraînement des indications exclusives et mensongères, et le malade ne confier les soins de sa conservation physique qu'au médecin qui l'a suivi dans tous les instans de sa vie, et a su recueillir les notions les plus sûres et les plus détaillées de son tempérament et du mode habituel de ses principales fonctions.

Mais il est des circonstances modificatrices du pouls plus constantes et plus générales : ce sont celles qui dépendent de l'âge, du sexe, du climat, des habitudes de la vie, etc, et celles-ci réclament un examen particulier.

Nous trouvons chez un ancien une vérité très-frappante. Pline disait que la nature manifeste d'autant plus d'énergie, que la sphère de son activité est plus restreinte, et que les animaux d'une grande masse perdent en finesse et en agilité ce qu'ils gagnent en force. Ce fait d'observation est principalement corroboré par l'examen comparatif du pouls chez l'enfant et la femme et chez l'homme adulte.

en dehors , des rameaux qui se perdent les uns dans la trachée-artère , l'œso-

---

PLANCHE LXII.

Elle représente l'artère hypogastrique , son mode de distribution dans l'homme. Cette artère étant profondément située , le bassin a été scié perpendiculairement pour mettre à découvert toutes les branches. (Tiedemann.)

A , A. Les dernières vertèbres lombaires. — B. le sacrum. — C. le coccyx. — D. la portion droite de la cavité du bassin. — E. la symphyse du pubis. — F , G. les muscles transverse et droit de l'abdomen. — H. le m. grand fessier. — I. le m. grand psoas. — K. le m. iliaque interne. — L. le m. pyramidal. — M. le m. releveur de l'anus. — N. le rectum. — O. la vessie extraite du bassin et vue par sa face inférieure. — P. la vésicule séminale. — Q. le canal déférent.

N° 1. l'aorte. — 2. l'artère mésentérique inférieure. — 3. la bifurcation de l'aorte. — 4. l'a. sacrée moyenne. — 5. l'a. iliaque primitive droite. — 6. sa bifurcation. — 7. l'a. hypogastrique ou iliaque interne plongeant dans la cavité du bassin au devant de la symphyse sacro iliaque. — 8. l'a. ilio lombaire, branche postérieure de l'hypogastrique. — 9 , 9. rameaux de cette artère se distribuant au muscle grand psoas. — 10. l'a. sacrée latérale , autre branche postérieure de l'hypogastrique. — 11 , 11. rameaux de communication de cette artère avec la sacrée moyenne. — 12 , 12. autres rameaux pour les muscles pyramidal et releveur de l'anus. — 13. l'a. fessière , autre branche postérieure de l'hypogastrique. — 14. l'a. ombilicale, branche antérieure de la même. — 15. portion de l'a. ombilicale convertie en ligament. — 16 , 16. les a. vésicales , autres branches antérieures de l'hypogastrique. — 17. l'a. obturatrice , dernière branche antérieure. — 18. rameau anastomotique de cette artère avec l'épigastrique. — 19. autre rameau destiné au muscle obturateur interne. — 20. l'a. hémorrhoïdale moyenne, branche interne de l'hypogastrique. — 21 , 21. rameaux de cette artère pour le rectum. — 22. l'a. ischiatique , branche inférieure de l'hypogastrique. — 23. l'a. honteuse interne ou génitale , autre branche inférieure. — 24. l'a. iliaque externe. — 25. l'a. épigastrique , branche de l'iliaque externe. — 26. rameau de cette artère sur le cordon des vaisseaux spermatiques. — 27. l'a. circonflexe iliaque , autre

Aux premiers jours de la naissance , l'artère bat jusqu'à 130 et 140 fois par minute. A la puberté, elle ne donne plus que 80 pulsations , 70 à l'âge viril , 60 dans la vieillesse. Quelquefois même dans la décrépitude , on compte à peine 30 battemens de l'artère. Et ces différences ne portent pas seulement sur le nombre, elles affectent toutes les modalités du pouls. Chez l'adulte, il est souple , large sans trop de plénitude , et l'intervalle qui sépare chaque pulsation ne varie jamais: il est vif et précipité dans l'enfance : chez le vieillard , il devient dur, embarrassé, irrégulier , il semble fuir sous le doigt qui l'explore , on le dirait toujours prêt à s'éteindre.

Le pouls de la femme est petit et fréquent, ce qui tient moins peut-être à l'étroitesse de son artère qu'à l'excessive mobilité de son organisme et à l'exercice incessant de ses facultés affectives. Toujours tendu et plus ou moins irrégulier , il est l'indice d'une sorte d'érétisme nerveux permanent et d'une succession rapide d'impressions diverses , faciles et tumultueuses.

En hiver et dans les pays froids , le pouls semble engourdi; il bat comme dans la vieillesse 60 et 70 fois par minute. Il s'accélère en été , il se dilate, et l'indigène de la zône torride, comme le voyageur qui aborde dans cette atmosphère brûlante , ont plus de pulsations qu'un fébricitant de nos lieux tempérés. S'il était vrai que la durée moyenne de la vie de l'homme se mesurât sur l'activité du système circulatoire, sur le nombre des battemens du pouls, le Caffre aurait en moins un tiers du temps de notre existence, car il a, par minute, 120 et jusqu'à 130 battemens artériels.

Les mutations du pouls dépendantes des habitudes de la vie se rapprochent de la catégorie de celles qui sont sous l'influence des affections de l'âme. Elles n'ont rien de fixe, rien de bien caractérisé. Reconnaissons pour-

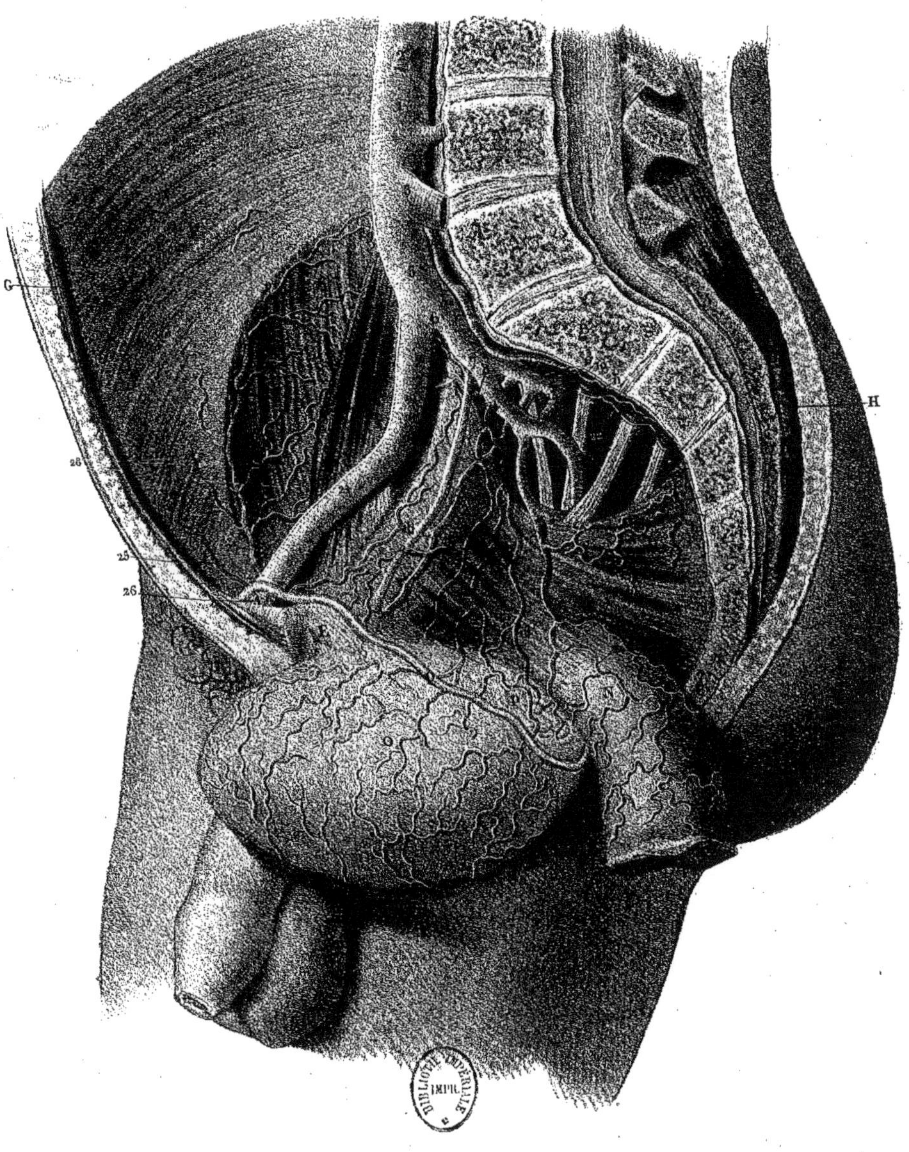

Galet, D.M pinx et lith.

Lith. de Lemercier, à Paris.

phage et le muscle long du cou, les autres dans ce même muscle et dans le scalène antérieur. Parmi ces derniers, il en est un qui, sous le nom d'*artère cervicale ascendante*, s'élève jusque vers le muscle grand droit antérieur de la tête, le fournit de plusieurs divisions, et se perd dans les ganglions cervicaux et dans le muscle splénius. Parvenu au niveau de la 5e vertèbre, la thyroïdienne change de direction en formant un coude pour se porter transversalement sur le bord externe de la glande thyroïde. Elle se bifurque alors, et de ses branches qui serpentent en sens contraire, l'une s'anastomose avec la thyroïdienne supérieure, l'autre avec sa correspondante du côté opposé, en même temps qu'elle couvre le corps thyroïde de ramuscules qui se perdent dans son parenchyme et dans la trachée-artère.

3. L'*artère mammaire interne* est d'un petit volume, mais elle est remarquable par la longueur de son trajet et par la multiplicité des rameaux quelle sème sur la poitrine et sur les parois du ventre. Née de la face inférieure de la sous-clavière au niveau de la thyroïdienne inférieure, elle descend un peu obliquement en dedans, en passant sur le muscle scalène antérieur. Elle plonge dans la poitrine, et s'appliquant sur la face postérieure des cartilages sterno-costaux qu'elle croise successivement, elle arrive au cartilage xiphoïde où elle se bifurque.

<hr>

branche de l'iliaque externe. — 28, 28. rameaux de cette artère sur le muscle iliaque interne. — 29. anastomose de cette artère avec l'a. ilio lombaire.

tant qu'entre un homme qui vit dans l'indolence et celui qui s'exerce ou corporellement ou intellectuellement, la différence est bien tranchée quant au mode de leur circulation sanguine. Les mouvemens vitaux sont, chez l'un, concentrés, appesantis sous la matière; le pouls est rare et peu développé : il est large, au contraire, ou petit et souple, chez l'autre, mais toujours très-accéléré; la vitalité est ici excentrique. Et qu'on se garde bien de croire que l'engourdissement du premier soit un garant de sa longévité. Les organes sont faits pour l'exercice, et l'inertie les tue en gênant la circulation et favorisant les engorgemens par la stase humorale; tandis qu'un exercice constant, mais proportionné à la dynamie organique, active le mouvement du sang, facilite l'assimilation, aide le retour ou le rejet des détritus et soutient l'organisme dans cet état d'équilibre parfait si favorable à l'ordre, à l'harmonie, à l'uniformité de toutes les fonctions.

Les anciens attachèrent une importance exagérée à l'appréciation des qualités du pouls, et il fut même un temps où cette étude servit de règle exclusive de conduite dans la pratique médicale.

Les qualités majeures et vraiment significatives que de nos jours l'on reconnaît au pouls, et desquelles on tire les conséquences les plus certaines sur la nature et la marche des maladies, résident dans la force ou la faiblesse des pulsations, dans leur fréquence ou leur rareté, dans la vivacité ou la lenteur, l'égalité ou l'inégalité, dans la grandeur ou la petitesse de l'artère, sa plénitude ou sa vacuité, sa dureté ou sa mollesse. Les différens degrés que chacune de ces modalités peut parcourir sont pris de même en considération, et l'on attache aussi un très-grand prix aux distinctions judicieuses que l'immortel Bordeu consigna dans ses œuvres, mais dont Galien avait eu la première idée. Celui-ci avait déjà

Déjà, à son origine, la mammaire jette plusieurs rameaux sur les muscles antérieurs et inférieurs du cou et sur le thymus. De leur nombre est *l'artère médiastine antérieure*, laquelle entre de suite dans l'écartement du médiastin antérieur, et se divise en deux rameaux, dont l'un monte se perdre dans le corps thyroïde, tandis que l'autre continue à descendre dans le médiastin pour finir aux deux plèvres.

Dans le médiastin et au niveau du sternum, la mammaire interne produit *l'artère diaphragmatique supérieure*. Celle-ci, constante quoique très-grèle, descend, côte à côte du nerf diaphragmatique, entre le cœur et le poumon, alimente le péricarde, les gros troncs vasculaires de la base du cœur, le thymus, le médiastin ; et, arrivée à la partie antérieure et moyenne du diaphragme, elle se ramifie et se perd dans la substance de ce muscle.

Enfin, la mammaire interne jette en dedans et en dehors des rameaux innommés. Les premiers égalent en nombre les espaces intercostaux ; ils rampent un instant sur le bord inférieur de chaque cartilage, pour entrer ensuite dans le muscle intercostal, et s'y consumer après avoir communiqué avec les artères intercostales, et avoir jeté au dehors quelques ramuscules sur les muscles pectoraux, sur la glande mammaire et les tégumens. Les seconds sont en nombre égal à celui des précédens ; ils forment un réseau capillaire sur la face postérieure de sternum : après quoi, traversant, sur les côtés de cet os, les espaces intercostaux, ils se recourbent

signalé le pouls de la sueur et celui des hémorrhagies. Localisant ainsi les mutations qui se passent dans la circulation capillaire, il arrivait plus près du caractère, il suivait mieux la marche de la maladie. Bordeu, par des observations plus fines et indéfiniment multipliées, établit l'existence d'un *pouls supérieur* désignant les modifications circulatoires qui se passent au-dessus du diaphragme, et d'un *pouls inférieur* indiquant celles qui ont lieu dans toutes les parties situées au-dessous de cette cloison mitoyenne. Il limitait ensuite par plusieurs divisions le cercle de ces altérations. Dans sa doctrine, le pouls offre des caractères qui désignent spécialement les lésions de la gorge, de la poitrine, de l'estomac, de la rate, du foie, il est ou guttural, ou pectoral, gastrique, splénique, hépathique, etc., etc. Et c'est ici surtout que l'habitude de l'exploration devient d'une nécessité impérieuse.

Il n'entre point dans la spécialité de notre objet d'analyser ces divers caractères différenciels du pouls ; mais nous les croyons fructueusement acquis à la science, car, comme nous le disions ci-dessus, la circulation du sang étant générale, interstitielle, et la contexture des organes très-diversifiée, le pouls ne peut manquer de réfléter au dehors les mutations internes que cette fonction subit dans divers points de l'organisme. Nous croyons, toutefois, qu'il y aurait danger à trop étendre ces distinctions. Déjà celles de Bordeu sont la plupart d'une appréciation difficile, quelques-unes aussi un peu suspectes ; et les multiplier encore, les étendre sur les divers tissus, comme l'ont fait certains auteurs, serait les rendre tout-à-fait insaisissables ou les faire taxer d'hypothèse. Au surplus, avouons que l'état du pouls n'est qu'un signe isolé à côté de mille autres dont la prise en considération est indispensable pour porter un jugement solide sur la nature intime et la

et prodiguent leurs divisions aux muscles intercostaux internes, grand pectoral, grand oblique et droit de l'abdomen. Le dernier de ces rameaux se contourne sur le cartilage xiphoïde, et s'anastomose avec celui du côté opposé, en formant une arcade de la convexité de laquelle partent des divisions destinées au ligament suspenseur du foie.

Nous avons laissé la mammaire interne bifurquée vers le cartilage xiphoïde. De ses deux branches qui sont terminales, l'une, externe, se consume dans les muscles transverse et oblique de l'abdomen, l'autre, interne, descend derrière le muscle droit, et va communiquer avec l'artère épigastrique aux environs de l'ombilic.

4. *L'artère intercostale supérieure* part de la sous-clavière au niveau du col de la première côte devant lequel elle descend, flexueuse et recouverte par la plèvre. Souvent elle se termine au premier espace intercostal, par un rameau postérieur qui envoie des divisions à la moëlle à travers le trou de conjugaison, et se perd dans les muscles du dos, et par un autre rameau externe destiné aux muscles intercostaux. Mais plus souvent encore, l'intercostale supérieure croise aussi le col de la deuxième côte, rarement celui de la troisième, et se comporte dans les espaces intercostaux correspondans comme précédemment. Ajoutons qu'au-devant de la première côte, l'intercostale cède un rameau volumineux au muscle scalène antérieur, près de son insertion.

marche d'une maladie. Tous les médecins de nos jours sont pénétrés de cette vérité, et quoiqu'on puisse leur faire le reproche d'accorder trop peu de temps à l'étude de ce moyen investigateur, nous les félicitons de ne pas imiter la conduite de nos ancêtres qui, la main appliquée sur le pouls du malade, en écoutaient le jeu dans l'attitude de celui qui attendrait des inspirations, et de se rire du mode d'exploration employé par un peuple fort reculé sur notre globe, lequel appuie quatre doigts sur l'artère, les soulève et les abaisse alternativement pendant un temps fort long, et simule, avec une gravité mystique, l'artiste qui s'exerce sur le clavier d'un piano.

ARTICLE TROISIÈME.

De l'Assimilation ou Nutrition proprement dite.

Si les corps organisés vivans possédaient la diaphanéité du verre ; si la vue pouvait s'insinuer entre toutes les fibres de nos tissus, s'attacher à chaque molécule, en dessiner toutes les formes dans leurs mutations incessantes, les merveilles du grand univers pâliraient devant celles du microcosme. Quelle scène, en effet, plus digne de tout notre intérêt que celle de cette fabrique animale où s'élaborent, avec autant de précision que de constance, des matières si rares, si diversifiées ! Les organes qui en sont les ouvriers nous montreraient comment, à la faveur d'un suc toujours identique, chacun pourvoit d'abord à sa conservation individuelle, et ensuite ou simultanément prépare des substances d'une utilité générale. Nous assisterions tour-à-tour à la fabrication des larmes, de la salive, de l'urine, à l'élaboration si perfectionnée du sperme ; nous saurions comment disparaît le thymus, comment s'accroissent les mamelles, comment se forme l'embryon dans

5. *L'artère cervicale transverse* ou *scapulaire postérieure* est volumineuse. Née du bord externe de la sous-clavière, elle se porte transversalement en dehors en contournant les muscles scalènes, au-dessus du faisceau nerveux qui compose le plexus brachial. On la voit placée dans l'intervalle triangulaire que décrivent la clavicule et les muscles trapèze et cléido-mastoïdien ; au sortir de cet espace, elle s'incline en bas et en arrière, en passant sous les muscles trapèze et angulaire de l'omoplate ; puis encore, et sous le muscle rhomboïde, elle descend verticalement sur le bord postérieur de l'omoplate, et se termine près de l'angle inférieur de cet os.

Dans ce trajet, la cervicale transverse engendre plusieurs branches. La plus remarquable est *l'artère cervicale superficielle* qui se dirige en dedans et en arrière, et couvre de ses divisions les muscles splénius et trapèze, ainsi que le tissu tégumentaire de la partie inférieure et latérale du cou. Au niveau du bord supérieur de l'omoplate, elle en fournit une autre qui se porte en dehors sous l'omoplate, et se consume dans les muscles sous-scapulaire et grand dentelé. Enfin, dans son trajet sur le bord postérieur de cet os, elle envoie de nombreux ramuscules aux muscles grand et petit dentelés, rhomboïde, sous-scapulaire, trapèze et grand dorsal.

6. L'*artère scapulaire supérieure* émane très-souvent de la précédente ou de la thyroïdienne inférieure ; sa marche est flexueuse et transversale en dehors. Elle passe derrière la clavicule en donnant des rameaux aux muscles peaucier et

le sein maternel ; nous connaîtrions surtout le mode de renouvellement des particules organiques ! Mais, au lieu de cela, un voile opaque, inamovible, recèle tous ces actes dans une obscurité profonde, et nous oblige à suppléer l'emploi de l'œil physique par les ressources secondaires, et souvent impuissantes, du regard intellectuel.

La série des travaux organiques dont nous avons jusqu'à présent suivi les phénomènes, était toute préparatoire. L'estomac a pétri et métamorphosé en chyle les corps alimentaires extérieurs, les vaisseaux chylifères les ont charriés vers le cœur et mélangés au sang ; le cœur, par l'entremise de ses mille canaux, les présente à toutes les parties de l'organisme, et c'est alors que l'assimilation commence ; une transsubstantiation s'effectue : c'est la péripétie du grand acte végétatif.

Avant les belles expériences entreprises sur la coloration des os, l'on n'ignorait pas que tout corps animé passait par des alternatives de composition et de décomposition moléculaires. Il suffisait de voir la desquamation épidermique, la cicatrisation des plaies, le développement successif des organes et leur décroissement dans la série des âges, pour s'assurer du remaniement incessant de toute machine animale. Mais les idées sur cet important phénomène manquaient de netteté, les principales lois de composition organique n'étaient pas encore trouvées. Un nommé Belchier, chirurgien anglais, ayant mangé du cochon dont les os étaient rouges, pensa que l'animal s'était nourri peut-être de substances colorantes. Et positivement un teinturier avait alimenté le quadrupède, et Belchier conclut de ce fait, qu'on pourrait bien faire varier la couleur des os, par l'usage d'une nourriture appropriée à cet objet. L'expérience donna force de vérité à sa conjecture que justifièrent mieux encore les travaux remarquables du français Duhamel.

sous-clavier, aussi bien qu'aux tissus celluleux et cutané de la région inférieure du cou. Parvenue au bord supérieur de l'omoplate, elle passe sur le ligament coracoïdien, et s'engage dans la fosse sus-épineuse au-dessous du muscle du même nom, qu'elle charge de ses divisions. Elle se glisse enfin sous l'espèce de voûte formée par la clavicule et l'apophyse acromion, pour se jeter dans la fosse sous-épineuse et s'y ramifier à l'infini.

7. L'*artère cervicale postérieure ou profonde* sort de la sous-clavière derrière le muscle scalène antérieur. Placée de suite entre les deux dernières apophyses transverses cervicales, elle monte en arrière et en dedans entre les muscles grand complexus et transversaire épineux, dans lesquels elle se ramifie. Elle finit par s'anastomoser près de la tête avec les artères vertébrale et occipitale.

L'artère sous-clavière, en quittant le niveau de la première côte, appartient presqu'exclusivement au membre thoracique qu'elle parcourt dans toute sa longueur. Elle reçoit successivement les noms d'*axillaire*, au creux de l'aisselle; de *brachiale*, au bras; de *radiale* et *cubitale*, à l'avant-bras et à la main.

a. *Artère axillaire.* Elle est la continuation immédiate de la sous-clavière. Elle commence dans l'intervalle des muscles scalènes, se porte obliquement en bas et en dehors, et finit au bord inférieur du tendon du muscle grand dorsal. Plongée dans une masse de tissu cellulaire et de ganglions lymphatiques, elle est couverte en entier par la veine du même nom, et enlacée dans les

Si on mêle de la racine de garance à la nourriture d'un animal, au bout de vingt jours ses os présentent une teinte rouge très-prononcée, laquelle s'affaiblit ensuite insensiblement, et disparaît en entier lorsqu'on cesse l'usage de cette plante. N'aurions-nous que cette expérimentation directe pour prouver la réédification organique, il n'en faudrait pas davantage; car, si les os qui sont les parties les plus dures, les plus solides du corps vivant, perdent, dans un si court espace de temps, leurs molécules primitives et en adoptent de nouvelles, il faut bien que des tissus plus tendres, moins cohérens passent aussi jusqu'à un certain point par les épreuves du renouvellement.

Mais alors, nul corps organique vivant ne jouirait long-temps de sa constitution moléculaire actuelle? Au dire de quelques anciens, le renouvellement matériel serait complet au bout de trois ans; selon d'autres, il ne le serait qu'au bout de sept. Ces évaluations ne sont qu'imaginaires, car il est aujourd'hui de notoriété générale que tous les organes ne se renouvellent pas avec une égale facilité. Les membranes fibreuses, les tendons et les ligamens conservent, pendant le plus de temps, leurs molécules primitives. Les muscles, au contraire, les glandes et les os s'en dessaisissent promptement, mais avec une vitesse respective inégale. Nonobstant cette diversité, dont la considération seule s'oppose à ce qu'on puisse assigner un terme à l'entier accomplissement de l'évolution moléculaire générale, que de circonstances viennent encore embrouiller le problème! Comparons un instant l'activité de composition de l'enfant à celle de l'adulte, et celle de l'adulte à celle du vieillard. Le fleuve de la vie roule avec précipitation chez le premier; partout il accélère la démolition; mais partout il projette d'immenses matériaux avec lesquels il multiplie ses cristallisations. Chez le vieillard, c'est une eau paisible, pres-

nombreux filets du plexus nerveux brachial. Sa face *inférieure*, logée d'abord dans une gouttière très-superficielle de la première côte, touche ensuite le premier muscle intercostal et la deuxième côte. La *supérieure* est en rapport successivement avec le muscle peaucier, la clavicule, le muscle sous-clavier, la capsule de l'articulation de l'épaule, les muscles sous-scapulaire, grand dorsal et grand rond. L'*antérieure* est d'abord protégée par le muscle peaucier, la clavicule, le muscle sous-clavier, puis par les muscles pectoraux, coraco-brachial et biceps. La *postérieure* touche le plexus brachial et les muscles grand dorsal et grand rond.

PLANCHE LXIII.

On y voit, comme dans la précédente, un seul côté du bassin. Elle représente le mode de distribution de l'artère hypogastrique chez la femme.

A. La vessie urinaire renversée hors du bassin. — B. le rectum. — C. la matrice pareillement renversée. — D. le vagin. — E. le ligament rond. — F. le ligament large. — G, H. la trompe de Fallope et son pavillon. — I. l'ovaire.

No 1. L'aorte. — 2. l'artère mésentérique inférieure. — 3, 3, 3. les artères lombaires. — 4. l'a. iliaque primitive gauche coupée. — 5. l'a. sacrée moyenne. — 6. l'a. iliaque primitive droite. — 7. l'a. hypogastrique. — 8, 8, 8. l'a. ilio-lombaire et ses rameaux pour les muscles psoas et iliaque interne. — 9, 9. les a. sacrées latérales. — 10. l'a. fessière. — 11, 12. l'a. ombilicale et sa portion ligamenteuse. — 13, 13. les a. vésicales. — 14. l'a. obturatrice. — 15, 15. ses divisions sur le muscle obturateur interne. — 16. son anastomose avec l'artère épigastrique. — 17. l'a. hémorrhoïdale moyenne. — 18, 18. ses rameaux sur le rectum. — 19. l'a. utérine, branche interne de l'hypogastrique. — 20. l'a. vaginale, autre branche interne. — 21. l'a. ischiatique. — 22. l'a. honteuse interne. — 23. l'a. iliaque externe. — 24. l'a. épigastrique. — 25. rameau de cette artère destiné à la vulve. — 26. l'a. circonflexe iliaque.

que stagnante, qui ne détache que quelques molécules, qui n'édifie point d'organes, mais détermine des dépôts propres à ajouter obstacle sur obstacle à l'exercice des fonctions. Au surplus, comment assigner une époque fixe à l'accomplissement de la reconstruction générale du corps humain, quand on voit les indigènes des pays chauds, se fondre, en quelque sorte, dans des excrétions journalières de toute espèce, et posséder, malgré cela, à l'âge de 10 ou 12 ans, le développement complet de leur organisme ?

Au nombre des causes qui influent le plus sur la rénovation du corps, il en est une encore de prédominante, c'est l'état des organes digestifs mis en rapport avec le genre et la quantité des alimens. L'ingestion de matières alibiles extérieures dans le laboratoire digestif, est la condition capitale de tout renouvellement organique. Cependant, un estomac a beau engloutir de grandes masses de nourriture, s'il est souffrant et qu'il digère mal, l'économie, loin de prendre de l'embonpoint, tombera dans l'émaciation. En vain, Dodart a-t-il fait sur lui-même quelques expériences, pour fixer le degré de corrélation qui existe entre la dose des matières acquises et celle des matières perdues. Dodart, chrétien austère, se pesa à l'entrée du carême, et, après avoir vécu, pendant quarante jours, dans une abstinence rigoureuse, ne mangeant que quelques végétaux grossiers, ne buvant que de l'eau, il se pesa encore, et trouva que son corps avait perdu huit livres et quelques onces. Il rentra dans son genre de vie habituel, et, au bout de dix jours, il fut en possession de son embonpoint primitif. Cette épreuve est toute individuelle. Elle n'est remarquable que par sa seule originalité. Chaque estomac, en effet, nous l'avons dit ailleurs, a son mode spécial d'existence et d'activité, et l'état particulier

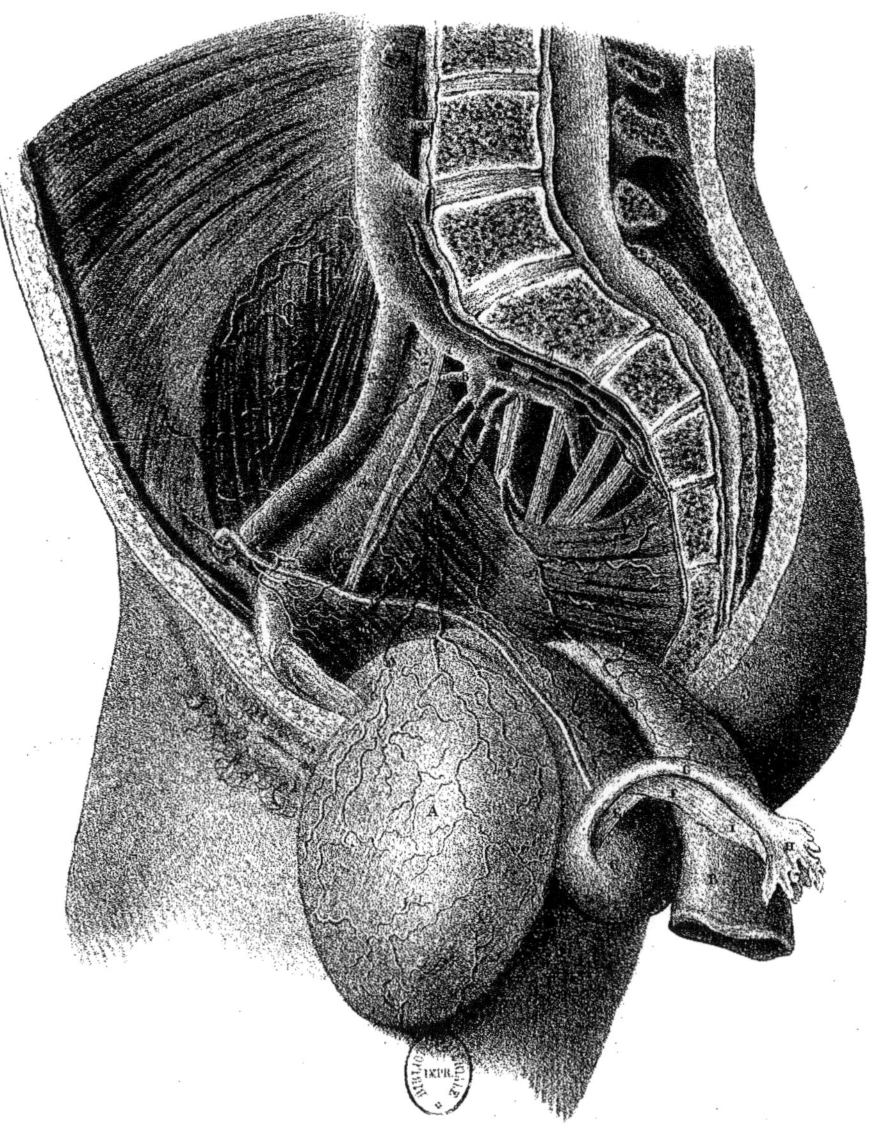

Six branches principales naissent de l'axillaire ; ce sont : au niveau de la clavicule, l'*acromiale* et les deux *thoraciques supérieure* et *inférieure* ; dans le creux de l'aisselle, la *scapulaire inférieure* et les *deux circonflexes*.

L'*acromiale* et la *thoracique supérieure* tirent souvent leur origine du même point. L'une gagne en dehors le muscle deltoïde, se bifurque dans la ligne creuse qui sépare ce muscle du tendon du grand pectoral, et se perd, par plusieurs divisions, en haut sur le muscle deltoïde, la clavicule et les articulations acromiale et humérale, en bas sur le muscle grand pectoral. L'autre rampe obliquement en avant entre les muscles pectoraux qu'elle couvre de ses ramifications.

La *thoracique inférieure* ou *mammaire externe* s'adresse spécialement aux muscles pectoraux, grand dentelé, aux ganglions de l'aisselle et à la mamelle. On la voit naître au-dessous des précédentes, tomber presque verticalement sur le côté de la poitrine entre les muscles grand dentelé et pectoral, puis contourner le bord inférieur de ce dernier muscle, pour devenir sous-cutanée et couvrir la mamelle de subdivisions innombrables.

Au niveau du bord inférieur du tendon du muscle sous-scapulaire, commence la *scapulaire inférieure*, remarquable par son volume et par l'abondance des rameaux qu'elle jette. Elle descend le long du bord inférieur du muscle, et, se divisant en deux branches, par l'une, elle longe le bord antérieur de l'omoplate en couvrant de rameaux

de tous les autres organes décide encore de celui de l'estomac ; d'où il résulte que telle dose et telle qualité d'alimens qui profitent à une économie et la perfectionnent, affaiblissent un autre organisme et l'entraînent au dépérissement. Reconnaissons donc qu'au milieu du chaos des circonstances modificatrices des corps vivans, suivre les phases des recompositions organiques, sera chose à jamais impossible.

Heureusement, ce n'est pas là l'objet le plus essentiel à connaître dans l'acte que nous analysons. Un intérêt plus vif s'attache aux transformations moléculaires, au mode d'accomplissement de ce travail, à ses variétés incalculables, relatives à la diversité des tissus.

Le sang nourrit tous les organes. On n'a, pour s'en convaincre, qu'à intercepter son abord sur un point quelconque de l'économie, sur un des membres, par exemple. La chaleur vitale de cette partie du corps s'abaisse et disparaît, les tissus privés de sucs s'émacient, ou tombent en dissolution ; il n'y a plus de vie. Qu'on se borne à y diminuer la quantité du sang, en rapetissant le qualibre des tuyaux de transport, la maigreur et la débilité accompagnent de près cette soustraction.

Il arrive souvent, au contraire, qu'après l'amputation de tout un membre, l'individu qui l'a subi acquiert un embonpoint rapide et insolite. La quantité de sang destinée à la portion du corps éliminée a dû se répartir dans le reste de l'organisme, et tourner à son avantage.

Ce sang comment pénètre-t-il dans la substance des organes ? Evidemment, c'est par les capillaires artériels. Nous suivons ce fluide, ou les canaux du moins qui l'emprisonnent, jusqu'aux limites de tous les parenchymes. Il se dérobe là à nos sens attentifs qui ne le ressaisissent qu'aux limites opposées

les muscles grands dorsal, rond et dentelé; par l'autre, elle remonte en arrière entre les muscles sous-scapulaire et grand dorsal, ensuite entre les grand et petit ronds, et se ramifie dans ces muscles, dans la fosse sous-épineuse et dans l'articulation de l'épaule.

Les *circonflexes* entourent comme d'un anneau l'extrémité supérieure de l'humérus auquel elles adhèrent. Leur destination principale est l'articulation même

---

PLANCHE LXIV.

L'on a figuré ici les artères de l'utérus sur une femme morte cinq jours après l'accouchement. On y voit aussi les artères rénales, spermatiques et lombaires. (Tiedemann et nature.)

A, A. les reins. — B, B. les bassinets. — C, C. les uretères. — D. la matrice. — E, E. les ligamens larges. — F, F. les ligamens ronds. — G, H. la trompe de Fallope et son pavillon. — I, K. l'ovaire et son ligament. — L, L, L... les dernières côtes. — M. la colonne vertébrale. — N, N. les piliers du diaphragme. — O, O, O. le bassin.

N° 1. L'aorte. — 2, 2. les artères rénales ou émulgentes. — 3, 3, 4, 4. leurs divisions successives dans le sillon et dans la substance des reins. — 5. l'a. spermatique se dirigeant vers l'ovaire. — 6, 6. ses divisions sur cet organe. — 7, 7, 7, 7. celles qui vont sur la trompe de Fallope et sur le ligament large. — 8, 8. celles qui se répandent sur la matrice et s'anastomosent avec des branches de l'artère utérine. — 9, 9, 10, 11. les a. lombaires. — 12. l'a. sacrée moyenne. — 13, 13. les a. iliaques primitives. — 14, 14. les a. hypogastriques. — 15, 15. les a. sacrées latérales. — 16, 16. les a. fessières. — 17, 17. les a. ombilicales coupées. — 18, 18. les a. obturatrices. — 19, 19. les a. utérines, et 20, 20, 20. leurs nombreuses branches sur la face postérieure de la matrice. Le volume de ces artères est considérablement augmenté à cause du développement que conserve encore l'organe. — 21, 21. les a. ischiatiques. — 22, 22. les a. honteuses internes. — 23. l'a. iliaque externe. — 24 rameaux fournis par l'a. épigastrique, distribués sur le ligament rond et s'anastomosant avec les rameaux utérins. — 25. l'a. circonflexe iliaque.

des mêmes parenchymes, mais sous une autre forme, et en puissance d'un autre de tubes, les capillaires veineux. Que s'est-t-il donc passé dans cette obscurité impénétrable, dans ce silence si fécond, si éminemment significatif? Cette question s'adresse aux efforts du raisonnement et aux puissances du microscope.

Nous savons, quoique d'une manière très-imparfaite encore, le mode d'abouchement ou le rapport de liaison plus ou moins éloigné des capillaires artériels avec le veineux; nous connaissons quelques-unes des formes que possèdent ces petits tubes dans les divers organes. Sœmmering les a minutieusement précisées. Nul doute que ces figures, qui ne sont pas l'effet d'un pur hasard, n'exercent une influence plus ou moins efficace dans la composition intime des tissus organiques. Ces figures président peut-être à un arrangement spécial des molécules sanguines; peut-être servent-elles plutôt, par leur affinité pour les principes matériels dont les organes ont besoin, à l'extraction ou au triage de ces mêmes principes? Mais notre ignorance est presque complète quant aux relations plus directes qui unissent ces extrémités saisissables avec le parenchyme organique lui-même. Ici, le point indivisible du contact ne nous apparaît pas. Toutefois, nous trouvons consignées dans la science quelques expériences microscopiques qui paraissent nous porter sur la scène des mouvemens les plus ténus effectués dans l'assimilation. Lorsque naguère nous exposions la forme des globules de l'humeur nourricière, nous citions les expériences faites sur le cours du sang dans l'organe aérien de la salamandre, dans la queue du têtard, etc. Les auteurs de ces fines recherches avaient vu les globules de sang passer sans intermédiaire des capillaires des artères dans ceux des veines. Or, un nouveau fait d'observation se présente, qui jette une clarté plus

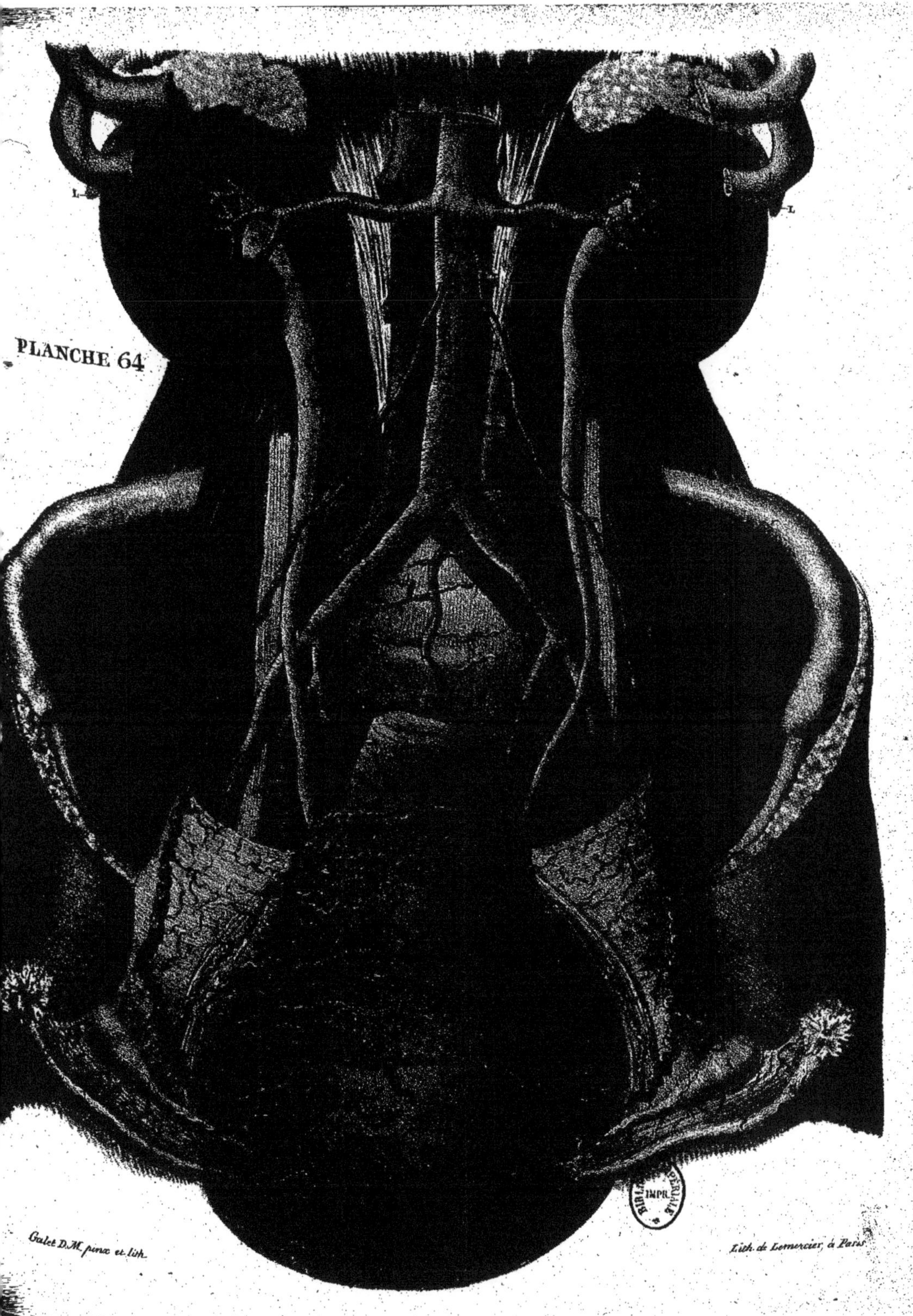

Galet D.M. pinx et lith.

Lith. de Lemercier, à Paris.

de l'épaule. *L'antérieure* est la plus petite. Dirigée en devant et en dehors, derrière les muscles coraco-brachial et biceps dont elle croise la direction, elle contourne ensuite le col de l'humérus derrière le muscle deltoïde qu'elle perce par plusieurs ramuscules, et finit par se perdre dans la capsule fibreuse articulaire. La *postérieure* se jette horizontalement en arrière, contourne l'humérus, fournit l'articulation de l'épaule d'un grand nombre de divisions, et se consume dans les muscles deltoïde, sous-épineux et petit rond.

b. *Artère brachiale.* Elle est comme le prolongement de l'axillaire sur la face interne et antérieure du bras. Elle sort du creux de l'aisselle, tombe presque verticalement sur le bras, sans flexuosités, mais en inclinant un peu en avant et en dehors, et finit à un travers de doigt au-dessous du pli du coude, par une bifurcation qui compose les artères cubitale et radiale.

La brachiale repose en haut sur un paquet de tissu graisseux qui la sépare du muscle triceps brachial ; en bas, sur le muscle brachial antérieur, et elle est successivement recouverte, au bras par le muscle coraco-brachial et l'aponévrose brachiale ; au pli du coude par l'aponévrose inférieure du muscle biceps et par la veine médiane basilique. Sa face interne touche la veine brachiale et le nerf médian, l'externe appuie sur l'humérus dans son tiers supérieur ; par tout le reste de son étendue, elle adhère au bord interne du muscle biceps.

Toutes les parties composantes du bras reçoivent de la brachiale des bran-

vive sur ce point de doctrine, et semble nous conduire plus près de sa solution définitive.

» Une puce vivante, dit M. Lepelletier, » comprise entre les deux verres de l'objectif » d'un fort microscope, est légèrement » pressée de manière à faire sortir une portion des viscères abdominaux. Voici dans » cette partie postérieure du tronc ainsi préparée, ce que nous avons très-distinctement vu : nous indiquons les objets d'après » les dimensions que leur donnait l'instrument. Des séries de molécules rouges, de » forme lenticulaire, d'un tiers à un quart » de ligne de diamètre, s'agitent pendant » cinq minutes au moins d'un mouvement » circulatoire assez rapide, en suivant d'abord » la direction d'un canal d'une ligne de diamètre sur deux pouces de longueur, étendu » depuis la partie postérieure de l'animal » jusques dans les parties herniées qui représentent deux nappes rougeâtres dans lesquelles se rendent les globules par deux » canaux moins larges, divisions du premier. » Arrivés dans ces nappes, ils y tiennent des » courans assez réguliers, mais sans apparence d'aucun vaisseau ; plusieurs d'entre » eux, pressés par ceux qui les suivent, » s'écartent quelquefois beaucoup de la ligne » principale du mouvement commun ; toute » agitation cesse dans cette espèce de parenchyme, et les molécules du fluide circulatoire ou globules sont faciles à bien observer dans l'état de repos. »

Il est bien vraisemblable que les choses se passent comme vient de le voir le savant physiologiste. Et comment, en effet, supposer que l'assimilation pût se faire, si les globules réparateurs passaient en totalité et directement des extrémités des artères dans l'origine des veines ? Il faut, de nécessité, que des molécules s'égarent, se détournent de la direction ordinaire, entrent dans une sphère nouvelle d'activité, et se déposent dans le

ches fort nombreuses, dont deux seulement, à cause de leur volume, méritent d'être mentionnées à part : ce sont les *collatérales externe et interne*.

La *collatérale externe* ou *humérale profonde* émane quelquefois de la circonflexe postérieure ou de la scapulaire inférieure. Son origine apparaît ordinairement au niveau de l'espèce de gouttière oblique creusée sur l'humérus pour le passage du nerf radial. Elle se dirige en bas et en arrière, entre le triceps brachial et l'humérus auxquels elle envoie des rameaux. Parvenue au milieu de la face postérieure du bras, elle se contourne entre les muscles triceps brachial et brachial antérieur, et on la voit bientôt paraître sur la face antérieure du bras, un peu au-dessus du pli du coude, où, recouverte seulement par la peau, elle se divise en deux petites branches, dont l'une gagnant l'olécrâne, se perd dans l'insertion du triceps brachial, tandis que l'autre, se jetant en avant, se consume dans le brachial antérieur et dans les tégumens.

La *collatérale interne* commence près de l'épitrochlée. Elle se porte transversalement en dedans, derrière le nerf médian et au devant du muscle brachial antérieur. Après avoir couvert de ramuscules ce même muscle, le rond pronateur, l'articulation du coude et les tégumens, elle se partage en deux rameaux : l'un atteint l'épitrochlée, s'y ramifie, et communique avec l'artère récurrente cubitale antérieure; l'autre se détourne en arrière, s'introduit dans la cavité olécrânienne, et communique avec la récurrente cubitale postérieure.

parenchyme organique. Sans ce contact immédiat, il n'est pas de transsubstantiation possible, et tout plâtrage nutritif est annulé.

En vain chercherait-on encore à exhumer la théorie des filtrations, d'après laquelle les particules réparatrices, traversant les pores des artères, iraient se déposer dans la trame de nos tissus. En vain, l'on voudrait aussi recourir à l'existence de vaisseaux exhalans qui puiseraient dans des réservoirs en cellules le fluide nourricier, et le déverseraient sur les parenchymes. L'on peut qualifier de visionnaires les auteurs de ces assertions que nulle expérience n'appuie, et qui ne sont justifiées par aucun fait d'observation. Il paraît positif, au contraire, que les extrémités des capillaires jettent près des parenchymes plusieurs divisions terminales qui charrient les particules nutritives, les déposent, les laissent libres, et permettent à l'action élaboratrice de s'exercer sur les élémens que ces molécules recèlent.

Une partie de son mystère serait ainsi soustrait à la nature. Il ne manquerait plus qu'à connaître la transformation des parcelles de sang en la substance propre des différens tissus, et le mode de classement des molécules, ordonné de manière à ce que les organes ne s'écartent jamais de la forme primitivement arrêtée. Mais ici, l'ombre de l'ignorance s'épaissit davantage, et ne pouvant plus invoquer les ressources du microscope, force doit être de nous en tenir aux lumières bien vacillantes de conjectures raisonnées.

Avant qu'une observation plus sévère, que des travaux chimiques mieux dirigés et plus exacts ne nous eussent fait entrevoir la nature réelle du sang, on s'était figuré que ce liquide subissait dejà dans ses gros canaux des modifications préliminaires qui le disposaient à l'incorporation. Tantôt une partie de sa sérosité s'échappait à travers les pores des tuniques vasculaires, et sa plasticité allait tou-

c. *Artère radiale.* Elle est plus super-ficielle que la cubitale, et bien qu'elle soit aussi plus petite, comme elle marche dans le même sens que la brachiale, elle paraît être la vraie continuation de celle-ci. Son origine se voit généralement à un travers de doigt au-dessous du pli du coude, quelquefois vers le milieu du bras, plus rarement au creux même de l'aisselle. Sa terminaison est à la paume de la main. Située dans ses deux tiers supérieurs sur la face antérieure et ex-terne de l'avant-bras, elle mesure pres-que la longueur du radius. Au poignet, elle incline en dehors et en arrière, et, plongeant dans l'intervalle des deux premiers os du métacarpe, elle entre dans la paume de la main pour y for-mer l'arcade palmaire profonde.

A l'avant-bras, l'artère radiale repose successivement de haut en bas, sur les muscles grand pronateur, grand fléchis-seur du pouce et petit pronateur, qui la séparent du radius, et elle est recouverte dans le même sens, par la veine de son nom, par le muscle grand supinateur et par la peau. En dedans, elle est en con-tact avec les muscles grand pronateur, grand palmaire et fléchisseur superfi-ciel des doigts; en dehors, avec le grand supinateur et le nerf radial.

Parmi les branches que la radiale jette sur l'avant-bras, une seule mérite d'être décrite à part : c'est la *récurrente radiale.* Située près du coude, cette branche sort du côté externe de l'artère radiale, se porte transversalement en dehors, se recourbe bientôt et monte vers l'olécrâne en formant une arcade dont la convexité envoie plusieurs ra-

jours croissant; d'autres fois des vaisseaux absorbans ouverts sur les parois des tubes lui dérobaient plusieurs de ses principes ; dans l'opinion de certains vitalistes, le sang recevait de chaque organe en particulier une influence spéciale qui lui communiquait à distance la nature dont il allait se revêtir.

Au point où en est la science aujour-d'hui, il serait superflu de discuter de telles rêveries. En quelqu'endroit du corps qu'on recueille du sang, on lui trouve partout les mêmes qualités. Tous les principes que la chimie a signalés dans ce fluide, se pré-sentent partout et dans les mêmes proportions, preuve certaine que le sang est identique en chaque point du corps. Seulement s'il nous était permis de saisir ce fluide aux lieux où les capillaires se modifient dans leur figure, là, peut-être, trouverions-nous des chan-gemens appréciables, car, comme nous le disions tout-à-l'heure, une modification vas-culaire si remarquable, ne peut avoir été créée sans but.

Ainsi donc, une substance toujours la même, et contenant invariablement les mêmes proportions de principes se trans-forme en cent tissus divers. En quoi consiste cette transmutation ? Est-elle une opération chimique ordinaire, une simple combinaison moléculaire, une oxigénation, une azoti-sation, etc. ?

Combien serions-nous glorieux, si, après avoir jeté dans une cornue des matières à réaction connue d'avance, nous en voyions sortir des tissus tout pareils à ceux de notre organisme! Mais quel serait l'acide, et quel serait le réactif qui, versés sur le sang, feraient jamais un cartilage, une pulpe nerveuse, un ganglion, un corps épidermique? serait-ce que tous les réactifs ni le degré de calorique né-cessaire ne sont pas en notre puissance? Eh bien, qu'on élève convenablement la tempéra-ture d'un cadavre, et que dans les artères vides

meaux sur les muscles externes de l'avant-bras. Toutes les autres branches de la radiale , très-nombreuses et très-variables , quant à leur origine et à leur existence , se ramifient dans les parties diverses qui avoisinent le tronc générateur. Deux d'entr'elles se distinguent encore par leur constance et leur volume. Nées de la face interne de la radiale , l'une se dirige en dedans sur le bord inférieur du muscle petit pronateur , communique avec une branche correspondante de la cubitale , et compose un réseau vasculaire sur les ligamens antérieurs du poignet ; l'autre dépasse ces ligamens et tombe dans la paume de la main, où elle communique avec la cubitale sur l'extrémité de l'arcade palmaire superficielle formée par cette artère.

Derrière le poignet , la radiale n'est protégée que par la peau et par les tendons des muscles grand abducteur et extenseurs du pouce. Elle y fournit deux branches principales : la *dorsale du pouce*, qui descend et se perd derrière le premier os du métacarpe et la première phalange du pouce , la *dorsale du carpe* qui se porte en dehors et se répand derrière la deuxième rangée des os du carpe. Celle-ci est plus féconde en ramifications que la précédente. Elle en projette , en haut, sur l'articulation radio-carpienne, en bas , sur les muscles interosseux et sur l'origine des doigts ; ces dernières s'anastomosent avec les perforantes de l'arcade palmaire profonde.

Avant d'abandonner cette région, et au moment où elle va plonger dans le creux de la main , la radiale donne un dernier rameau assez volumineux. C'est

de cette masse inanimée , l'on injecte le sang d'un corps doué de vie, plein de santé et de vigueur, obtiendra-t-on la réaction chimique qui doit former de toutes pièces la fonction nutritive? Et qu'on n'allègue pas l'oblitération des capillaires dans la matière morte. Les injections de Ruisch sont là pour démontrer la persistance de leur perméabilité. Il faudrait , dans l'hypothèse d'une opération chimique pure et simple , que le sang qui jouit de sa température naturelle , et qui rencontre sur le cadavre les mêmes élémens et la même chaleur qu'il trouvait durant la vie , décidât avec ces élémens toutes les transmutations organiques. Les choses ne se passent pas ainsi, parce que les lois des opérations vitales ne sont pas celles des mouvemens de la matière brute. Sous l'influence de l'action vivifiante , il s'opère entre toutes les fibres une création véritable ; car tous les élémens, tous les produits immédiats de nos organes ne sont pas contenus dans le sang ; bon nombre même de ceux qui y existent , sont en trop faible quantité pour que la nutrition puisse être regardée comme liée d'une manière nécessaire à leur préexistence dans la masse générale du sang. Ces élémens et ces produits immédiats, nous pourrions les envisager un à un , et prouver leur absence ou leur insuffisante quantité dans le fluide nutritif. Nous ne citerons que l'azote, le phosphate de chaux et la gélatine.

L'azote , que les substances animales contiennent en si grande abondance , ne préexiste pas toujours au travail nutritif des organes. Ceux qui professent une opinion contraire , cherchent les voies qui peuvent lui donner accès dans le corps. Ils reconnaissent qu'il ne peut provenir que de l'air atmosphérique ou des matières alibiles externes. Mais il est positif que l'absorption et la respiration ne l'introduisent qu'en une dose

l'*artère dorsale du métacarpe*, laquelle descend obliquement sur le deuxième os du métacarpe jusque vers le milieu du dos de la main et quelquefois jusqu'à l'index. Elle appartient spécialement au muscle abducteur de l'index.

Enfin, dans la paume de la main, l'artère radiale, réduite à la moitié de son calibre, se divise en deux branches. L'une, *externe*, se bifurque à son tour, et longe d'une part le bord interne du pouce, de l'autre, le bord externe de l'index. La seconde, *interne*, termine véritablement la radiale. On la désigne sous le nom d'*Arcade palmaire profonde*. Couchée en effet sur les extrémités des os du métacarpe, elle est recouverte par les tendons des muscles fléchisseurs des doigts, et, dans sa direction qui est transversale en dedans, elle décrit un tiers de cercle, dont la convexité regarde en bas. D'innombrables rameaux émanent de toutes les faces de cette arcade. Il en est d'*antérieurs* qui s'adressent aux muscles lombricaux, de *postérieurs* qui, sous le nom d'*artères perforantes*, passent entre les os du métacarpe et vont s'épanouir sur le dos de la main. Les *supérieurs* gagnent le ligament du carpe et les muscles du pouce ; les *inférieurs* sont destinés aux doigts et se font distinguer autant par leur volume que par leur étendue. Ils sont toujours au nombre de cinq. Les quatre premiers descendent verticalement dans les espaces que laissent entr'eux les quatre derniers os du métacarpe, et, au niveau de l'origine des phalanges, ils se bifurquent et se répandent sur les doigts. Le cinquième

extrêmement minime, et, quant aux alimens, on peut dire que ceux-là même qui ne contiennent aucun atome de l'élément azote, n'en sont pas moins doués, à un très-haut degré, des propriétés composantes et réparatrices. Le carbone, l'hydrogène et l'oxigène sont les élémens primitifs et prédominants des matières végétales. L'azote ne s'y montre qu'en une proportion à peine appréciable. Et voyez cependant comme une immense classe des corps vivans de notre globe font, des sucs végétaux, leur pâture exclusive ! Qu'on analyse chimiquement leurs chairs, la quantité d'azote qu'on recueille, l'emporte à son tour de beaucoup sur celles des trois autres élémens. Parmi les animaux le plus richement azotés, les oiseaux et les reptiles sont en première ligne. Et néanmoins, des expérimentateurs véridiques, Rondelet, Méad, Valisnieri, assurent que des poissons et des reptiles, nourris deux et trois ans avec de l'eau pure, n'en ont pas moins acquis leur accroissement ordinaire. Sans doute il faut faire la part de la ténacité de vie que ces animaux ont reçue par suite d'une loi primordiale et d'une structure organique propre, ténacité de vie qui a bien pu les faire résister à l'influence d'une alimentation tellement désavantageuse, qu'une autre classe d'êtres y aurait vite succombé. Mais la question repose ici sur un tout autre objet ; c'est à savoir que des poissons et des reptiles long-temps alimentés avec une substance unique et privée d'azote, n'ont pas cessé de composer une matière saturée de cet élément.

Malgré l'irrécusabilité du fait, l'expérimentateur célèbre de notre époque, a essayé de démontrer que la vie est incompatible avec l'usage d'une nourriture totalement privée d'azote. Il importe ici d'énoncer quelques-unes de ses expériences relatives à ce point de doctrine : nous apprécierons ensuite avec lui-

se consume dans les muscles court fléchisseur et opposant du petit doigt. L'extrémité de l'arcade palmaire profonde s'anastomose au bord interne de la main avec une des branches de l'artère cubitale.

d. *Artère cubitale.* Ce que nous avons dit, et du lieu d'origine et de l'étendue de la radiale, est applicable à celle-ci. Elle occupe le côté interne de la face antérieure de l'avant-bras, sur le bord externe du cubitus, dont elle mesure toute la longueur, et se termine dans

---

PLANCHE LXV.

Elle représente le mode de distribution de l'artère honteuse interne chez l'homme et chez la femme.

Fig. 1. (Chez l'homme.) A, A, B, B. La peau et le tissu cellulaire des fesses et du périnée. — C, C. les os ischions. — D. l'os coccyx. — E, E. les muscles grands fessiers. — F, F. le m. releveur de l'anus. — G. le m. sphincter externe. — H. le m. transverse du périnée. — I, L les m. bulbo-caverneux. — K, K. les m. ischio-caverneux. — L. le canal de l'urètre. — M, M. les grands ligamens sacro-sciatiques.

N° 1. L'artère honteuse interne ou génitale. — 2. branche inférieure de cette artère. — 3, 4, 5, 6. rameaux que cette artère jette sur les muscles releveur de l'anus, transverse du périnée, bulbo et ischio-caverneux. — 7. la branche inférieure de la honteuse interne à son entrée dans la cloison du dartos, d'où elle se distribue aux bourses et à la peau de la verge. — 8. branche supérieure, ou de la verge, coupée.

Fig. 2. (Chez la femme.) A. Le mont de Vénus. — B, B. les grandes lèvres. — C. le clitoris. — D, D. les petites lèvres ou nymphes. — E. le méat urinaire. — F. l'ouverture du vagin. — G. le périnée. — H. l'anus. — I. le muscle constricteur du vagin.

N° 1. L'artère honteuse interne. — 2. branche inférieure de cette artère, allant se perdre en 3 dans les grandes lèvres. — 4, 5. rameaux de cette branche pour les muscles releveur de l'anus et transverse du périnée. — 6. branche supérieure de la honteuse interne. Elle aboutit en 7 au clitoris, comme son analogue, chez l'homme, aboutit à la verge.

même la nature des conclusions qu'il en déduit.

M. Magendie met un chien gras et bien portant à l'usage exclusif du sucre blanc et pur et de l'eau distillée. L'animal, dans les huit premiers jours, continue à se bien porter. Mais il maigrit au bout de ce temps, et quoiqu'il mange avec avidité six ou huit onces de sucre dans les 24 heures, il dépérit rapidement. La cornée des yeux se perfore, ces organes se vident, l'appétit se perd, les forces s'épuisent, la mort arrive au trente-deuxième jour, et l'inspection intérieure du cadavre fait reconnaître une absence totale de graisse, une émaciation et une rétraction de tous les organes comme chez les animaux morts de faim.

Ce résultat engage à de nouveaux essais, soit avec la même substance, soit avec d'autres privées aussi d'azote, et sur différens animaux : à quelques faibles nuances près, il ne varie point. Deux chiens, jeunes et vigoureux, reçoivent, pour toute nourriture, de l'huile d'olive et de l'eau distillée ; ils ne commencent à ressentir les accidens qu'au bout de quinze jours, ils meurent vers le trente-deuxième, et les altérations organiques sont celles du cas précédemment cité. La gomme et le beurre sont à leur tour mis en usage : même mode d'action et mêmes conséquences. L'observateur ouvre le tube intestinal et il s'assure que les substances ingérées ont subi tous les actes de l'opération digestive.

Que prouvent ces expériences ? De bonne foi, mènent-elles à une solution ? Après les avoir employées à démontrer que les substances azotées sont seules alibiles, nécessaires à l'entretien de la nutrition et de la vie, M. Magendie nous épargne lui-même les frais d'une interprétation différente, car il sait reconnaître que la cause première de la mort de ces animaux résulte de l'invariabilité de leur nourriture. Qu'on choisisse une sub-

Fig. 1

PLANCHE 65.

Fig. 2

Galet D. M. pinx et Lith.

Lith. de Lemercier, à Paris.

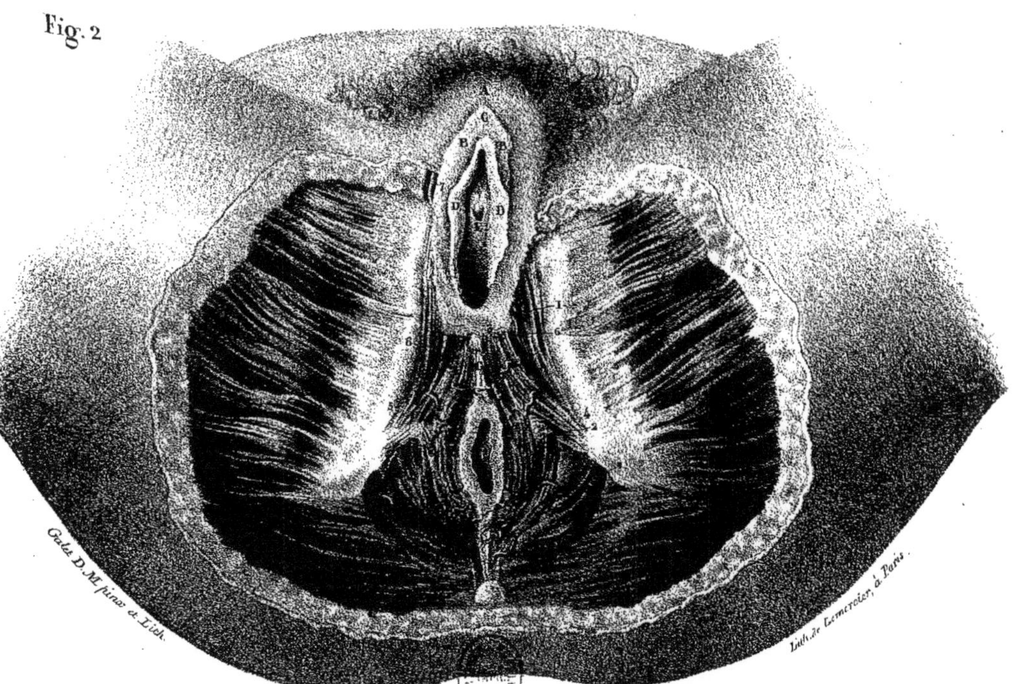

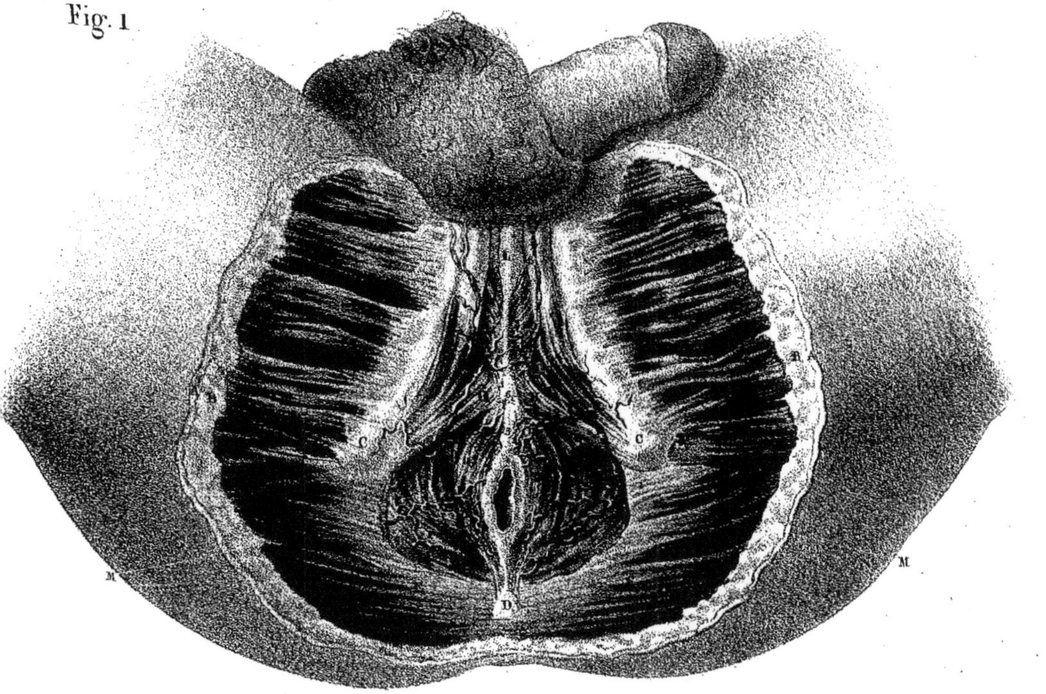

le creux de la main. En quittant le pli du coude, elle incline légèrement en dedans, s'approche du cubitus et passe entre les deux couches musculaires antérieures de l'avant-bras. Se dégageant ensuite de ces muscles, un peu au-dessous de la partie moyenne de l'avant-bras, elle devient de plus en plus superficielle, passe sur le ligament antérieur du carpe, entre dans la paume de la main et y dessine l'arcade palmaire superficielle.

D'abord couverte par le nerf médian, ensuite par les muscles grand pronateur, palmaires, fléchisseur superficiel des doigts et par les aponévroses de l'avant-bras et de la main, la cubitale couvre à son tour les muscles brachial antérieur, fléchisseur profond des doigts, carré pronateur, ainsi que le ligament annulaire du carpe. Son bord interne est en rapport avec le nerf cubital et l'os pisiforme; l'externe avec le muscle fléchisseur superficiel des doigts.

Comme la radiale, l'artère qui nous occupe, jette, dans tous les sens, mais particulièrement sur les muscles internes et antérieurs de l'avant-bras, des branches très-multiples, dont les plus remarquables sont les *récurrentes cubitales antérieure* et *postérieure* et l'*interosseuse*.

La *récurrente cubitale antérieure* a son origine tout près de celle de son tronc générateur. Son volume est peu considérable. Elle commence par se diriger obliquement en dehors, appuyée sur le muscle brachial qu'elle couvre de divisions, aussi bien que les muscles fléchisseur superficiel des doigts, grands pronateur

stance alimentaire quelconque, toute riche d'azote qu'elle puisse être, si un être vivant en use quelque temps exclusivement à toute autre, il périra, et plus rapidement peut-être que l'animal qu'on a soumis à l'usage exclusif du sucre pur ou de la gomme.

Une condition capitale de l'entretien et du perfectionnement de tout organisme animal réside dans la multiplicité, dans l'incessante succession des agens modificateurs externes. M. Magendie confirme lui-même cette loi par ses expériences. « Un lapin ou un cochon » d'Inde, dit-il, nourris avec une seule subs- » tance, telle que froment, avoine, orge, » choux, carottes, etc., meurent avec toutes » les apparences de l'inanition, ordinairement » dès la première quinzaine, et quelquefois » beaucoup plus tôt. Nourris avec les mêmes » substances données concurremment ou suc- » cessivement, à de petits intervalles, ces » animaux vivent et se portent bien. » C'est que tout organe se lasse, s'affaiblit et s'épuise sous l'uniformité de sa réaction, et de même que l'influence d'une même saison, d'une température externe invariable, serait promptement destructive de l'édifice humain, de même aussi une nourriture toujours la même, n'importe la richesse de ses élémens nutritifs, l'anéantiraient précipitamment et *sans retour*. Nous signalons spécialement la dernière idée de notre assertion; car il est avéré que lorsqu'un animal a été conduit à un certain degré d'épuisement par le contact invariable d'une seule substance alibile, on a beau recourir à un mode de nourriture opposé, multiplier les alimens, les diversifier à l'infini, il meurt d'inanition, les tissus ayant perdu tout leur ressort, l'action vitale sa puissance.

L'azote n'arrive donc point tout formé dans une machine animale, et, de deux choses l'une, ou l'azote n'est pas un corps simple, et nous ne connaîtrions point la combinaison chimique élémentaire d'où il résulte, ou

et palmaire. Puis, elle se recourbe et monte vers l'épitrochlée pour s'anastomoser avec la collatérale interne.

La *récurrente cubitale postérieure* naît un peu au-dessous de la précédente. Elle incline de suite, en bas et en dedans, sur le muscle fléchisseur profond des doigts. Mais, bientôt elle se recourbe, et, s'engageant entre l'épitrochlée et l'olécrâne, elle se ramifie sur l'articulation du coude, sur les muscles triceps bra-

---

PLANCHE LXVI.

Elle a pour objet la représentation des artères mammaire interne et épigastrique spécialement destinées aux parois de la poitrine et du ventre. On y voit leurs fréquentes et mutuelles anastomoses, surtout au côté droit, d'où l'on a enlevé la couche musculaire superficielle. (Tiedemann.)

A, B. Le sternum et l'appendice xiphoïde. — C. le muscle grand pectoral. — D. le m. grand oblique de l'abdomen. — E. le m. transverse de l'abdomen. — F. la ligne blanche. — G. l'ombilic. — H. l'anneau inguinal. — I. l'arcade crurale. — K. le conduit déférent. — L. le m. pyramidal. — M. le m. iliaque interne. — N. le m. grand psoas. — O. le m. grand fessier. — P. le m. tenseur de l'aponévrose crurale. — Q. le m. couturier. — R. le m. droit antérieur de la cuisse. — S. le m. pectiné. — T. la veine fémorale. — U, U. les ganglions lymphatiques inguinaux.

N° 1. L'artère mammaire interne. — 2, 2, 2. rameaux fournis par les branches externes de la mammaire, à son passage le long de la face postérieure des cartilages sterno-costaux. Ils appartiennent aux muscles pectoraux, à la mamelle et à la peau. — 3, 3, 4, 4. rameaux de terminaison de la mammaire dans les muscles et les tégumens, et d'anastomose avec l'épigastrique. — 5. l'a. épigastrique. — 6. rameau (coupé) qu'elle fournit au cordon des vaisseaux spermatiques. — 7. l'a. honteuse externe venant de la fémorale et donnant des rameaux 8, 8 aux ganglions lymphatiques du pli de l'aîne. — 9. l'a. sous-cutanée abdominale, fournie aussi par la fémorale, et jetant des rameaux 10, 10 sur les mêmes ganglions. — 11. l'a. circonflexe iliaque. — 12. l'a. spermatique. — 13, 13, 13. divisions terminales et cutanées de l'épigastrique.

bien nous faut-il reconnaître qu'il est spontanément élaboré par l'action cachée de la vie. Au surplus, admettant même qu'il en existe plus ou moins dans les alimens, qu'il en pénètre aussi du dehors, à travers les voies absorbantes et respiratoires, ce ne serait jamais en quantité équivalente à celle qu'on rencontre dans la matière organisée.

Même remarque est applicable à la présence du phosphate de chaux. Comment trouver, soit dans les alimens, soit dans l'humeur sanguine, l'énorme quantité de ce produit immédiat, qui sert de base matérielle fondamentale à tout édifice animal? La coquille qui enveloppe l'œuf d'une poule ne s'était pas formée progressivement dans l'ovaire de l'animal; elle a été presqu'instantanément sécrétée par la membrane de l'oviducte, au moment où l'œuf, déjà tout développé, traversait ce conduit pour tomber dans le cloaque et être expulsé hors du corps. D'où provient cette surabondance de matière calcaire, à une époque fixe et dans un lieu déterminé? Vauquelin cite le fait d'une poule qui rendit par les voies intestinales des quantités surprenantes de phosphate de chaux, bien qu'elle n'eut été nourrie qu'avec de l'avoine, pendant le temps de ces excrétions. Ce phénomène tenait, sans doute, à un surcroît d'activité de la membrane interne de l'oviducte. L'on trouve aussi chez l'homme des modifications morbides organiques, sous l'influence desquelles la matière calcaire se produit avec tant d'exubérance, que tout le corps semble en être inondé. Telle est l'affection graveleuse, tels sont la goutte et le rhumatisme. Assurément, dans des cas de ce genre, cette substance ne vient pas toute du dehors, ce qui nous autorise à dire, avec M. Adelon, que *le corps animal est l'atelier où la nature la fabrique en grand.*

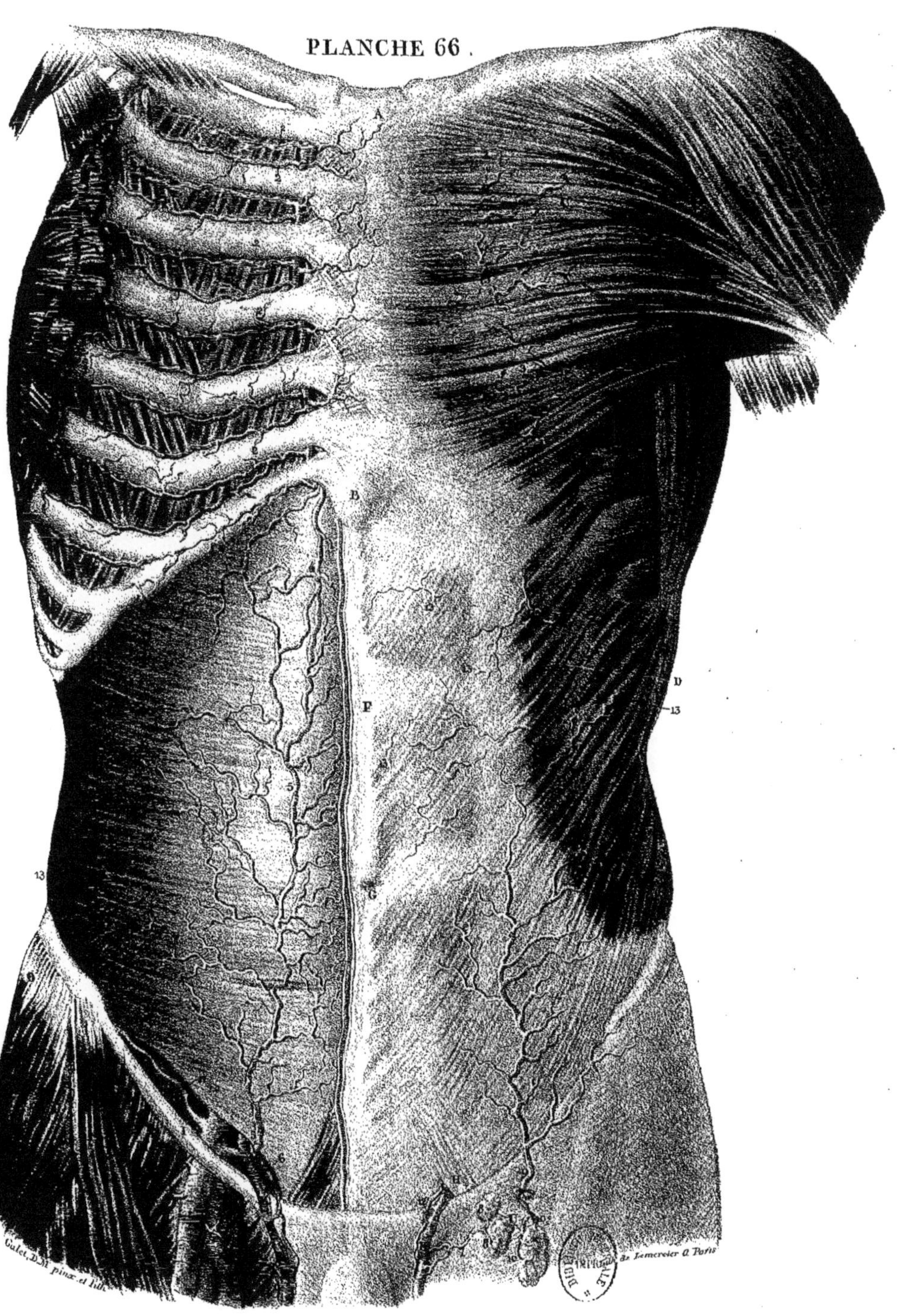
A
B
P
D
13
13
Calet, D.M pinx. et lith.
Imp. de Lemercier à Paris

chial, fléchisseur commun des doigts, cubital antérieur, et communique aussi avec l'humérale profonde et la collatérale interne.

L'*interosseuse*, la plus volumineuse des trois branches que nous décrivons, sort du bord postérieur de la cubitale au niveau ou au-dessous de la tubérosité bicipitale du radius. Après un court trajet en arrière, elle se bifurque, et ses deux branches portent le nom d'interosseuses antérieure et postérieure. La *première* descend verticalement sur le ligament interosseux. Elle fournit des divisions aux muscles fléchisseurs profonds des doigts, fléchisseur du pouce et au petit pronateur, derrière lequel elle perce le ligament interosseux, près de l'articulation du poignet. Elle s'étend de là jusque sur le carpe, en suivant les tendons du muscle extenseur des doigts, et finit par se perdre en s'anastomosant avec la dorsale du carpe. La *deuxième*, plus volumineuse et spécialement réservée aux parties postérieures de l'avant-bras, se dirige de suite en arrière, en passant sur l'extrémité supérieure du ligament interosseux. Elle jette de suite un rameau remarquable, l'*artère récurrente radiale postérieure*, qui s'élève jusqu'à l'épicondyle, couvre de divisions l'articulation du coude, les muscles anconé, cubital postérieur et triceps brachial, et s'abouche avec l'humérale profonde et la récurrente radiale. L'interosseuse postérieure tombe ensuite verticalement, entre les deux couches musculaires postérieures de l'avant-bras, leur fournit d'innombrables rameaux, aussi bien qu'aux muscles radiaux externes, et se

S'il fallait étayer de nouvelles preuves cette faculté créatrice des puissances vitales, nous citerions enfin la gélatine si prodiguée dans les tissus fibreux. Le fluide sanguin n'en présente pas un atome, ou si nos moyens chimiques sont trop grossiers encore pour nous la faire découvrir, avouons néanmoins qu'à quelque degré de finesse qu'ils arrivent, jamais ils n'y démontreront la dose nécessaire à la réparation des tissus qui en ont besoin.

Partant, lorsqu'on veut s'en tenir à l'expression rigoureuse des faits, l'on doit reconnaître qu'il y a dans les corps organiques vivans une fabrication occulte, une action créatrice d'une extrême énergie, mais inappréciable par sa ténuité, une chimie vitale en un mot, bien différente de la chimie inorganique, laquelle n'est tombée en puissance des facultés humaines que par la grossièreté même du sujet qui lui sert d'appui.

L'esprit humain attacherait-il une honte à déclarer son ignorance sur la nature intime des opérations de la vie ? Une conquête beaucoup plus précieuse serait la découverte des lois de tous ces actes, celle du but final de leur développement. Or, celle-ci ne lui manquera pas. Que lui importerait alors l'essence des phénomènes, s'il connaissait à fonds leur coordination, le pourquoi de leur existence, la raison de leur jeu, et l'opportunité de leurs variétés innombrables ?

L'idée première qu'on adopte en abordant pour la première fois cette grande question du replâtrage des corps vivans, est celle d'une aggrégation pure et simple des molécules organiques. Le phosphate calcaire filtrerait et formerait dépôt dans la trame des os, la gélatine dans les membranes et dans les cartilages, et la fibrine dans les muscles. Mais, outre que dans cette hypothèse, tous les élémens organiques préexisteraient dans le

confond ensuite sur le carpe avec l'interosseuse antérieure.

L'artère cubitale, avons-nous dit, forme au creux de la main, l'arcade palmaire superficielle. A cet effet, lorsqu'elle croise la direction du ligament annulaire antérieur du carpe, et qu'elle entre dans la paume de la main, elle incline insensiblement en dehors pour se terminer au niveau de l'extrémité supérieure du deuxième os du métacarpe, en s'abouchant avec une branche de la radiale. Par sa concavité qui est supérieure, cette arcade fournit de ramuscules les muscles lombricaux et le ligament annulaire. Par sa convexité elle donne les *collatérales des doigts*, au nombre de cinq. La première collatérale se porte sur le bord interne et jusqu'à l'extrémité du petit doigt. Les quatre autres descendent dans les espaces interosseux, et, au niveau de l'origine des phalanges, elles se bifurquent pour longer les bords de tous les doigts, à l'exception du bord externe du pouce et de l'interne du petit doigt. Dans ce dernier trajet elles jettent des ramuscules tellement nombreux, que toutes les phalanges sont comme recouvertes d'un gant vasculaire. Elles communiquent ainsi avec les prolongemens de l'arcade palmaire profonde, et s'anastomosent mutuellement par arcade dans la pulpe des doigts.

§ 3. — *Des artères fournies par l'aorte pectorale.*

Les troncs artériels secondaires que l'aorte projette dans la cavité thoracique

sang, ce qui est positivement faux, les organes devraient encore se plier à des milliers de formes qui entraveraient leurs fonctions et les rendraient incompatibles avec la vie. Au lieu de cela, chaque organe, chaque portion d'organe et chaque fibre même sont immuables dans leur forme, et tout a beau passer par des transmutations sans terme, le mode de texture ne change pas; peut-être aussi, les proportions moléculaires ne cessent-elles jamais d'être les mêmes! C'est la plus incompréhensible des opérations de la vie, après celle qui tire l'être du néant et détermine sa configuration première.

Les lois de la formation des corps bruts, les évolutions qui s'opèrent dans leur accroissement sont assez bien connues. L'on sait, quand une cristallisation se décide, pourquoi la masse cristallisée adopte telle ou telle forme. La configuration des molécules composantes étant connue d'avance, on précise juste ce que leur agglomération va produire; l'on suit en quelque sorte l'adossement mutuel des facettes géométriques taillées sur ces molécules; la force d'attraction excite le transport des unes sur les autres, et la masse cristallisée n'offre d'autre figure que celle de chacune des molécules primitives.

Dans l'économie animale, les choses se passent autrement. Aucun rapport n'existe entre la forme des particules nutritives et la configuration des organes, et néanmoins jamais un tube vasculaire ne devient une masse compacte, jamais une glande compacte ne se creuse en poche ou en canal. Tel est l'arrêt de la nature. Les tissus vivans se nourrissent; ils puisent dans le sang les principes qui sont en rapport avec leur substance; ils fabriquent eux-mêmes ceux que le sang ne contient point; ils se les approprient; ils se les incorporent, et leur forme demeure immuable.

sont tous peu volumineux. Ils naissent de sa face antérieure ou de ses faces latérales.

Les premiers sont les artères bronchiques, les œsophagiennes et les médiastines postérieures ; les autres les artères intercostales inférieures ou aortiques.

A. *Artères bronchiques.* On n'en compte ordinairement que deux ; il y en a quelquefois trois ou quatre. Leur calibre est très-délié ; leur direction à peu près transversale et un peu tortueuse. S'engageant l'une à droite, l'autre à gauche, derrière la bronche correspondante, elles arrivent à la racine des poumons, imitent alors les tubes aériens dans leurs divisions et subdivisions toujours croissantes, accompagnent ces tubes et les couvrent d'arborisations. Elles percent aussi, en tout point, le parenchyme pulmonaire pour se ramifier et se perdre dans sa profondeur.

B. *Artères œsophagiennes.* Elles peuvent être comparées aux précédentes pour le volume et pour le nombre. Mais on en compte quelquefois jusqu'à six. Dès leur naissance elles s'inclinent obliquement à droite et en bas, se divisent de suite et se consument, dans les parois de l'œsophage.

C. *Artères médiastines postérieures.* Très-nombreuses et très-déliées, elles parcourent le trajet le plus court. Le tissu cellulaire du médiastin postérieur et les tuniques de l'aorte les reçoivent exclusivement.

D. *Artères intercostales aortiques.* Il en existe ordinairement neuf ou dix de chaque côté, de telle sorte qu'unies aux

Il faut donc nécessairement qu'à mesure qu'une molécule nouvelle arrive, une autre molécule se détache et lui cède sa place, sans quoi l'organe croîtrait à l'infini. Par cela même, cette longue série de travaux qui s'opèrent dans le cours de la nutrition générale, a pour but l'animalisation des corps inorganiques et la désanimalisation consécutive ou simultanée des corps organisés. La fonction digestive n'est point bornée dans le canal intestinal ; son théâtre est dans le corps entier. La fibrine ne se montre pas dans le chyle ; la gélatine n'existe pas dans le sang artériel. Le travail d'adoption, établi au sein des parenchymes, est le complément du grand acte transformateur, et il est évident que là se trouve un vrai laboratoire qui utilise les transmutations déjà faites, complète ou détermine celles qui sont ou imparfaites ou non encore commencées.

Gardons-nous toutefois, dans notre admiration pour ce travail moléculaire général, pour cet échange continu de parties neuves et de parties usées, gardons-nous d'oublier le résultat final que la nature a voulu par lui obtenir. La superposition des molécules dans la matière brute est aveugle et sans but ; chez les corps animés elle est comme régie par une intelligence, elle est aussi la condition indispensable du maintien et de la solidarité de tous les actes. Par le moyen des liens physiques et vitaux qui unissent toutes les parties du système, depuis l'atome imperceptible, jusqu'à l'appareil organique le plus large et le plus richement compliqué, chaque organe fait rayonner autour et loin de lui le surcroît de vigueur que lui procure l'accession des molécules nutritives. Jamais organe ne travaille exclusivement pour son propre compte : l'égoïsme du viscère cardiaque n'est qu'apparent ; ce fonctionnaire ne se gorge le premier du liquide vivifiant, que pour mieux projeter ce qui en reste jusqu'aux derniers con-

branches de l'intercostale supérieure fournie par la sous-clavière, elles complètent le nombre douze. Elles se portent presque transversalement en dehors en passant sur la face antérieure du corps des vertèbres dorsales. Elles gagnent ainsi l'extrémité costale postérieure, les droites plus longues que les gauches de toute la largeur de l'œsophage. En entrant dans l'espace intercostal qu'elles doivent parcourir, elles jettent de suite en arrière une branche volumineuse qui pénètre, par quelques rameaux, dans le canal vertébral, et va se perdre dans les muscles long dorsal et sacro-lombaire. De là chaque intercostale aortique continue sa marche au milieu de son espace respectif et recouverte par la plèvre. Mais bientôt elle se divise en deux branches qui s'engagent entre les deux plans des muscles intercostaux. Par l'une, elle cotoie le bord inférieur de la côte qui est au-dessus; par l'autre, le bord supérieur de celle qui est au-dessous, en jetant ses rameaux dans le périoste des côtes, dans la plèvre, les muscles environnans et jusque dans la peau. Parvenue enfin à la face antérieure de la poitrine, elle abandonne l'espace intercostal pour se ramifier et se perdre dans les parois thoraciques ou abdominales, selon sa correspondance avec les vraies ou les fausses côtes.

§ 4. *Des artères fournies par l'aorte abdominale.*

Dans l'abdomen comme dans la poitrine, tous les troncs secondaires engendrés par l'aorte viennent de ses faces fins de la machine. Et du concours de tous les efforts partiels résulte une excitation générale, qui centuple l'énergie de tous les appareils et assure l'entier accomplissement de toutes les fonctions. Chose plus remarquable encore! cet accroissement d'énergie, cette harmonisation des actes organiques, n'attend point, pour se manifester, que l'incorporation soit consommée. Le phénomène éclate dès l'instant que la masse réparatrice touche le seuil de la vaste carrière qu'elle a à parcourir. L'homme exténué par la fatigue ou par une abstinence de plusieurs jours, sent déjà son organisme remonté aussitôt que le bol alimentaire effleure les parois de son estomac. C'est ce qui prouve l'immense efficacité du rayonnement synergique des puissances gastriques; c'est ce qui démontre surtout que la restauration d'un système vivant ne tient pas explicitement à une juxta-position de molécules matérielles. L'effet vital, inaccessible à notre intelligence, se manifeste le premier; vient ensuite l'effet matériel qui se surajoute à lui, accroît ou entretient son intensité. Et ce qui est vrai sur un corps en santé, l'est de même chez un être malade. Un système organique en souffrance ne jouit plus des conditions requises pour l'accomplissement régulier du travail nutritif interstitiel, il se dérange d'autant plus qu'on le provoque davantage à cet acte, et son trouble se manifeste long-temps avant que le corps alibile ait touché au terme de son parcours. Déjà au simple contact du bol alimentaire sur la poche gastrique, une altération fonctionnelle générale se déclare, dont l'intensité peut s'étendre depuis la simple indigestion jusqu'à l'appareil formidable des symptômes du choléra. Si donc l'économie entière témoigne de l'impression pénible qu'elle a reçu quand un agent externe n'a touché qu'un point très-circonscrit de son ensemble, l'on ne peut raisonnablement localiser la nutrition et la réduire à une

antérieure et latérales. Les premiers sont les artères diaphragmatiques inférieures, cœliaque et mésentériques supérieure et inférieure ; les autres sont, de chaque côté, la capsulaire moyenne, la rénale, la spermatique et les lombaires.

A. *Artères diaphragmatiques inférieures.* Elles sont au nombre de deux, une à droite, l'autre à gauche. On les voit sortir de l'aorte au moment où celle-ci franchit les piliers du diaphragme et plonge dans l'abdomen. Dès leur origine, elles montent obliquement en dehors le long du pilier correspondant du diaphragme, en jetant des rameaux sur la capsule surrénale, sur le foie et le pancréas. Bientôt après elles se bifurquent. L'une des branches, qui est *antérieure*, rampe, de bas en haut et d'arrière en avant, sur la face concave du diaphragme, et, après avoir fourni bien des rameaux à ce muscle, au péricarde et au foie, elle s'anastomose sur la ligne centrale avec son analogue du côté opposé, et, en dehors, avec la deuxième branche de la bifurcation. Cette deuxième branche est *externe*; elle laboure le diaphragme jusqu'au niveau de la pointe des fausses côtes. Ses divisions appartiennent presque exclusivement à ce muscle; quelques-unes très-rares se perdent dans la capsule surrénale.

B. *Artère cœliaque.* Ce tronc volumineux situé entre les deux piliers du diaphragme, au niveau de l'articulation de la dernière vertèbre dorsale avec la première lombaire, n'a tout au plus qu'un demi pouce de longueur. Dirigé horizontalement en avant, il regarde en haut le petit lobe du foie, en bas le pancréas,

addition pure et simple de molécules réparatrices.

Quoi qu'il en soit, le corps de l'homme, comme celui de tous les êtres animés, est constamment soumis à une alternative de construction et de démolition. L'action vitale qui décide ce double jeu, établit aussi l'équilibre entre ces deux forces contraires, détermine et mesure la prépondérance de l'une sur l'autre d'après la nécessité des circonstances. La force composante est plus active dans l'enfance qu'à tout autre âge de la vie. Les vaisseaux semblent être là plus nombreux, les injections du moins y sont bien plus faciles puisqu'on peut les étendre dans la trame de toutes les membranes et dans tous les points de la peau. D'où il suit qu'à moins d'un état maladif, presque toutes les particules nutritives tournent, chez l'enfant, au profit des organes qui gagnent chaque jour en dimension et en solidité. A l'âge viril, l'équilibration est à peu près parfaite, les organes rejettent presqu'autant qu'ils reçoivent, et la nature ne s'écarterait guère de son centre de balancement sans la cohorte des passions qui se presse autour d'elle pour lui disputer son empire.

Dans aucun cas, la masse de liquide qui aborde dans les tissus n'est toute entière convertie en leur substance, ni utilisée toute entière de quelqu'autre façon. Le système veineux charrie non-seulement les détritus organiques divers, mais encore la partie superflue du liquide artériel. Remarquons néanmoins cette singularité bien frappante : la nature plus prodigue qu'avare, et visant toujours à l'utilité, semble ici se venger (qu'on nous passe l'allégorie) du refus que font tous les organes de la surabondance des produits alibiles qu'elle soumet à leur action. L'organisme une fois satisfait, elle accumule une partie de ces produits convenablement élaborés dans une région spéciale : c'est une

le cardia à gauche et le pylore à droite. Dans son court trajet, il ne fournit au-

---

PLANCHE LXVII.

Son principal objet est la représentation de l'artère fémorale et des nombreuses branches que celle-ci projette sur toutes les parties de la face antérieure de la cuisse. Le côté gauche offre les artères profondes, le droit quelques-unes des superficielles.

(Côté gauche.) A. Le pubis. — B. le cordon des vaisseaux spermatiques. — C. le canal déférent. — D. le muscle tenseur de l'aponévrose crurale. — E, F. les deux extrémités du muscle couturier, coupé. — G, H. celles du muscle droit antérieur de la cuisse. — I, I, I. le m. triceps crural. — K. le m. demi-membraneux. — L. le m. pectiné. — M. le m. droit interne.— N, O. les m. grand et moyen adducteurs.— P. la gouttière aponévrotique du grand adducteur. — Q. la capsule de l'articulation du genou ouverte et renversée. — R. le ligament rotulien.

N° 1. L'artère iliaque primitive. — 2. l'a. iliaque externe. — 3. l'a. épigastrique. — 4. l'a. circonflexe iliaque. — 5. l'a. crurale, continuation de l'iliaque externe. — 6, 7. les deux artères honteuses externes, coupées. — 8. l'a. sous-cutanée abdominale, coupée. — 9. l'a. musculaire superficielle. — 10, 10. rameaux de cette artère pour les muscles couturier et crural antérieur. — 11, 11, 11. autres rameaux pour les m. adducteurs, droit interne et demi-membraneux. — 12. l'a. musculaire profonde. — 13. l'a. circonflexe externe. — 14, 14. rameaux de cette artère pour les m. triceps crural et crural antérieur. — 15. l'a. circonflexe interne. — 16, 16. rameaux de cette artère pour les m. pectiné, iliaque, psoas et adducteur. — 17, 18, 19. les a. perforantes supérieure, moyenne et inférieure. — 20. l'a. articulaire supérieure interne du genou, branche de la poplitée. — 21. rameau de cette artère pour le m. triceps crural. — 22. autre rameau pour l'articulation du genou. — 23. réseau vasculaire de la rotule.

(Côté droit.) A. Le pubis. — B. l'arcade crurale. C. l'anneau inguinal. — D. le cordon des vaisseaux spermatiques.— E. le ligament suspenseur de la verge. — F, G. les muscles psoas et iliaque. — H. le m. tenseur de l'aponévrose crurale. — I. le m. couturier.— K. le m. droit antérieur de la cuisse. — L, L. le m. triceps crural. — M. le m. pectiné. — N. le m. droit interne. — O. le m. grand adducteur. — P. la rotule. — Q. le ligament rotulien.

sorte de grenier de réserve. A trente ans en effet, les épiploons dont nous avons plus haut soupçonné les usages, s'accroissent progressivement ; le ventre se dilate ; il jaillit en avant, et quand l'âge est venu où la force décomposante prédomine sur son antagoniste, la masse épiploïque s'affaisse, elle cède de ses produits graisseux, et supplée ainsi à la baisse de l'alimentation, qui a sa source principale dans la langueur du canal digestif. Tout se dessèche, tout dépérit chez le vieillard, les organes ne remplacent plus ce qu'ils perdent, l'édifice vermoulu en tous sens s'écroule, la mort s'étend sur lui, non pas pour cause d'accident morbide, mais par défaut de ton, de soutien vital et matériel.

Si, d'une part, une seule substance, le fluide artériel, se transforme en cent organes différens, de l'autre, cent organes divers se réduisent en un seul ou deux produits au plus, le fluide veineux et l'humeur lymphatique. Il n'est pas un atome du corps dans lequel cette double évolution ne s'exerce. Toute machine vivante peut être ainsi assimilée à une ruche à miel, où chaque organe pompe, comme l'abeille, le suc à élaborer, où chacun d'eux, comme l'abeille, rejette les produits de sa digestion. L'os retire du sang et renvoie dans le sang le phosphate calcaire ; le cerveau en extrait une pulpe nerveuse et lui rend cette pulpe après un certain temps ; les glandes, les membranes, les muscles, les tendons, remplissent même office, sans relâche, et avec une précision telle que la contexture interne des tissus ne diffère en rien aujourd'hui de ce qu'elle était hier.

L'homme connaît les corps qui vont alimenter ses organes, il les choisit autour de lui, il en règle la quantité, il sait quelles voies ils vont parcourir pour arriver à leur destination. Ses notions sont un peu plus restreintes quant aux circonstances analogues qui concernent les détritus de ses organes. Il paraît certain,

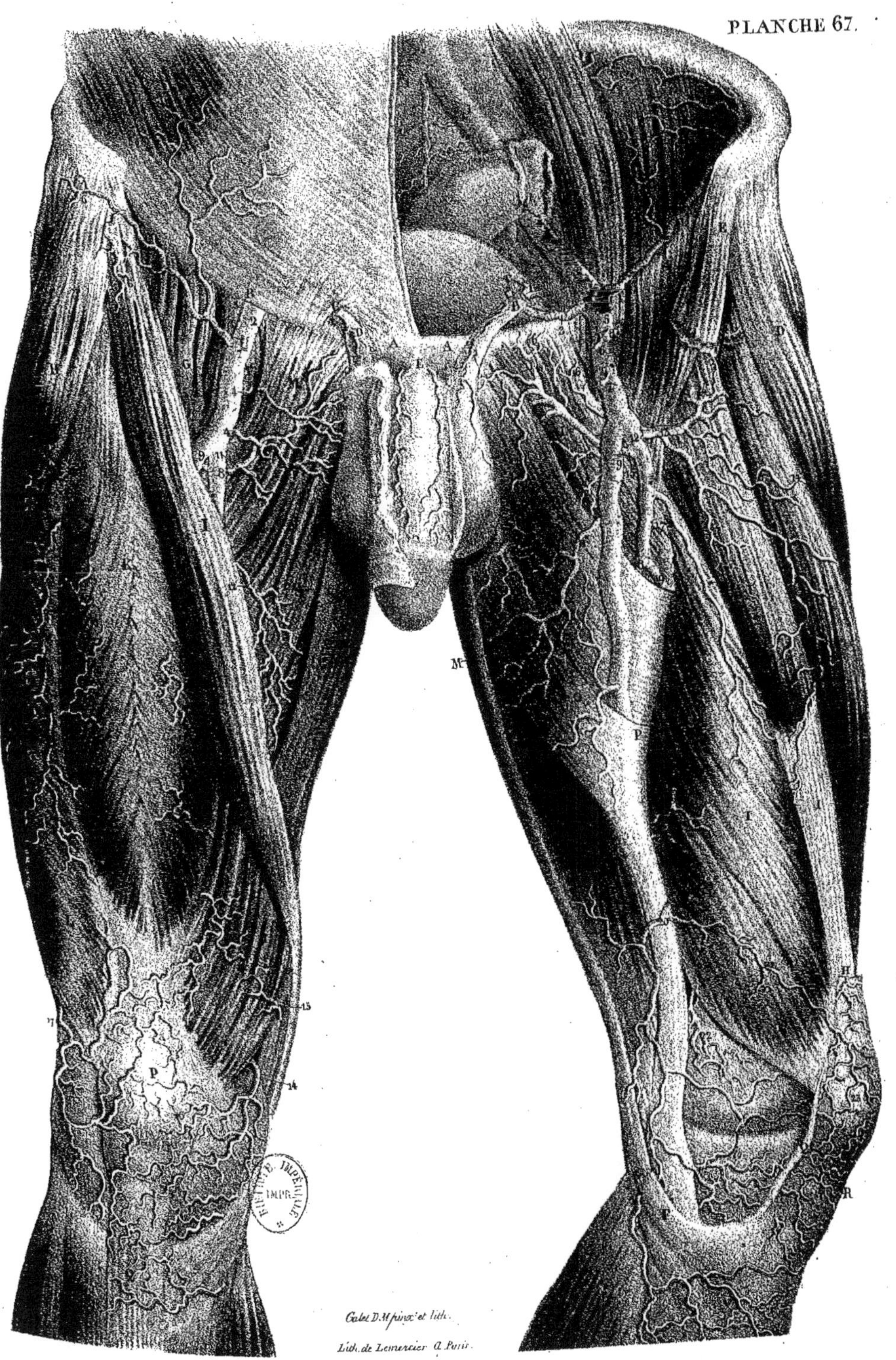
Galet D.M pinx. et lith.
Lith. de Lemercier a Paris.

cune branche , mais à sa terminaison il se divise en trois grosses artères, ce qui lui a valu la dénomination de *trépied de la cœliaque*. Destinées à l'estomac, au foie et à la rate, ces artères s'appellent respectivement coronaire stomachique , hépatique et splénique.

La coronaire stomachique se porte en haut, en avant et à gauche sur le cardia. Après avoir donné sur ce point trois rameaux, dont l'un monte assez loin et perpendiculairement sur les parois de l'œsophage, tandis que les deux autres , par des divisions nombreuses et déliées , forment comme un collier autour du cardia, la coronaire stomachique se courbe à droite et gagne le pylore pour s'anastomoser avec l'artère pylorique. Elle longe , dans cette seconde partie de son trajet, la petite courbure de l'estomac, laissant tomber sur les deux faces de cette poche d'innombrables rameaux qui se glissent, s'anastomosent et se ramifient à l'infini entre ses deux tuniques musculeuse et muqueuse.

L'hépatique , d'un calibre au moins double de celui de la précédente , appar-

N° 1. l'artère iliaque primitive. — 2. l'a. crurale. — 3. l'a. dorsale de la verge. — 4 , 4. les a. honteuses externes. — 5. l'a. sous-cutanée abdominale , et 6, 6. les rameaux qu'elle jette sur les muscles tenseur et couturier. — 7. rameau de la crurale , pour les ganglions inguinaux. — 8. l'a. musculaire superficielle. — 9. l'a. musculaire profonde. — 10. l'a. circonflexe externe. — 11. l'a. circonflexe interne. — 12 , 12. divisions de l'a. crurale pour les muscles couturier, droit interne et adducteurs. — 13 , 13. divers rameaux superficiels de la même. — 14. l'a. articulaire supérieure interne. — 15. ses rameaux dans le triceps crural , et 16 ceux qui se répandent sur la rotule. — 17. l'a. articulaire supérieure interne.

cependant , que tous les résidus animaux métamorphosés en lymphe ou en sang veineux , rentrent encore dans le torrent circulatoire , après s'être mêlés au chyle , et être allés avec le chyle subir dans les poumons le grand acte de l'hématose. Ils servent donc de nouveau et une infinité de fois peut-être à l'assimilation ; mais les organes sécréteurs en saisissent au passage une grande partie et les rejettent hors du corps par des émonctoires divers.

Le théâtre le plus actif de cette excrétion éliminatoire est sans contredit l'enveloppe tégumentaire. L'air qui sort des poumons à chaque expiration, les mucosités qui fluent par plusieurs ouvertures béantes à l'extérieur, et tant d'autres matières excrémentielles , les fèces , les urines , etc. , purgent l'économie d'un grand nombre de principes usés. Mais ce qui s'échappe par les pores de la peau est de beaucoup plus abondant, en raison de l'étendue même de la surface éliminatoire, et de sa grande et incessante activité.

Nous verrons ci-dessous , dans l'article des sécrétions, les pertes excessives que fait le corps par les sueurs. Bacon établissait que la quantité des molécules rejetées surpassait celle des matières réparatrices. Cette idée fort exagérée le menait à une conséquence dont la mise en pratique serait infailliblement funeste. Il donnait le conseil, pour favoriser l'embonpoint et pour se ménager une longue existence , de s'enduire le corps d'un vernis et de boucher ainsi tous les pores de la peau. L'on sait combien est utile , au contraire, l'entretien de cet acte éliminatoire dont le trouble ou l'arrêt provoque une moitié des maux qui torturent l'humanité. C'était un soin presque religieux chez les anciens que celui de soumettre cet ordre d'excrétion à de certaines règles; ils graduaient, selon les besoins , la souplesse et la perméabilité de la peau, et s'ils bouchaient parfois les pores de cette enve-

tient autant à l'estomac qu'au viscère dont elle a pris le nom. Elle gagne d'abord le pylore, se dirigeant à droite et en avant sous le lobule de Spigel. De là elle remonte le long du col de la vésicule du fiel, et aborde le sillon transversal du foie où elle se bifurque.

PLANCHE LXVIII.

On y voit les artères de la région postérieure du bassin et de la cuisse.

(Côté gauche.) A. le m. grand fessier. — B. le m. moyen fessier. — C. le m. demi-tendineux. — D. le m. demi-membraneux. — E. le m. biceps crural. — F, G. le m. triceps crural, ses portions externe et interne. — H. le m. droit interne. — I. le m. grand adducteur. — K, K. les m. jumeaux. — L. le m. soléaire.

N° 1, 1. Divisions de l'artère honteuse interne. — 2, 2. celles de l'a. fessière. — 3, 3. celles de l'a. ischiatique. — 4, 4. les a. perforantes. — 5. l'a. poplitée, continuation de la crurale. — 6. l'a. articulaire supérieure interne superficielle. — 7. l'a. articulaire supérieure interne profonde. — 8, 8. les a. des muscles jumeaux.

(Côté droit.) A, B, C. Les muscles grand, moyen et petit fessiers. — D. le m. pyramidal. — E. le m. obturateur interne. — F, F. les m. jumeaux. — G. le m. carré crural. — H. le m. releveur de l'anus. — I. portion externe du m. triceps crural. — K. le m. biceps crural. — L. le m. demi-tendineux. — M. le m. demi-membraneux. — N. le m. droit interne. — O. le m. grand adducteur.

N° 1. L'artère fessière. — 2. l'a. ischiatique. — 3, 3. divisions de celle-ci sur le grand ligament sacro-sciatique et sur la tubérosité de l'ischion. — 4. branche de cette artère descendant jusqu'à la partie inférieure de la cuisse. — 5. l'a. honteuse interne. — 6. l'a. perforante supérieure, et 7, 7. les rameaux qu'elle fournit aux muscles de la région postérieure de la cuisse. — 8. anastomose de cette artère avec la circonflexe externe de la cuisse. — 9. l'a. perforante moyenne. — 10. l'a. perforante inférieure. — 11. l'a. poplitée. — 12. l'a. articulaire supérieure interne. — 13. l'a. articulaire supérieure externe. — 14. l'a. articulaire supérieure moyenne. — 15, 15. les a. jumelles. — 16. l'a. articulaire inférieure externe.

loppe par leurs onctions huileuses, c'était uniquement pour modérer les trop grandes déperditions qu'excitaient leur climat et leurs jeux gymnastiques.

Toutes les substances superflues et nuisibles ne sortent pas du corps à l'état de vapeur ou de liquidité. Il en est une de très-peu dissoluble : le phosphate de chaux. Celui-ci s'échappe aussi par la peau, mais à l'état concret. Il est incontestable, en effet, que la toile épidermique, toutes les productions cornées, les ongles, les cheveux, etc., sont un amas de ce même phosphate calcaire qui composait les os et les tissus blancs. L'organe cutané est la voie de décharge et d'expulsion que la nature a réservée à ce produit si abondamment répandu dans toute organisation animale. Sous ce nouvel état, les sels calcaires sont encore mis à profit. Ils protégent l'économie contre l'impression vulnérante des agens extérieurs, et comme ils doivent posséder un degré quelconque de vitalité pour rester compatibles avec le corps vivant sur lequel ils sont comme entés, ils s'organisent de nouveau, car ils reçoivent des tubes vasculaires qui leur servent comme de pédicules. Mais cette vie y est tellement faible, que peu d'efforts suffisent pour les détacher. Une surabondance de matière analogue qui afflue à leur base, les soulève et se met à leur place. Ce renouvellement est général et périodique chez la plupart des animaux qui perdent chaque année, à une époque fixe, leur robe calcaire toute entière, leurs écailles ou leurs poils. Il s'exerce continuellement dans l'homme, d'une manière partielle et successive, et c'est à sa faveur que l'économie se débarrasse de cette exubérance de matière presque insoluble, source probable des concrétions diverses qui s'accumulent dans le corps des vieillards, alors que la transpiration est supprimée, que les cheveux poussent avec

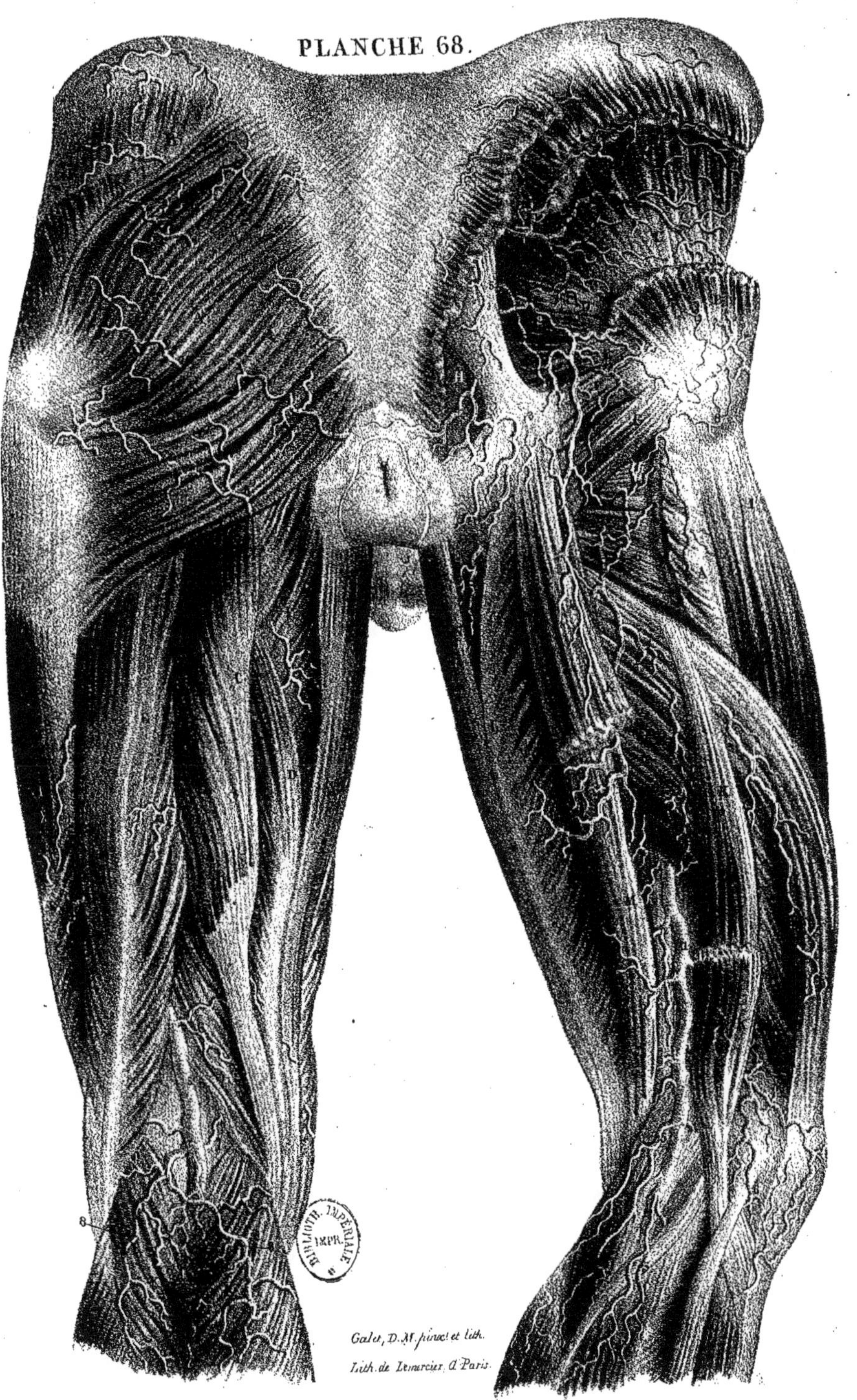

PLANCHE 68.
Galet, D. M. pinx.t et lith.
Lith. de Lemercier, à Paris.

L'hépatique fournit dans ce trajet trois divisions principales. La première est *l'artère pylorique* qui commence sur le côté droit du pylore, suit un instant de droite à gauche la petite courbure de l'estomac et s'abouche, comme nous venons de le voir, avec la coronaire stomachique, après avoir couvert de ramuscules le pylore et les parties correspondantes des deux faces de l'estomac. La deuxième est l'artère *gastro-épiploïque droite*. Celle-ci, plus grosse et plus étendue, mesure la moitié de la grande courbure de l'estomac. Née du bord inférieur de l'hépatique, à droite du pylore, elle descend de suite sur ladite courbure, et, avant de la parcourir, elle jette d'une part un gros rameau sur le pancréas, de l'autre plusieurs ramuscules sur le duodénum. Après quoi, se portant transversalement à gauche dans l'épaisseur du feuillet antérieur du grand épiploon, elle envoie des divisions nombreuses, en haut sur les deux faces de l'estomac, en bas sur les feuillets du grand épiploon et sur le colon transverse. Elle finit en s'abouchant, vers le milieu de la grande courbure de l'estomac, avec l'artère gastro-épiploïque gauche branche de la splénique. Enfin, la troisième division fournie par l'hépatique est l'artère *cystique*. Celle-ci, la plus déliée des trois, gagne de suite le col de la vésicule du fiel et se répand dans toute la surface inférieure de ce réservoir. Un seul de ses rameaux se glisse entre la vésicule et le foie, et se consume dans la substance de ces organes.

Sur le sillon transverse du foie, l'artère hépatique se bifurque. L'une des

lenteur ou ne se renouvellent plus après l'atrophie de leurs bulbes.

Terminons par une considération d'une portée de vue si large et si féconde, qu'elle se recommande aux méditations de tous les philosophes.

Puisque tout corps vivant se répare et se renouvelle sans cesse, puisqu'il est, comme le vaisseau des Argonautes, totalement changé après un laps de temps ; et, d'autre part, ses modifications étant dans un rapport direct avec la qualité des élémens externes qu'il s'incorpore, l'homme, par une volonté ferme et une intelligence sure, ne pourrait-il pas communiquer à son organisme telle nature qu'il lui conviendrait d'acquérir pour le mieux de son être, tant au physique qu'au moral ? Les bienfaits de l'éducation sont incontestables ; ceux d'une alimentation saine, modérée et diversifiée selon les circonstances, ne sont pas moins certains. Une juste équilibration entre l'exercice du corps et celui de l'esprit, facilite le développement des organes, régle leurs proportions et leur activité. L'homme doux et timide, d'une structure délicate, d'un tempérament phlegmatique, peut être un jour robuste et intrépide, s'il substitue à une alimentation primitivement végétale, incomplète, l'usage exclusif et fréquent des viandes les plus riches en principes substantiels. Il deviendrait féroce s'il mangeait des chairs crues.

Mais toutes subversives du mode d'être originel que puissent être les habitudes de la vie, elles ne font point pour cela table rase. Chaque homme est marqué, en naissant, d'un cachet spécial, indélébile, qui le différencie de son semblable dans ses humeurs, dans ses solides et dans ses qualités vitales, morales et intellectuelles. Voilà le germe de l'individualité humaine, voilà la source de l'incompréhensible diversité de ses penchans moraux et de ses souffrances physiques ; c'est

branches gagne le lobe droit, l'autre le lobe gauche du viscère, et chacune se ramifie à l'infini en accompagnant exactement toutes les divisions et subdivisions de la veine-porte. Quelques-uns des rameaux de la branche gauche se portent au lobe de Spigel, et s'y répandent de la même manière.

La *splénique*, troisième et dernière branche de la cœliaque, égale au moins si elle ne surpasse l'hépatique en volume. Elle marche de droite à gauche, presque horizontalement et très-flexueuse, sur le bord supérieur du pancréas, et gagne ainsi la face interne, autrement dite *scissure* de la rate à laquelle elle est destinée. Dans son trajet, elle fournit 1° des divisions *pancréatiques*, lesquelles très-petites et peu constantes dans leur nombre, pénètrent et se ramifient dans le parenchyme du pancréas; 2° la division *gastro-épiploïque gauche*. Celle-ci complète presque le couronnement vasculaire de l'estomac. Elle est souvent plus volumineuse que la gastro-épiploïque droite, et elle se comporte par rapport à la moitié correspondante de la grande courbure de l'estomac, comme la gastro-épiploïque droite à l'égard de l'autre moitié. Mais indépendamment des rameaux qu'elle jette sur les deux faces de la poche gastrique et dans le grand épiploon, elle engendre en outre un certain nombre d'artérioles qui, sous le nom de *vaisseaux courts*, se ramifient sur le grand cul-de-sac de l'estomac aux environs du cardia.

A deux pouces environ de distance de la scissure de la rate, l'artère splénique se divise en cinq ou six branches qui

là ce qui explique l'impérissable valeur de la législation et de la médecine.

A l'origine, un corps organique quelconque, en tant que matériel, n'est qu'une réunion de quelques molécules mucilagineuses. C'est en suivant les phases de son expansion que la plante s'assimile les sels, les huiles, les arômes et tant d'autres principes caractéristiques de son espèce. C'est aussi dans le cours de leur accroissement que les animaux trouvent à s'incorporer la gélatine, la fibrine, le phosphate calcaire, etc., etc. Il paraîtrait que ce phénomène réside, non point dans une juxtaposition de principes nouvellement formés, mais dans une transmutation progressive des molécules primitivement existantes, car, dans le premier âge, la gélatine, la fibrine se distinguent à peine de l'état purement mucilagineux; les décoctions de ces parties, les extraits qu'on en tire sont absolument insipides, et leur odeur ne trahit pas encore l'espèce de l'animal à laquelle ils appartiennent.

Evidemment, c'est dans ce noyau primitif, qu'a été gravé le cachet qui doit donner dans tout le reste de la vie des preuves plus ou moins significatives de sa présence. A mesure que la vie s'exerce sur les êtres embryonnaires qui nous paraissaient être d'abord identiques et ne différer en rien de la plante quant à leur élément primitif, *le mucilage*, alors les races se distinguent, les individus se dessinent, les sexes se déclarent, tous les organes se développent dans le nombre, les proportions et la consistance fixés par une loi primordiale. Plus tard encore, et quand les qualités communes à tous les êtres ont atteint l'apogée de leur accroissement, alors se manifestent avec toutes leurs forces, les modifications individuelles concomitantes. Alors éclatent mille maux qui n'existaient d'abord qu'en germe. Les maladies héréditaires, les affections dartreuses, rachitiques, cancéreuses et autres sont autant de foyers que la

s'avancent en divergeant, se bifurquent, envoient sur le grand cul-de-sac un certain nombre de vaisseaux courts, et plongent dans la substance de la glande par autant d'ouvertures distinctes et mesurées à leur calibre.

Les rameaux de l'artère splénique se subdivisent alors à l'infini, s'anastomosent mille fois par arcade, se croisent, s'entrelacent, et de la sorte constituent un plexus vasculaire tellement dense et compliqué, qu'ils paraissent entrer pour une immense part dans la composition du parenchyme de la glande.

C. *Artère mésentérique supérieure.* Particulièrement réservée à l'alimentation des intestins grêles et de la première moitié du gros intestin, cette artère se distingue à la fois par son volume qui égale celui de la cœliaque, par la multiplicité, la longueur et les flexuosités de ses rameaux. Son origine n'est qu'à quelques lignes au-dessous de celle de la cœliaque ; sa direction est un peu oblique en bas, à gauche et en devant ; sa figure, celle d'une courbe allongée dont la concavité regarde à droite.

Dès sa naissance, elle se glisse entre le pancréas qui est en avant et la troisième portion du duodénum en arrière. Parvenue au mésentère, elle se place entre ses deux replis et s'approche de plus en plus de l'intestin, en perdant progressivement de son volume. Tout près de l'iléon, réduite au calibre d'une artériole, elle finit en s'abouchant avec l'artère colique droite inférieure.

Au niveau du bord inférieur du pancréas, la mésentérique supérieure jette

cendre recèle : une étincelle décide l'explosion. Concluons donc qu'au milieu des changemens sans nombre qui se passent dans la matière de tout être vivant, les élémens secrets qui constituent son essence différentielle se maintiennent dans leur intégrité ; que l'incorporation n'est pas toute comprise dans un échange pur et simple de quelques élémens matériels et grossiers, mais qu'il y a encore dans la trame de tous les tissus vivans une certaine atmosphère qui enveloppe la molécule nouvellement venue, et la sature de l'essence particulière à la molécule qui s'éloigne.

Toutes les théories des prédispositions individuelles de l'être organisé vivant se résument dans cette vérité.

Ces convictions ne sauraient pourtant être suffisantes pour nous mener à la croyance d'une fatalité irrévocable. La nature première d'un être organisé a beau être tenace, indélébile, elle n'en est pas moins essentiellement et profondément modifiable. L'action persévérante et judicieusement combinée de certains agens extérieurs peut, à la longue, l'altérer et l'affaiblir au point qu'elle demeure à jamais impuissante pour manifester ses effets spéciaux. C'est ainsi que se sont éteintes, par des soins de régime et par des moyens sûrs dont la science prophylactique a seule le secret, des affections héréditaires qui moissonnaient, dans l'éclat de leur âge, des familles et des races entières. De même aussi quelques individus d'une constitution primitivement délicate, inquinée même d'un vice originel, ont-ils pu, par des habitudes heureusement choisies, par leur sobriété et la pureté de leurs mœurs, doubler une existence qu'un concours de conjonctures opposées aurait prématurément consumée.

quelques petits rameaux sur cette glande et sur le duodénum. Dans tout le reste de son étendue, elle envoie des branches, par sa convexité, à l'intestin grêle, par sa concavité, au gros intestin.

Les branches de l'intestin grêle naissent isolément, et leur nombre varie de quinze à vingt. D'autant plus déliées qu'elles sont plus inférieures, elles rampent obliquement en bas et à gauche entre les deux feuillets du mésentère. A plus ou moins d'un pouce du lieu de leur départ, chacune se bifurque et s'anastomose avec sa voisine par les rameaux de cette division. Il en résulte des arcades, de la convexité desquelles partent d'autres rameaux qui se bifurquent à leur tour, et constituent des arcades secondaires qui se comportent comme les précédentes. De cette combinaison successive, on voit naître une série plus ou moins régulière d'arcades décroissantes en volume dont la dernière compose, par la multiplicité des ramuscules qui en émanent, une arborisation très-serrée sur les parois de l'intestin grêle.

Les branches, qui s'adressent au gros intestin, ne sont qu'au nombre de trois. On les appelle *Coliques droites*. La première ou *supérieure* s'avance horizontalement vers le milieu du colon transverse, près duquel elle se bifurque. Le rameau gauche suit la partie correspondante du colon transverse, et s'anastomose avec la colique gauche supérieure; le rameau droit longe la partie droite du même colon, et s'unit au rameau supérieur de la colique moyenne.

CHAPITRE QUATRIÈME.

Des Sécrétions et des Excrétions.

C'est un beau rôle que celui qui est départi au système glanduleux ou folliculaire. Ses effets se diversifient à l'infini et chacun s'accomplit dans l'intérêt général de l'organisme.

Galien avait établi, sur les actes de l'économie vivante, une distinction pleine de justesse. Si l'on prend chaque fonction en particulier, et qu'on l'examine dans les modifications diverses qui la caractérisent, on s'aperçoit de suite que la plupart d'entr'elles semblent parfois ne s'exercer que dans l'intérêt exclusif de l'organe qui en est le siège. Ainsi l'estomac se nourrit; il gagne par degrés en étendue et en consistance, il rejette par le vomissement ce qui le surcharge et le blesse, il rend même tous les autres organes tributaires de ses efforts, et passibles de ses souffrances. Le cœur, de son côté, sait se faire la première part du fluide animalisateur, et il se livre à des mouvemens brusques, insolites, désordonnés, si une cause accidentelle vient à contrarier son jeu. Indépendamment de ces fonctions d'utilité particulière que Galien appela *privées*, il en est d'autres qu'il désigna sous le nom de *publiques*, parce qu'elles tournent directement au profit du système entier. La respiration, par exemple, ne s'opère pas seulement pour le bien des poumons; elle sert surtout, par l'hématose qu'elle détermine, à l'entretien de l'ensemble organique. Et l'estomac aussi ne pourvoit à son bien-être individuel que pour mieux réfléchir au loin l'énergie et la régularité de ses actes. Du reste, toutes les fonctions se montreraient à nous avec une tendance à l'utilité générale. Mais, sous ce dernier point de vue, l'acte des sécrétions mérite une place distincte.

La branche colique droite *moyenne* se dirige en avant et à droite, vers le colon ascendant. Comme la précédente, elle se partage en deux rameaux, dont l'un va joindre en haut le rameau droit de la colique supérieure, l'autre, le rameau ascendant de la colique inférieure.

La branche colique droite *inférieure* se porte transversalement à droite vers le cœcum, où elle se divise en trois rameaux : le premier, supérieur, s'unit avec le rameau inférieur de l'artère précédente ; le second va joindre dans le mésentère l'extrémité de l'artère mésentérique inférieure ; le troisième se ramifie sur le colon et le cœcum.

De l'union des trois branches coliques par le moyen de leurs rameaux, résultent aussi des arcades dont la convexité couvre de ramuscules les portions ascendante et transverse du gros intestin pour y former une arborisation parfaitement semblable à celle du petit intestin.

D. *Artère mésentérique inférieure.* Destinée à compléter l'alimentation du gros intestin, cette artère s'échappe de l'aorte, à un pouce environ au-dessous de la précédente. Se dirigeant à gauche et en avant, vers le milieu du colon descendant, après un court trajet, et, sans avoir fourni aucune artère, elle se partage en trois branches qui sont les artères *coliques gauches.* Celles-ci, à leur tour, se divisent chacune en deux rameaux dont le mode de distribution sur leur organe respectif ne diffère en rien de celui des artères coliques droites. Mais en arrière du rectum, la mésentérique inférieure ou sa dernière bran-

Les molécules animalisées ne sont pas liées pour toujours ; elles doivent se détacher et être éliminées par une opération inverse à celle de l'adoption. Or, il existe un système d'organes qui collige ces détritus de toute espèce, et leur fait éprouver une élaboration spéciale qui les dispose à s'éloigner du corps ou à remplir encore certains usages. Si ces détritus, qui roulent, mêlés avec le sang, dans le système circulatoire, se présentent au foie, les vaisseaux du foie les recueillent et les transforment en humeur biliaire pour l'accomplissement du travail digestif ; s'ils arrivent aux reins, ils adoptent une nature spéciale qui les rend propres à être transportés au dehors par les vaisseaux excréteurs des reins. Qu'ils s'approchent aussi de la peau, et les surfaces exhalantes de cet organe leur donnent une issue par la voie des sueurs.

Voilà des actes de sécrétion et d'excrétion ; voilà l'objet de leur existence dans tout corps organique, objet d'utilité pour l'ensemble plutôt que d'intérêt local. Quoiqu'opposés à l'acte de la nutrition, ils se lient parfaitement avec lui ; ils se balancent, se confondent ; ils sont simultanés, et le secret des uns n'est pas moins profond que celui de l'autre.

Réunissant, dans une même histoire, les actes de sécrétion et d'excrétion, par la raison que l'un ne s'exécute pas sans l'autre, remarquons de suite qu'il est possible de saisir jusqu'à un certain point les limites, la forme et la structure des parties sur lesquelles ils se développent. Cette circonstance nous met à même, à l'inverse de ce qu'il nous était permis de faire à l'égard de la nutrition, d'envisager de plus près et le théâtre des évolutions sécrétoires et quelques-unes des causes accessoires de la diversité de leurs produits.

Quoique tous les fluides sécrétés émanent essentiellement du liquide sanguin, sans lequel rien ne s'engendre dans l'économie

che présente deux rameaux qui, sous le nom d'artères *hémorrhoïdales supé-*

PLANCHE LXIX.

Fig. 1. On y voit les artères superficielles de la région antérieure de la jambe et du pied.

A. Le bas de la cuisse. — B. la rotule. — C. le tibia. — D, E. les malléoles. — F. le muscle jambier antérieur. — G. le m. extenseur du gros orteil. — H. le m. extenseur commun des orteils. — I. le m. péronier antérieur. — K, L. les m. long et court péroniers latéraux. — M, M. les m. jumeaux de la jambe. — N. le m. soléaire. — O. le m. pédieux.

N° 1. L'artère articulaire supérieure interne du genou. — 2. l'articulaire supérieure externe. — 3. l'articulaire inférieure interne. — 4. l'articulaire inférieure externe. (Elles viennent toutes de la poplitée.) — 5. l'a. tibiale antérieure. — 6, 6. les rameaux que celle-ci jette sur l'articulation du genou, quand elle a traversé le ligament interosseux. — 7, 7. ceux qu'elle donne aux muscles antérieurs de la jambe. — 8, 9. les a. malléolaires interne et externe, rameaux de la tibiale antérieure. — 10. l'a. pédieuse, suite de la tibiale antérieure. — 11. l'a. du tarse. — 12. l'a. du métatarse. — 13, 14, 15, 16. les quatre artères interosseuses dorsales du pied, fournies par l'a. du métatarse. — 17, 18, 19, 20, 21, 22, 23, 24. les rameaux que chaque artère interosseuse fournit aux bords interne et externe de l'orteil correspondant, depuis le bord externe du premier jusqu'à l'interne du dernier. — 25. l'a. dorsale interne du premier orteil. — 26. l'a. dorsale externe du dernier. — 27. l'a. péronière antérieure.

Fig. 2. Elle montre les artères superficielles du jarret et de la région postérieure de la jambe.

A. la terminaison inférieure du muscle couturier. — B. celle du droit interne de la cuisse. — C. du biceps. — D. du demi-tendineux. — E. du demi-membraneux. — F, G. les m. du mollet, jumeaux et soléaires. — H. le tendon d'Achille. — I. le m. plantaire grêle. — K. le m. fléchisseur commun des orteils. — L. le m. jambier postérieur. — M. le m. fléchisseur propre du gros orteil. — N, O. les m. long et court péroniers latéraux. — P. le m. abducteur du petit orteil. — Q. l'aponévrose plantaire. — R. le bord externe du pied.

N° 1. L'artère poplitée, suite de la crurale. — 2, 2, 2. les rameaux innommés qu'elle donne aux parties envi-

animale, tous diffèrent du sang chacun à leur manière; leur élaboration n'est pas pour tous également perfectionnée, et un rapport constant est établi entre la configuration, la trame de l'instrument et le degré de perfection de l'humeur fabriquée.

Trois espèces de ces agens fabricateurs de liquides nouveaux, se partagent l'accomplissement de cet immense phénomène. Leur histoire se trouve fondue dans la partie anatomique de notre ouvrage, mais il importe de la tracer ici d'une manière collective et succincte pour exposer avec le plus de netteté possible le mécanisme de leurs opérations.

Il y a, dans toute partie qui sécrète, une circonstance matérielle dominante, essentielle : c'est la rencontre et un abouchement plus ou moins exact de vaisseaux capillaires qui apportent le sang artériel avec d'autres petits tubes, d'apparence presque lymphatique, qui pompent et charrient l'humeur élaborée. Toutes les surfaces du corps, tant internes qu'externes, sont percées d'une innombrable quantité de petites ouvertures qui sont les orifices d'un égal nombre de vaisseaux capillaires désignés sous le nom d'*exhalans*. Dans la simplicité de leur texture et de leur jeu, ces masses exhalantes sont véritablement le type de tout instrument sécréteur. Nul intermédiaire n'existe entre ces tubes et les extrémités des capillaires artériels, de telle sorte qu'ils font suite aux artères, et bien qu'ils soient, par leur ténuité, inaccessibles au scapel, on peut dire de leur organisation qu'elle n'est point celle du système artériel. Ils ne contiennent point de sang, mais une humeur incolore et limpide qui, dans l'organe cutané, par exemple, est la matière de la transpiration, ou celle de la sérosité dans la toile péritonéale. Les capillaires artériels, au contraire, sont pénétrés de sang jusqu'à leur extrême limite, et jamais de l'hu-

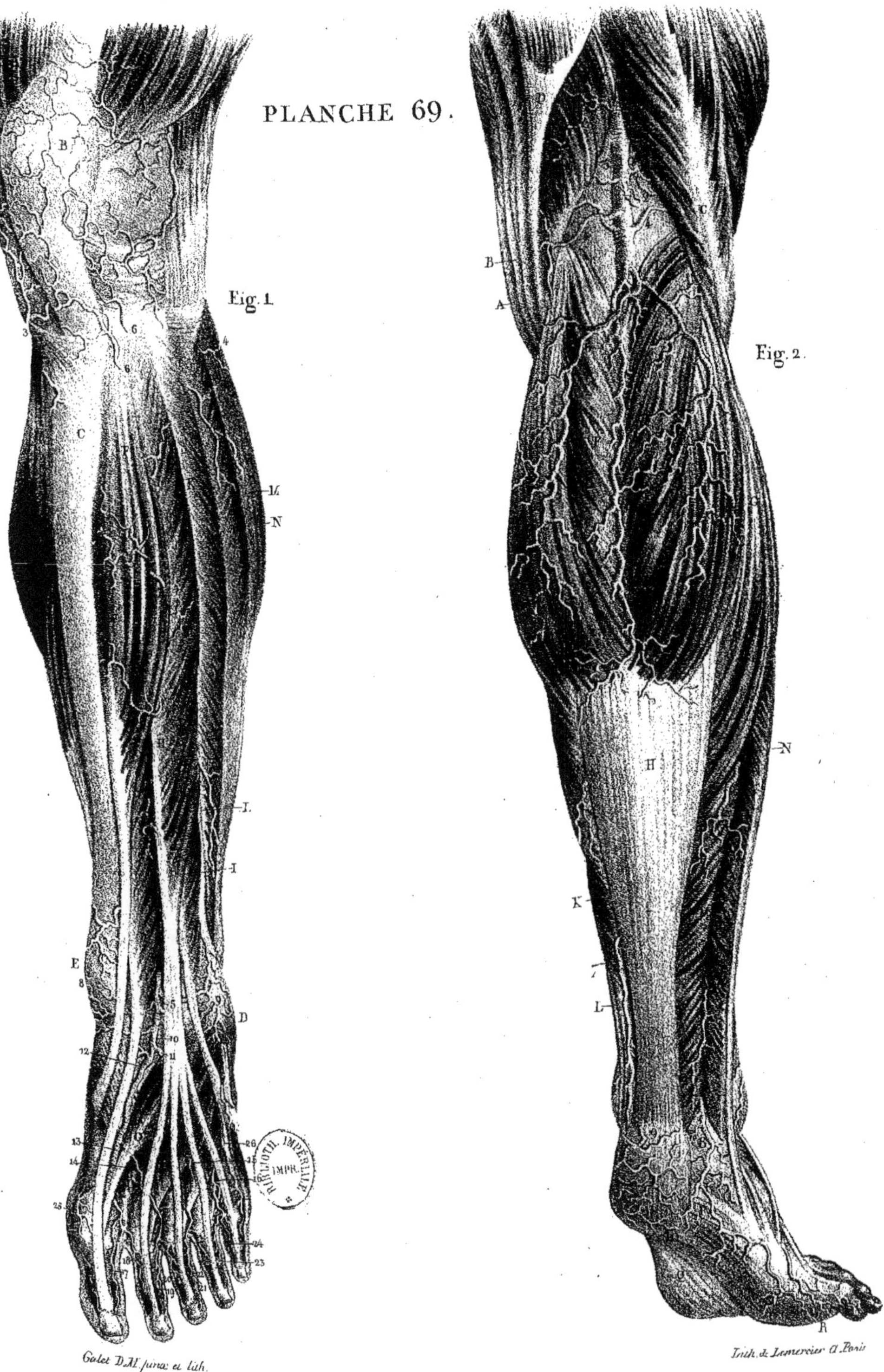

PLANCHE 69.
Fig. 1.
Fig. 2.
Galet Del pinx et lith.
Imp. de Lemercier à Paris

rieures, longent, en descendant, la face postérieure du rectum, et se terminent à l'anus, après avoir communiqué avec les hémorrhoïdales moyennes et inférieures.

E. *Artère capsulaire moyenne.* Elle est grêle, très-courte et de peu d'importance. Elle se porte transversalement en dehors, gagne de suite la capsule surrénale, et se ramifie dans son épaisseur.

F. *Artère rénale ou émulgente.* Très-courte aussi, mais fort volumineuse, elle sort de l'aorte entre les deux mésentériques, passe transversalement sur le corps de la vertèbre qui lui correspond, sur la veine-cave inférieure, sur le pilier du diaphragme, et aborde la scissure du rein. Elle se partage là en trois ou quatre branches qui passent sur le bassinet, se bifurquent elles-mêmes et plongent dans le parenchyme du rein, pour se diviser encore et se subdiviser à l'infini dans la substance corticale, sur les calices et dans les mamelons.

G. *Artère spermatique.* Elle naît quelquefois de la rénale. Très-longue, très-déliée et flexueuse, elle descend un peu obliquement en dehors, sur le côté de la colonne vertébrale, couchée sur l'uretère, sur le muscle psoas, et recouverte par le péritoine. Chez l'homme, elle sort par l'anneau inguinal, accolée au canal déférent, et se porte vers le testi-

meur diaphane particulière aux tubes sécréteurs. C'est donc sur le point insaisissable de contact de l'un et de l'autre ordre de tubes capillaires, que la transformation se passe. C'est là que le sang artériel, après avoir fourni au tissu des organes les molécules destinées à les réparer, confie, d'autre part, aux vaisseaux exhalans, celles qui déterminent la dépuration du système. L'organisation de ces tubes ne peut être conséquemment celle des artères. Au surplus, en voyant la diversité des humeurs produites sur la surface générale exhalante, les membranes séreuses donner naissance aux sucs séreux, le tissu cutané produire la sueur, les ongles et les poils, et les toiles muqueuses une albumine à l'état de vapeur, l'on doit admettre aussi que les vaisseaux sécréteurs exhalans se différencient entre eux par leur texture et par le mode de leur vitalité respective. Là se trouve, au dernier terme de sa simplicité, toute la fonction sécrétoire, et si d'autres organes sécréteurs s'offrent plus compliqués et configurés de diverses manières, c'est, sans doute, parce que le produit de leur élaboration exige plus d'apprêt ou doit subir quelque modification relative à des usages spéciaux.

La deuxième espèce d'organes sécréteurs est celle des *follicules.* Ceux-ci sont comme le passage des vaisseaux simples exhalans à la matière glanduleuse. Exclusivement répandus sur les enveloppes muqueuses et cutanée, ils consistent en des petites poches membraneuses sous forme de bouteille, dont le fond est caché dans l'épaisseur de l'enveloppe, tandis que le goulot se fait jour à sa surface libre. Le vaisseau capillaire artériel entre par un côté, le sécréteur s'échappe de l'autre. Il y a donc continuité de ces deux ordres de tuyaux par l'intermédiaire de la petite poche membraneuse, et c'est évidemment dans cette poche qui reçoit ses artères et vit à sa manière, c'est là que s'exécute le travail de la sécrétion. Tout

---

ronnantes. — 3, 4. les a. articulaires supérieures. — 5, 6. les a. jumelles couchées et ramifiées sur les muscles jumeaux. — 7. l'a. tibiale postérieure, branche de terminaison de la poplitée. — 8. l'a. péronière postérieure. — 9, 10. rameaux de ces deux dernières sur le calcanéum.

cule où ses divisions terminales s'engagent en partie dans l'épididyme , en par-

PLANCHE LXX.

Fig. 1. On y voit les artères profondes de la région antérieure de la jambe, et spécialement l'artère tibiale antérieure.

A. le muscle jambier antérieur. — B. le m. extenseur du gros orteil. — C. le m. extenseur commun des orteils. — D, E. les m. péroniers latéraux. — F. le m. soléaire. — G, H. les m. jumeaux. — I. le m. adducteur du gros orteil. — K. le m. abducteur du petit orteil.

N° 1, 2. Les artères articulaires inférieures, interne et externe du genou. — 3. l'a. tibiale antérieure. — 4, 4. les rameaux qu'elle envoie près de son origine sur l'articulation du genou. — 5, 5, 5. ses rameaux musculaires. — 6, 7. les a. malléolaires. — 8. l'a. pédieuse. — 9, 10. les rameaux de celle-ci sur les bords interne et externe du pied. — 11. l'a. du tarse. — 12. l'a. du métatarse formant courbure. — 13. la première artère interosseuse dorsale du pied, et 14, 15. ses deux rameaux dorsaux externe du premier orteil , interne du deuxième. — 16. la seconde artère interosseuse dorsale. — 17, 18. ses deux rameaux externe du deuxième orteil , interne du troisième. — 19. la troisième artère interosseuse dorsale. — 20, 21. ses deux rameaux externe du troisième orteil , interne du quatrième. — 22. la quatrième artère interosseuse dorsale. — 23, 24. ses deux rameaux externe du quatrième orteil , interne du cinquième. — 25, 25, 25. rameaux d'anastomose des artères précédentes avec des rameaux perforans d'une des branches dite plantaire de la pédieuse. — 26. l'a. dorsale interne du gros orteil. — 27. l'a. dorsale externe du petit orteil.

Fig. 2. Elle représente l'artère poplitée et les artères profondes de la région postérieure de la jambe.

A, A. Le creux du jarret. — B. le tendon du muscle biceps. — C. D. Ceux des m. demi-tendineux et demi-membraneux. — E, E. les m. jumeaux. — F. le m. soléaire. — G. le m. plantaire grêle. — H. le m. poplité. — I. le m. fléchisseur commun des orteils. — K. le m. jambier postérieur. — L. le m. fléchisseur propre du gros orteil. — M, N. les m. péroniers latéraux. — O. le tendon d'Achille coupé. — P. l'aponévrose plantaire. — Q. le bord externe du pied.

N° 1. L'artère poplitée. — 2, 2. ses rameaux musculaires. — 3, 4. les a. articulaires supérieures internes

se passe dans un groupe de follicules comme dans les membranes simplement exhalantes, non plus dans des lieux indéterminés , mais sur une surface que nos sens peuvent saisir et mesurer. La matière qui flue des follicules est toujours onctueuse, et destinée à mitiger l'effet des frottemens auxquels sont si exposées les surfaces qu'elle enduit. Mais sa nature est loin d'être partout la même. Les mucosités qui s'écoulent des cavités nasales diffèrent de l'humeur sébacée qui s'exhale du périnée ou du creux de l'aisselle, et la chassie qui flue de la surface interne des paupières n'est pas la liqueur glutineuse, le cérumen du conduit auriculaire. Pour quiconque ne voudrait point percer l'écorce des choses et se contenterait des seules apparences, l'organisation des follicules s'offrirait identique sur tous les points du corps , mais la variété de leurs produits et la manière différente avec laquelle chaque groupe de follicules réagit contre les agens extérieurs, ou se laisse pénétrer par les injections qu'on y pousse , tout cela dénote des nuances profondes et de texture et de vitalité.

Viennent enfin les corps dits *glanduleux*, la partie la plus riche et la plus compliquée du grand appareil sécréteur , celle qui donne lieu à des produits d'une composition plus complexe et d'une importance plus étendue. Déjà nous avons vu en d'autres lieux le foie sécrétant la bile , les reins fabriquant l'urine, le pancréas, le fluide pancréatique. Les glandes mammaires et les ovaires chez la femme, dans l'homme les testicules, nous montreront plus tard la spécialité et la grandeur de leurs usages. Le caractère prédominant de ces organes réside encore ici dans la présence des vaisseaux afférens et efférens. Mais ces tubes y sont enlacés d'une manière inextricable, cimentés par une trame celluleuse plus ou moins abondante, et labourés en mille sens par des filets nerveux, des canaux nourri-

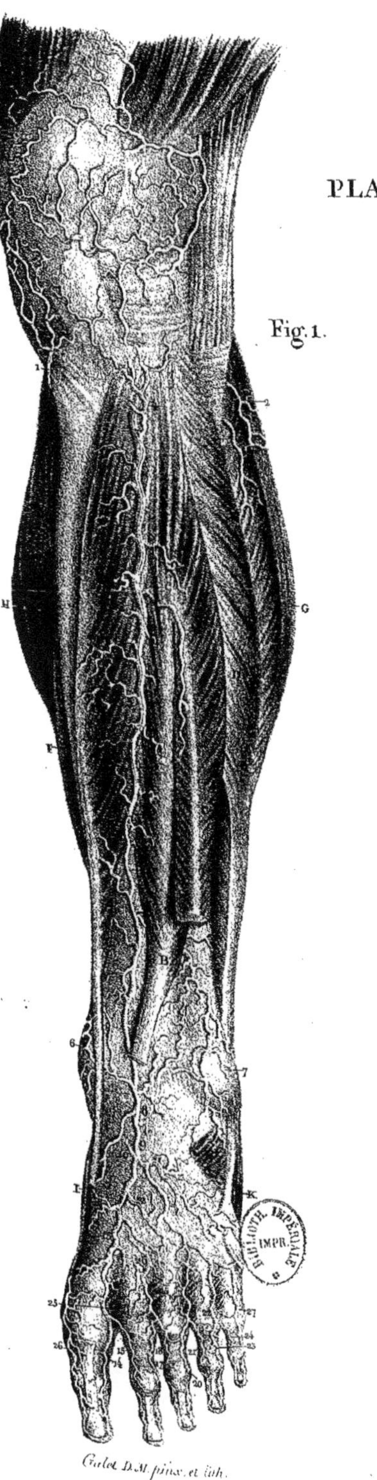

PLANCHE 70.

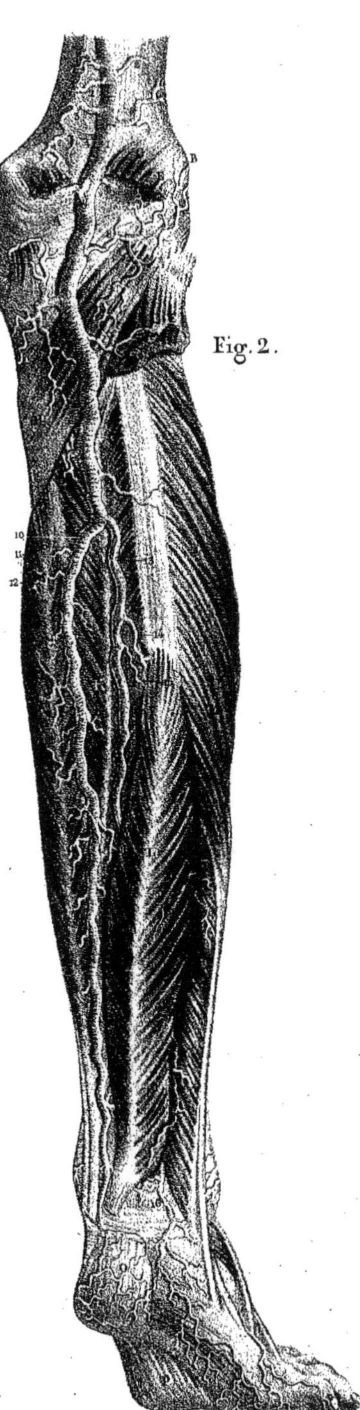

Carlet D.M. pinx. et lith.

Lith. de Lemercier à Paris.

tie dans le parenchyme du testicule et spécialement dans la tunique albuginée de cet organe. Chez la femme, l'artère spermatique ne sort pas de la cavité abdominale. Elle se rend à l'ovaire pour se ramifier et se perdre dans cette glande d'abord, puis sur le ligament rond, la trompe de Fallope et sur les parois même de l'utérus.

H. *Artères lombaires.* Au nombre de quatre ordinairement, elles rampent transversalement en dehors sur le milieu du corps des quatres premières vertèbres lombaires, derrière les piliers du diaphragme et sous le muscle grand psoas. Au niveau des apophyses transverses de ces vertèbres, elles se divisent en deux rameaux, dont l'un est antérieur; celui-ci se comporte différemment selon qu'il appartient aux premières artères ou aux dernières. Dans l'un des cas, il se répand sur les muscles transverse de l'abdomen et carré des lombes; dans l'autre, sur les muscles iliaque et fessier. Le rameau postérieur envoie une division à la moëlle épinière, et se répand ensuite sur les muscles profonds du dos.

---

du genou, 3, superficielle, 4, profonde. — 5. l'a. articulaire supérieure externe.—6. l'a. articulaire moyenne. —7. l'a. articulaire inférieure interne. — 8. l'a. articulaire inférieure externe.— 9. tronc commun des artères jumelles, coupé. —10. l'a. tibiale postérieure. —11. rameau de celle-ci pénétrant dans le conduit nourricier du tibia. — 12, 12. ceux qu'elle donne aux muscles jambier postérieur et fléchisseurs. — 13. l'a. péronière. — 14, 15. ses rameaux dans les m. jambier et fléchisseurs. — 16. son rameau péronier postérieur ramifié sur le calcanéum.

ciers, des tubes lymphatiques; le tout est contenu dans une toile membraneuse qui décide leur forme et accroît leur solidité.

Que les vaisseaux sanguins soient en contact immédiat avec les sécréteurs, et forment, aux points de leur jonction, les granulations qu'on y distingue, ou bien que ces deux ordres de vaisseaux soient séparés par des cellules qui recevraient le sang des capillaires artériels et dans lesquels les radicules sécrétoires pomperaient le suc élaboré, il n'en est pas moins vrai qu'il y a toujours communication entre les conduits afférens et les efférens, et qu'ici, comme dans les follicules, la métamorphose s'opère au passage des uns dans les autres.

Selon toute probabilité, les corps glanduleux, quel que soit leur volume et l'abondance de leurs élémens constitutifs, ne sont qu'un assemblage de simples follicules, variables pour la forme et pour le volume, selon la glande à laquelle ils appartiennent, unis et confondus par la trame celluleuse et par les tubes capillaires de toute espèce qui vont de l'un à l'autre, et les traversent en tous sens. Mais il y a ici une particularité de structure qui mérite d'être distinguée : c'est celle de la disposition du canal sécréteur. Les capillaires qui puisent dans les cellules le produit élaboré ne sont pas, dans tout leur trajet, isolés et distincts comme ceux des follicules. Ils se joignent et s'abouchent successivement dans l'épaisseur même de la glande, et finissent par composer un canal unique dont ils sont véritablement les radicules. Ce canal excrétoire commun charrie la masse entière du liquide nouveau, et le transporte directement au lieu de sa destination, comme celui des glandes salivaires, par exemple, ou le dépose dans un réservoir, comme on le voit des conduits spermatiques, hépathiques, urinaires et autres.

§ 5. — *Des Artères qui terminent l'aorte.*

Presqu'au niveau de l'angle du sacrum, l'aorte laisse échapper une petite artère qui, sous le nom de *sacrée moyenne* ou *antérieure*, descend verticalement sur la face antérieure et sur la ligne médiane du sacrum, en jetant, à droite et à gauche, jusqu'à la pointe du coccyx, des rameaux qui s'abouchent avec les artères sacrées latérales.

Sur le niveau même de l'angle, ou, pour mieux dire, sur la plaque fibro-cartilagineuse qui unit la quatrième vertèbre lombaire à la cinquième, l'aorte se partage en deux énormes troncs : les artères *iliaques primitives* destinées à la nutrition de toutes les parties du bas-ventre et des membres inférieurs. Ces deux troncs secondaires et de terminaison, qui s'écartent à angle aigu, en se portant en bas et en dehors, ont un même volume. Ils sont croisés en avant par les uretères, en dehors ils touchent le muscle psoas. Celui du côté droit est appuyé sur la veine-cave inférieure et sur la veine primitive droite ; celui du côté gauche repose seulement sur la veine primitive correspondante. Dans leur trajet, qui est fort court, ils ne fournissent point de branches. Ils se terminent aux articulations sacro-iliaques en se divisant chacune en deux grosses artères, les *iliaques interne et externe.*

A. *Artère iliaque interne* ou *hypogastrique.* Dès son origine elle plonge verticalement dans l'excavation du bassin, et

Avec cette organisation générale commune à toutes les glandes, d'où provient la variété des produits que celles-ci fabriquent ? Du sang pénètre dans le foie ; avec lui ce fonctionnaire se nourrit et crée de la bile ; du sang coule dans les testicules, et du sperme est produit ; chaque espèce de glande donne naissance à un composé spécial qui diffère des autres par l'abondance, la durée de sa fabrication et par la nature surtout de ses élémens essentiels. Ici, mieux que dans les follicules, nous constatons, pour chaque espèce de glande, une disposition différente des élémens constituans. La consistance, la configuration, l'arrangement des principes immédiats des reins diffèrent d'une manière très-sensible, des circonstances analogues propres au foie ou à la rate. Est-ce là la raison suffisante de la multiplicité des produits ? Sans contredit la modification de texture ne peut être étrangère à la spécialité des fonctions, et sans que nous puissions préciser la nature de la corrélation, nous savons que cette influence existe. Mais il y a de plus l'action vitale dont le tissu est pénétré, action vitale concomitante de l'organisation, inhérente à la structure des tissus, et se pliant aux besoins de l'organe comme la contexture de celui-ci est adapté à la nature de ces actes.

Il nous serait déjà possible, sur ces simples considérations générales, d'apprécier exactement le mécanisme des fonctions sécrétoires. Mais signalons, pour mieux atteindre notre but, et réduisons à leur valeur la plus exacte, quelques-unes des interprétations différentes données par les sciences physiques sur l'essence du phénomène.

Tout est travail de sécrétion dans la nature organisée. Les plantes séparent la sève de l'humus qui les porte. Les feuilles et les fruits, la gomme, les résines, les divers

se termine presqu'aussitôt, mais successivement, par un très-grand nombre de branches qui sont : en arrière, les artères *iléo-lombaire*, *sacrée-latérale* et *fessière* ; en avant, l'*ombilicale*, les *vésicales*, l'*obturatrice* ; en dedans, l'*hémorrhoïdale moyenne*, l'*utérine*, la *vaginale* ; en bas, l'*ischiatique* et la *génitale*.

1. L'*artère iléo-lombaire*, cachée par le muscle psoas et placée au niveau de la base du sacrum, se bifurque presqu'à son origine. L'une des divisions monte vers l'os des îles et s'anastomose avec les dernières lombaires, après avoir fourni des ramuscules à l'os des îles et aux muscles psoas, iliaque et carré des lombes ; l'autre gagne transversalement le seul muscle iliaque, et le charge de ramifications tant profondes que superficielles.

2. L'*artère sacrée latérale* suit le bord externe du sacrum, en passant sur les trous sacrés antérieurs et descendant vers le coccyx où elle se termine par des anastomoses avec la sacrée moyenne. Ses rameaux sont internes et externes. Les uns se ramifient dans le muscle pyramidal du bassin et dans les plexus nerveux sacrés, les autres s'introduisent dans le canal sacré par les trous de même nom, et se répandent sur la queue de la moëlle épinière ou sur le muscle sacro-spinal.

3. L'*artère fessière*, très-volumineuse, se porte en arrière hors du bassin, en passant par l'échancrure sciatique, sur le bord supérieur du muscle pyramidal. Cachée sous le muscle grand fessier, elle envoie d'abord une branche *superficielle* aux grand et moyen fessier, ainsi

Том. II.

sucs des fleurs sont à leur tour une sécrétion de la sève. Dans les animaux, et chez l'homme en particulier, le tube intestinal tire du bol alimentaire les parties nutritives qui doivent être transportées aux divers points de leur destination. Les poumons puisent dans l'air atmosphérique, le fluide qui purge et vivifie le sang impur ; l'ovaire sécrète le fœtus ; on a été jusqu'à faire de la pensée une sécrétion du cerveau. Mais, pour nous resserrer dans le cadre de l'appareil généralement et exclusivement appelé sécréteur, chez l'homme, n'étudions les lois de ce phénomème que dans les tubes exhalans, les follicules et les glandes.

Le sang arrive à l'extrémité des capillaires de la peau, et une humeur nouvelle, toute autre chose que du sang, sourdit des pores dont cette enveloppe est criblée. Peut-être cette humeur est la sérosité même du sang, laquelle, par sa ténuité excessive, a pu seule franchir les ouvertures déliées qui ont retenu la partie plus grossière du sang, le caillot. Ce fut là l'opinion d'un très-grand nombre de physiologistes célèbres. Haller et Malpighi la soutinrent avec conviction, et Descartes avant eux eut bien des partisans, quand il proclama que la peau était un véritable crible dont les trous diversement configurés, s'accommodaient, d'une manière exacte, aux formes variées des molécules humorales. Ainsi, pour ces auteurs, *filtration, sécrétion* étaient des termes synonimes qui présentaient l'idée d'une action identique.

Il est bien vrai que les tissus des corps organisés, tant à l'état de vie qu'à celui de cadavre, s'environnent de circonstances propres à étayer ces théories de pure mécanique. De l'encre, versée dans la poitrine, filtre, à travers le diaphragme, dans le ventre où l'on distingue ensuite une auréole de tissus teints en noir. Un peu de bile transsude évidemment par les pores de la

qu'au ligament sacro-sciatique ; après quoi, se dirigeant en haut et en avant, elle se termine par trois divisions profondes. La première longe le bord convexe du petit fessier qu'elle couvre de ramifications. La seconde passe transversalement sur la partie moyenne de ce muscle, et va se perdre dans le moyen fessier. La dernière, glissant entre l'os des îles et le muscle tenseur de l'aponévrose crurale, s'adresse spécialement à la capsule de l'articulation ilio-fémorale.

4. L'*artère ombilicale*, très-grosse chez le fœtus où elle continue le tronc de l'hypogastrique et fait partie du cordon ombilical, est, au contraire, très-petite chez l'adulte et presque entièrement oblitérée. Elle s'applique sur la partie latérale et supérieure de la vessie, et se termine à l'ombilic.

5. Les *artères vésicales* dont le nombre est indéterminé et le calibre peu considérable, naissent de diverses branches du tronc de l'hypogastrique. Mais celui-ci en fournit une principale qui se fixe au bas-fond de la vessie, et se répand dans la prostate et dans les vésicules séminales.

6. L'*artère obturatrice* se dirige en avant vers le trou ovalaire, et, sortant du bassin par la partie supérieure de ce trou, elle se divise de suite en deux branches. L'une, antérieure, se ramifie et se perd à la partie interne de la cuisse dans les trois muscles adducteurs ; l'autre, postérieure, contourne le bord externe du trou ovalaire, se recourbe en dehors sous le carré crural, et va s'épanouir dans les muscles de la région postérieure de la cuisse.

vésicule biliaire, puisque une couleur jaune est empreinte sur la partie du duodénum en contact avec cet organe. Il est probable aussi que, dans certains cas d'anasarque, le liquide épanché dans les membres, est la sérosité du sang veineux tenu en stagnation dans ses troncs engorgés. Un physiologiste moderne a fait, sur cet objet, nombre d'expériences qu'il regarde comme concluantes, pour justifier la synonimie indiquée. M. Fodéra injectait sur le vivant et sur le cadavre, dans des vaisseaux, dans des glandes et dans des réservoirs, différentes sortes de liquides, et, peu après, il voyait ces matières suinter à la surface des parties injectées, et se répandre dans des régions environnantes. Il plongeait, dans une solution d'hydrochlorate de chaux, une anse intestinale remplie d'une solution de prussiate de potasse, et très-soigneusement liée par les deux bouts ; peu de temps suffisait pour qu'un échange réciproque s'opérât entre les deux substances.

L'on ne procédait pas autrement quand on voulait prouver que l'absorption est une imbibition pure et simple. Dans cette manière de voir, le corps vivant n'est qu'une éponge où les humeurs ne se déplacent que pour remplir les vides au fur et à mesure de leur apparition, rien de plus, rien de moins. Nous avons dit plus haut ce qu'il fallait penser du mécanisme de l'absorption. Les argumens que nous donnions alors sont applicables à la thèse actuelle.

Qui donc a jamais refusé aux tissus organiques la perméabilité inhérente à tous les corps de la nature ? La transsudation de quelques particules de bile à travers les parois de la vésicule, celle du prussiate de potasse par les membranes de l'anse intestinale ne reconnaissent point d'autre cause. Est-ce à dire qu'en cela seul consiste tout le travail des sécrétions ? Non, sans doute. Il y a loin

7. L'*artère hémorroïdale moyenne* se jette obliquement sur la face antérieure du rectum, se ramifie dans les tuniques de cet organe, et communique avec les hémorrhoïdales supérieures et inférieures.

8. L'*artère utérine*, dont le calibre est toujours relatif au degré de développement de la matrice, doit quelquefois son origine à la honteuse interne. Elle se place entre les feuillets du ligament large, se porte en serpentant sur les bords latéraux de la matrice, et se ramifie à l'infini dans le parenchyme de cet organe, sur le ligament rond et dans la trompe de Faloppe.

9. L'*artère vaginale* s'applique sur la partie latérale du vagin, et arrive jusqu'à l'orifice de cet organe pour se perdre dans les parties génitales externes.

10. L'*artère ischiatique*, d'un volume assez considérable, descend sur la face antérieure du muscle pyramidal, envoie quelques petits rameaux à la vessie et au rectum, sort du bassin par l'échancrure sciatique, et alors, laissant des divisions au grand fessier et au releveur de l'anus, elle suit le nerf sciatique jusqu'au voisinage du jarret, se ramifie et se consume dans les muscles de la région postérieure de la cuisse.

11. L'*artère génitale* ou *honteuse interne* sort aussi du bassin par l'échancrure sciatique entre le pyramidal et le releveur de l'anus. Mais bientôt elle y rentre en passant entre les deux ligamens sacro-sciatiques. Montant alors sur la face interne de la branche de l'ischion, et arrivée au niveau de l'attache du muscle ischio-caverneux et

assurément du passage du prussiate de potasse à travers les pores du tissu intestinal, il y a plus loin qu'on ne pense de cette filtration véritable au phénomène du suintement de la sueur par les porosités de la peau. L'analogie entre ces deux opérations serait tout aussi illusoire que celle qu'on aurait établi entre le mode de développement des corps bruts et celui des êtres animés. Il ne suffit pas, en effet, qu'une élévation de température dilate l'enveloppe tégumentaire et élargisse ses milliers d'ouvertures, pour qu'il y ait accroissement de transpiration. La peau de certains malades n'est pas moins échauffée que ne l'est celle du voyageur se reposant d'une course pénible exécutée sous l'ardeur du soleil, et pourtant elle ne transpire pas, elle est sèche et aride quand des flots de sueur inondent le corps du voyageur exténué par la fatigue, mais jouissant d'une pleine santé.

Au surplus, que l'analyse chimique s'empare des principes de ce liquide, elle les trouvera tous différens de ceux de la sérosité du sang. Et les poils et les ongles qui sont des sécrétions de matières concrètes, et l'humeur sébacée et toutes les substances qui caractérisent respectivement les innombrables maladies dites cutanées, ne sont-ils que le sérum du sang ? Le plus simple bon sens répugne à se mettre en frais d'argumens pour battre en brèche de pareilles allégations, et l'on a peine à croire que des célébrités dans la science aient pu créer l'erreur ou se soient efforcés de l'introniser. L'on ne trouve pas même dans tous les élémens sanguins pris collectivement, les principes constitutifs des humeurs précitées suintant par la surface cutanée. A plus forte raison ne peut-on pas assimiler à une filtration les sécrétions qui s'opèrent dans les corps glanduleux, et rapporter à quelques-uns des principes du sang, les humeurs les plus composées, la bile, les urines, le sperme, etc.

transverse du périnée, elle se divise en deux rameaux dont l'un est inférieur. Celui-ci, désigné sous le nom d'*artère de la cloison*, s'avance en dedans de l'os ischion entre la peau et le muscle transverse du périnée; et, arrivée au niveau des bourses, elle pénètre dans la cloison pour se distribuer au dartos, au scrotum et aux tégumens de la verge. Le rameau supérieur suit la branche ascendante de l'ischion jusqu'à la symphyse pubienne. Il engendre à son origine *l'artère transverse du périnée* qui va se perdre dans le bulbe de l'urètre, et se

---

PLANCHE LXXI.

Fig. 1. On y a figuré les artères de la région supérieure et externe du pied.

A. Le muscle jambier antérieur. — B, C. les m. long et court péroniers latéraux. — D. le m. péronier antérieur. — E. le m. pédieux. — F. le tendon d'Achille. — G. le m. abducteur du petit orteil.

Nº 1. L'artère péronière antérieure. — 2. l'a. malléolaire externe, rameau de la tibiale antérieure. — 3. anastomose entre ces deux artères. — 4. l'a. du tarse. — 5, 6. deux de ses rameaux, l'un interne, l'autre externe. — 7, 7, 7. les a. interosseuses dorsales venant de l'artère du métatarse. — 8, 8. rameaux dorsaux des orteils.

Fig. 2. On y voit les artères de la région interne du pied.

A. Le muscle plantaire grêle. — B. le m. jambier antérieur. — C. le m. jambier postérieur. — D. le m. court péronier latéral. — E. le m. long fléchisseur commun des orteils. — F. le m. court fléchisseur commun des orteils. — G. le m. fléchisseur propre du gros orteil. — H. le m. extenseur commun des orteils. — I. le m. adducteur du gros orteil (on ne voit que les tendons de la plupart de ces muscles). — K. le m. pédieux.

Nº 1. L'artère malléolaire interne. — 2. l'a. tibiale postérieure. — 3. l'a. plantaire interne. — 4, 4, 5, 5. les rameaux qu'elle jette sur le bord interne du pied. — 6. l'a. plantaire externe. — 7. l'a. dorsale interne du gros orteil. — 8. réseau artériel du calcanéum.

Nous objectera-t-on, pour prouver la préexistence des humeurs dans le sang, ce que Chirac dit avoir vu : des vomissemens d'urine chez des animaux sur lesquels il avait lié les artères rénales? Mais Chirac a eu le don de voir ce que jamais personne n'a pu voir après lui. Seulement MM. Prévost, Dumas et Ségalas ont constaté la présence de l'urée dans le sang de quelques animaux auxquels ils avaient fait l'extirpation des reins. Mais l'urée n'est qu'un des principes immédiats de l'urine, et cette urée même on n'a jamais pu la trouver dans le sang des animaux possesseurs de leurs reins. Quant aux principes immédiats de toutes les autres humeurs sécrétées, de la salive, de la bile, du suc pancréatique, etc., aucune expérience ne les a signalés dans le sang.

En définitive, ces argumens nous auraient-ils manqué, nous en aurions eu d'autres pour combattre victorieusement l'opinion de Descartes. Rien de plus fantastique, de plus absurde même que l'existence de ces rapports de forme, de dimensions et de figure entre les molécules du sang et les pores des corps sécréteurs. Est-il permis de concevoir la rapidité avec laquelle l'urine se fabrique, si les particules de cette humeur doivent s'engager une à une dans le parenchyme des reins? Cet engagement ainsi fractionné au millionième serait pourtant indispensable, si la correspondance de figure précitée devenait la condition essentielle du travail sécrétoire. Chaque pointe de la molécule devrait exactement correspondre à un angle rentrant de l'orifice glandulaire, et l'introduction serait impossible, ou le passage à jamais obstrué si le rapport venait à manquer une seule fois. Que l'on explique, avec cette hypothèse, les mélanges que l'urine présente au déclin de quelques maladies aiguës, les sédimens qu'elle charrie, les modifications innombrables souvent instantanées qui affectent ses qualités

Fig. 1.

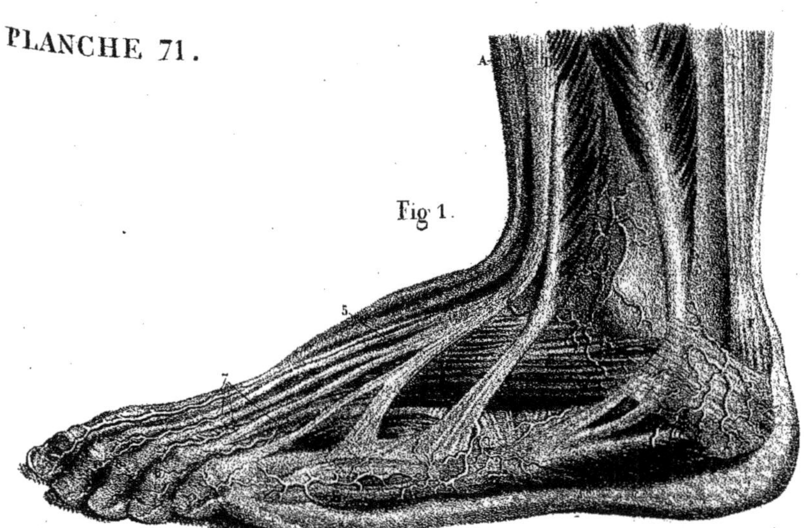

Fig. 2.

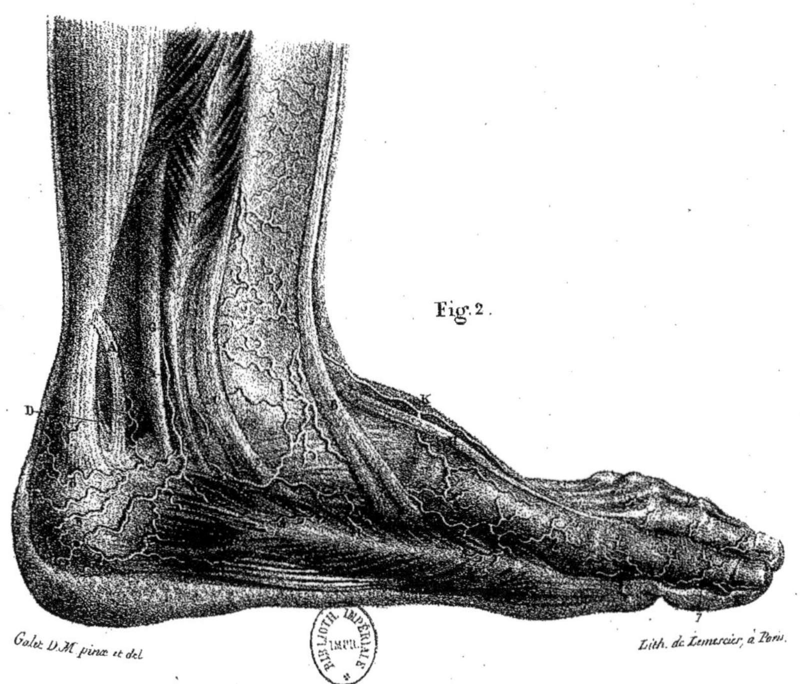

Galet. D.M pinx et del

Lith. de Lemercier, à Paris.

divise, au devant de la symphyse du pubis, en deux ramuscules, savoir : *l'artère dorsale de la verge*, qui descend sur le dos de cet organe pour se consumer dans le gland, et *l'artère du corps caverneux* dont le nom indique la destination.

Chez la femme, le rameau inférieur se perd dans la grande lèvre, le supérieur fournit *l'artère du clitoris*, qui répond à celle de la verge et du corps caverneux.

B. *Artère iliaque externe.* Elle suit la direction du muscle psoas, s'étend obliquement en bas et en dehors, depuis la symphyse sacro-iliaque jusqu'au-dessous de l'arcade crurale où elle prend le nom de *fémorale* ou de *crurale*, et ne donne que deux rameaux importans : l'un interne, *l'artère épigastrique*, l'autre externe, *l'artère iliaque antérieure.*

L'épigastrique a son origine au niveau de l'extrémité supérieure de l'anneau inguinal. D'abord cachée par le cordon des vaisseaux spermatiques dont elle croise la direction en se portant transversalement en dedans, elle se recourbe ensuite sur le bord interne de ce cordon, et monte vers le bord externe du muscle droit de l'abdomen. Elle s'engage enfin derrière ce muscle, et gagne verticalement l'ombilic où elle se termine en s'anastomosant avec la mammaire interne.

Les divisions de cette artère sont innombrables, et leur trajet, pour la plupart, fort étendu. Elle en fournit d'abord au péritoine et au cordon des vaisseaux spermatiques. Ensuite, sur les parois de l'abdomen, elle en couvre

physiques ; que l'on explique aussi son abondance dans le diabète, celle de la sérosité dans quelques affections des membranes séreuses, celle de la sueur après une course pénible, ou dans une œuvre critique de maladie ! Si les orifices des glandes salivaires étaient juste ce qu'ils doivent être pour donner un libre cours à la salive claire et raréfiée, telle qu'elle est dans son état normal, ils arrêteraient à coup sûr l'humeur gluante et comme vitrée qui se distille dans certains cas d'inflammation de ces organes. Le même obstacle siégerait sur la membrane pituitaire affectée de coryza, où la matière sécrétée passe graduellement de l'état de plus grande fluidité à celui d'une espèce de coagulation.

D'après tant de données, il n'est plus permis de douter que tout corps sécréteur, quelle que soit la simplicité de sa structure, est doué d'une action spéciale très-puissante, par laquelle il fabrique réellement son suc particulier, et lui imprime telle altération relative à la modification qu'il a subie lui-même dans sa manière d'être vitale et matérielle.

La fausseté de quelques autres hypothèses proclamées supérieures, seules satisfaisantes par leurs auteurs, ressort des considérations que nous venons d'émettre. L'opinion de Hamberger qui rapportait à la pesanteur spécifique l'arrêt des diverses humeurs dans leurs organes respectifs ; celle des animistes qui prenaient l'âme comme la cause productrice de toutes les opérations du corps vivant, sont tombées dans l'oubli, et l'on ne cite que pour mémoire l'explication des anciens chimistes qui admettaient, dans chaque organe sécréteur, un ferment particulier propre à donner au sang les qualités requises pour former un produit nouveau, le liquide spécial de la sécrétion : fermens qui naissaient avec les organes, se développaient avec ceux que personne n'a jamais découvert, et que les coryphées de la doctrine, Van-Helmont,

en dedans le muscle droit , en dehors les muscles obliques et transverse. Celles

---

PLANCHE LXXII.

Elle représente les artères de la plante du pied et des orteils sur trois plans différents de cette région. (Tiedemann.)

Fig. 1. (Plan superficiel.) A. Le calcanéum. — B. l'aponévrose plantaire. — C , C. les tendons du muscle long fléchisseur commun des orteils. — D. celui du court fléchisseur commun. — E. le m. court fléchisseur du gros orteil. — F. le m. adducteur du même. — G. le m. abducteur du petit orteil.

N° 1. L'artère plantaire interne. — 2. l'a. plantaire externe. — 3. l'a. collatérale interne du gros orteil. — 4. l'a. collatérale externe du petit orteil. — 5. l'a. collatérale interne du même. — 6 , 7 , 8 , 9 , 10 , 11 , 12. les a. collatérales externes et internes des autres orteils. — 13 , 13 , 13. les a. interosseuses. — 14 , 14 , 14. réseaux vasculaires formés par ces artères sur le dos des orteils.

Fig. 2. (Plan moyen , l'aponévrose plantaire et les muscles court fléchisseur commun des orteils , et court fléchisseur du gros orteil étant enlevés.) A. le muscle abducteur du gros orteil. — B. le tendon du muscle long fléchisseur commun des orteils. — C. celui du m. long fléchisseur du gros orteil. — D. le m. court fléchisseur du petit orteil. — E. le m. abducteur du même. — F , F. les m. lombricaux.

N° 1. L'artère plantaire interne. — 2. son anastomose avec l'a. collatérale interne du gros orteil. — 3. l'a. plantaire externe. — 4. son anastomose avec l'a. collatérale externe du petit orteil. — 5 , 6 , 7. les a. perforantes postérieures, venant de la plantaire externe, et traversant les espaces interosseux. — 8 , 9 , 10 , 11 , 12 , 13 , 14 , 15. les a. collatérales internes et externes des orteils, depuis le bord interne du cinquième jusqu'au bord externe du premier inclusivement.

Fig. 3. (Plan profond , tous les muscles étant enlevés.)

N° 1. L'artère plantaire interne. — 2 , 2. ses rameaux sur le bord interne du pied. — 3. son anastomose avec l'a. collatérale interne du gros orteil. — 4. l'a. plantaire externe. — 5 , 6 , 7 , 8. les 4 rameaux antérieurs dits interosseux plantaires, dont le premier constitue la collatérale externe du petit orteil. — 9 , 9 , 9. rameaux perforants antérieurs fournis par les

Willis et autres semblaient n'avoir imaginés qu'afin de rendre la question plus obscure et définitivement insoluble.

Mais une théorie nouvelle, regardée à tort comme séduisante, a fixé l'attention des physiciens et des chimistes de nos jours : c'est celle de la polarité. Faisons voir que les physiologistes n'y trouvent pas leur compte , bien qu'elle ait pour appui des autorités d'un grand poids. Prouvons qu'elle n'est autre chose que la filtration de Descartes.

Peu nous importe qu'une opération s'accomplisse avec plus ou moins de célérité. Cette opération étant d'un ordre différent de celui qui fait l'objet de nos recherches , le problème reste encore à résoudre. C'est là ce qui a lieu par rapport au dégagement de certains liquides à travers les parois des organes qui les contiennent. Le fluide électrique précipite ce dégagement, il le rend presque instantané, mais il n'a point d'empire sur la composition intime des humeurs animales.

Le docteur Wolaston fut le premier à soupçonner que les organes sécréteurs devaient être dans un état permanent d'électricité, lequel leur était communiqué par le système nerveux remplissant l'office d'une pile galvanique. Il fixa une vessie sur une extrémité d'un tube de verre, et, après avoir versé dans le tube une solution de muriate de soude , après avoir mouillé et posé la vessie sur une pièce d'argent, il fit communiquer un fil de zinc , d'un côté avec le liquide muriatique , de l'autre avec la pièce d'argent. La soude pure séparée de l'acide se fit jour instantanément à la surface de la vessie.

Il n'en fallut pas davantage pour faire répéter aux chimistes cette expérience , d'ailleurs fort ordinaire, et pour leur inspirer la prétention d'avoir seuls mis à découvert le mécanisme du travail sécrétoire. D'après Berzélius, les organes qui séparent les liquides

PLANCHE 72.

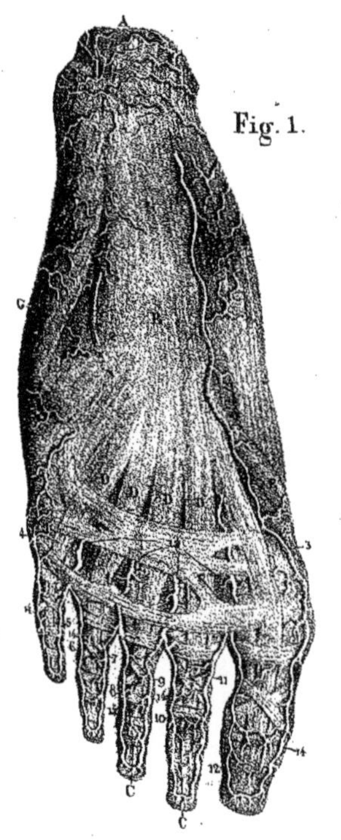

Fig. 1.

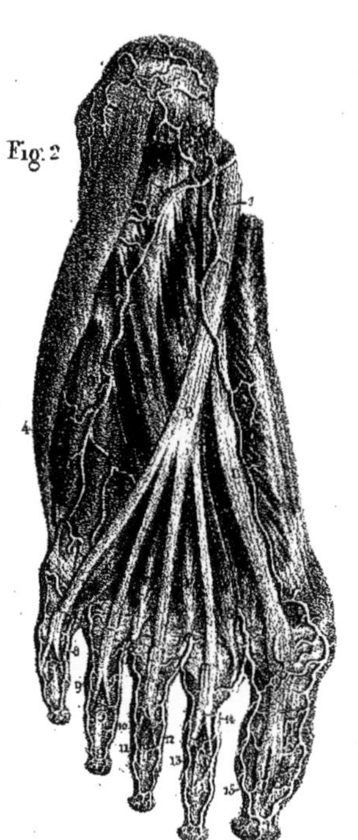

Fig. 2.

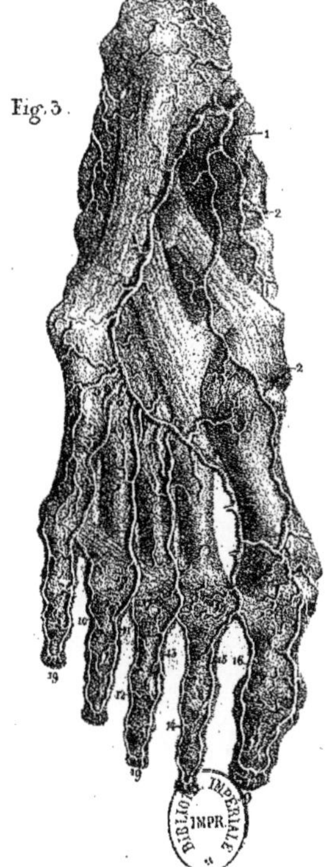

Fig. 3.

Galet, D.M pinx. et del.

Lith. de Lemercier à Paris.

qui la terminent à l'ombilic s'adressent encore aux parois abdominales et quelques-unes mêmes aux parois du thorax.

L'*iliaque antérieure* ou *circonflexe iliaque* naît tantôt au-dessus et tantôt au-dessous de la précédente. Elle monte en dehors sur le bord externe du muscle iliaque auquel elle laisse plusieurs rameaux, et se partage, vers l'épine antérieure et supérieure de l'os des îles, en deux divisions spécialement destinées aux muscles transverse et oblique interne de l'abdomen.

b. *Artère crurale.* Elle fait suite immédiatement à l'iliaque externe, et, dès son origine, elle se montre au haut de la cuisse, sous le bord inférieur de l'arcade crurale, où elle est assez superficielle et recouverte simplement par une aponévrose. Elle descend un peu obliquement en dedans sur la face antérieure des muscles pectiné et adducteurs de la cuisse, se laisse ensuite recouvrir par le muscle couturier, et devient de plus en plus profonde. Parvenue à l'union des deux tiers supérieurs avec le tiers inférieur du fémur, elle plonge dans la gouttière aponévrotique du grand adducteur, contourne l'os, se pose sur sa face postérieure, et arrive au creux du jarret où elle prend le nom d'*artère poplitée.*

---

interosseux à l'origine des orteils. — 10, 11, 12, 13, 14, 15, 16. les a. collatérales externes et internes des orteils. — 17. anastomoses avec l'a. du métatarse. — 18, 18. anastomoses au niveau des articulations des phalanges. —19, 19, 19. communications par arcades à l'extrémité des orteils.

acides sont électrisés positivement, les autres qui sécrètent des humeurs alcalines le sont négativement. Fodéra corrobore l'expérience de Wolaston par les siennes propres de l'ordre de celles que nous avons déjà citées, et MM. Prévost et Dumas proclament que chaque molécule de sang est une paire galvanique sur laquelle les vaisseaux sanguins établissent le courant galvanique qui donne lieu à la sécrétion humorale.

Il suffit du plus simple examen pour découvrir le côté faible de cette explication. Qu'obtenir, en effet, d'un appareil de sécrétion ainsi approprié, si ce n'est une action identique sur un fluide identique lui-même. Le produit de cette opération ne saurait non plus varier, et jamais la chimie, s'entourant de fluide électrique, ne fabriquera, avec le sang, de la bile, du sperme ou de l'urine. Elle obtiendra beaucoup si elle sépare, en toute circonstance, une petite quantité de sérosité, et la sérosité n'est pas elle-même l'humeur lacrymale, ni la sueur, ni la salive, ni aucun autre liquide sécrété.

Hâtons-nous donc, loin de chercher à découvrir l'essence trop mystérieuse de cette opération, hâtons-nous d'examiner l'ensemble des circonstances qui la caractérisent. C'est presque connaître à fonds un objet que de savoir les lois de son développement, la raison de son existence et de ses modifications.

Le travail des organes sécréteurs est à peu près intermittent ; il est comme soumis à des alternatives d'activité et de repos. Les glandes salivaires ne s'exercent avec énergie que dans l'acte de la mastication, ou aux approches même de cet acte, et par le seul désir d'une substance que l'on aime. Les follicules intestinaux, le foie, le pancréas ne font pleuvoir en abondance leurs produits que pendant le mélange chylificateur. Dans cette concentration d'efforts vers les parties internes où

Le point central d'une ligne qui s'étendrait de l'épine iliaque antérieure et supérieure à l'épine du pubis, fixe assez bien le lieu d'origine de la crurale. Cette artère touche, en dehors et de haut en bas, le nerf crural, le tendon des muscles psoas et iliaque, le muscle couturier et la portion interne du triceps crural ; en dedans et dans le même sens, elle adhère à la veine crurale, aux muscles pectiné, premier adducteur et couturier.

La crurale jette dans tous les sens des branches très-nombreuses dont les principales sont : en avant, l'*artère sous-cutanée abdominale;* en dedans, les *honteuses externes*; en dehors, la *musculaire superficielle;* en arrière, la *musculaire profonde.*

1. L'*artère sous-cutanée abdominale* suit presque le trajet de l'épigastrique, mais elle est plus petite et plus superficielle que celle-ci. Elle naît immédiatement au-dessous de l'arcade crurale, se recourbe sur elle, et monte un peu obliquement en dehors entre l'aponévrose abdominale et la peau. Après s'être ramifiée dans ces parties, elle se perd vers l'ombilic en s'anastomosant avec son analogue du côté opposé, avec l'épigastrique et la mammaire.

2. Les *artères honteuses externes* sont au nombre de deux. L'une, *sous-cutanée,* est très-rapprochée de l'arcade. Elle se porte transversalement en dedans, et jette des rameaux dans les tégumens du bas-ventre et des parties génitales externes. L'autre, *sous-aponévrotique,* et plus inférieure, affecte aussi une direction transversale, et ne s'adresse qu'au

s'opère un travail si important, la première ébauche, du fluide vivifiant, les follicules cutanés ; les petits tubes exhalans tombent presque dans l'inertie ; une horripilation légère glisse rapidement sur la surface extérieure du corps, ce qui annonce que les pores de la peau se ferment, et que le fluide artériel est en ce moment appliqué à d'autres usages qu'à celui de la fabrication des sueurs. Des mouvemens en sens contraire éclatent du moment que la pâte chyleuse commence à pénétrer dans les vaisseaux lactés. L'opération sécrétoire paraît alors véritablement s'irradier du centre à la circonférence. Le jeu des glandes abdominales s'amortit insensiblement, celui des corps sécréteurs cutanés se développe dans une proportion inverse. Cet échange, cette alternative d'action est d'une utilité immense pour l'entretien de la vie; par ce moyen, les fonctions s'accomplissent avec plus d'énergie, car les organes se retrempent dans le repos, et leur activité s'accroît ensuite par la concentration dynamique qu'ils attirent sur eux, chacun selon son tour et suivant ses besoins.

Un caractère plus frappant de l'appareil des sécrétions, c'est que la durée générale de son jeu n'est pas la même pour chacune des parties qui le constituent. Les mamelles et les testicules ne donnent aucun signe de leur activité sécrétoire pendant une longue partie de l'existence humaine. Ils sont inertes dans l'enfance, ils retombent dans l'inertie au déclin de la vie. Le sang ne manque pourtant jamais de les imprégner; mais il est un temps fixé par la nature où ce fluide ne pourvoit qu'à leur nutrition, un autre où il fournit aussi à une fabrication abondante de produits spéciaux. Comment s'expliquer ce repos, quand, dans l'enfance, l'appareil glandulaire jouit d'une vitalité si puissante ? C'est à cet âge que la plupart des glandes, dans une condition permanente de turgescence, s'engorgent et s'enflamment,

scrotum. Chez la femme, ces deux artères se perdent dans la grande lèvre.

3. L'*artère musculaire superficielle* a son origine à deux pouces environ au-dessous de l'arcade crurale, sur le milieu de l'espace compris entre le petit trochanter et le pubis. Placée entre les muscles couturier et crural antérieur, elle se dirige en dehors et se divise en rameaux *ascendans* destinés aux muscles iliaque, couturier et tenseur de l'aponévrose crurale, et en rameaux *descendans* qui se perdent dans les couturier et crural antérieur. La peau de la cuisse reçoit les extrémités terminales des divisions de cette artère.

4. L'*artère musculaire profonde* naît au même lieu que la précédente, souvent d'un tronc commun à l'une et à l'autre. Se portant obliquement en bas et en arrière, elle s'enfonce entre le premier adducteur et le vaste interne. Parvenue au milieu de la cuisse, elle perce l'aponévrose du moyen adducteur, se contourne en arrière, et se termine de suite par deux branches dans la courte portion du biceps et dans le demi-membraneux.

Entre autres divisions émanées de la musculaire profonde, on remarque surtout les *deux circonflexes* et les *trois perforantes*.

La *circonflexe externe* se dirige en dehors derrière le couturier qu'elle charge de ramifications ; mais de suite elle se bifurque. L'un de ses ramuscules contourne transversalement le fémur, atteint la face postérieure de l'os et s'irradie de ce point dans l'articulation supérieure de la cuisse, dans les muscles

c'est à cet âge que le carreau mésentérique s'établit, que les affections scrophuleuses éclatent ; et, au milieu de cette prédominence marquée du système des lymphatiques sur tous les autres appareils, les testicules et les mamelles, quoiqu'étant du domaine de ce système, ne sortent pas de leur état de torpeur. Ils ne se réveillent qu'à une époque fixe, et leur action acquiert alors une telle puissance, que l'organisme entier en éprouve le retentissement.

En présence de ces considérations, l'on se demande s'il est bien vrai, comme on l'a souvent répété, qu'une fonction n'est qu'une réaction, une excitation organique provenant d'un agent stimulant extérieur ?

L'on ne nie pas que le foie redouble d'activité, lorsqu'il reçoit, par irradiation, l'excitement que la pâte chymeuse détermine sur les parois du duodénum ; que les organes générateurs et avec eux toutes les circonstances organiques de la virilité n'acquièrent très-souvent leur complet développement qu'à la faveur de quelques préludes aux plaisirs de l'amour ; le lait aussi ne se sécrète avec abondance et continuité que par la succion très-fréquente que les lèvres de l'enfant exercent sur le mamelon. Toutefois, ce ne sont là que des causes d'un simple surcroît d'activité fonctionnelle, et l'on est encore à savoir quelle peut être la stimulation directe qui force les dents à sortir du fond de leurs avéoles dès que l'enfant, dont les organes ont acquis plus de force, ne trouve plus dans le lait de sa mère la quantité de matière alibile nécessaire à son entretien ; quelle est aussi l'excitation externe qui provoque l'expansion matérielle et vitale des organes générateurs à l'arrivée de l'âge de puberté ?

Quelle que soit la cause primitive qui met en scène les agens sécréteurs, poursuivons l'examen des caractères principaux de leurs actes. Ce qui frappe le plus, quand on consi-

triceps crural, moyen et petit fessiers, et crural antérieur. L'autre descend obliquement en dehors sur la face antérieure de la cuisse, entre le crural antérieur et le triceps, pour se ramifier dans ces muscles jusqu'au voisinage de la rotule.

La *circonflexe interne* s'enfonce, dès son origine, en dedans et en arrière, entre le pectiné et le tendon commun au psoas et à l'iliaque. Elle contourne la face interne du col du fémur, et, après s'être ramifiée dans les parties environnantes, elle se partage aussi en deux ramuscules de terminaison. Le premier monte au devant du carré crural, et va se perdre dans la cavité trochantérienne. Le second se dirige en dehors vers la tubérosité sciatique, et se consume dans l'attache commune des muscles fléchisseurs de la jambe.

La *perforante supérieure* sort de la musculaire profonde au-dessous du petit trochanter. Perçant de suite l'aponévrose des second et troisième adducteurs, elle passe derrière le fémur et se répand par une bifurcation, en haut dans le muscle grand fessier, en bas dans le biceps, le demi-membraneux, le triceps et le nerf sciatique.

La *perforante moyenne*, moins grosse que la précédente, suit à peu près la même marche. Elle traverse l'aponévrose des adducteurs, contourne le fémur, et envoie aux muscles triceps et grand fessier des rameaux *ascendans* qui s'anastomosent avec la perforante supérieure, et aux muscles biceps, demi-tendineux, demi-membraneux et triceps des rameaux *descendans* qui communiquent avec la perforante inférieure.

dère le jeu d'un organe, c'est l'enchaînement régulier, l'on dirait réfléchi, des modifications qui s'y passent. Toute glande, excitée d'une manière quelconque, s'érige, se dilate et se tend. Le sang s'y précipite en plus grande abondance, remplissant tous ses vides et lui donnant une couleur rosée plus sensible. La sécrétion s'opère alors sur ce fluide, la glande se contracte, chasse dans ses canaux l'humeur élaborée, pendant qu'une nouvelle colonne de sang se présente, qui redonne à la glande son état de tension, se transforme à son tour, et à son tour pénètre dans les tubes d'exportation, cédant sa place à du nouveau sang qui arrive.

Ce travail, malgré son excessive activité, s'accomplit en silence et, d'ordinaire, à notre insu. Il nous arrive pourtant quelquefois d'éprouver une sensation de douleur, une véritable tension tout autour des mâchoires là où siègent les glandes salivaires, au simple aspect d'un met savoureux désiré. Les jouissances de l'amour ne s'achètent aussi quelquefois qu'au prix d'une douleur tensive dans les organes fabricateurs du sperme. L'on sait de même la fréquence des accidens inflammatoires qui éclatent dans les mamelles, lorsque la femme se dispose à remplir son devoir le plus précieux, l'allaitement du produit de sa conception.

L'activité des canaux excréteurs, activité relative à celle de l'organe sécréteur, sert de complément à la scène d'élaboration. La douleur des glandes salivaires, quand elle existe, s'abat à l'instant même où des flots de salive inondent la cavité buccale. Une action analogue à celle du tissu glandulaire, s'établit dans les tubes excréteurs, lesquels s'érigent, se dilatent pour recevoir la liqueur sécrétée et s'appliquent sur elle pour la conduire et la faire jaillir jusqu'au lieu de sa destination.

On a dit que la compression exercée sur les glandes par les parties circonvoisines et sur-

Quelques-unes des subdivisions pénètrent dans le nerf sciatique, une autre s'introduit dans la substance même de l'os.

La *perforante inférieure* perce l'aponévrose du troisième adducteur, et ne diffère en rien de la précédente dans son mode de distribution.

b. *Artère poplitée.* Elle est la suite de la fémorale, et elle occupe perpendiculairement la région centrale du creux du jarret. Étendue depuis le quart inférieur de la cuisse jusqu'au quart supérieur de la jambe, l'artère poplitée s'enveloppe dans une masse de tissus cellulaire et adipeux qui la tient plus ou moins écartée des parties circonvoisines. Par sa face antérieure elle regarde, en haut, l'extrémité inférieure du fémur; au milieu, l'articulation du genou; en bas, les muscles poplité et jambier postérieur. Sa face postérieure est en contact, dans une grande partie de son étendue, avec la veine de son nom et le nerf sciatique; elle est en outre protégée, en haut, par le muscle demi-membraneux; en bas, par le plantaire grêle, les jumeaux et le soléaire. Sa face externe répond dans le même sens au biceps, au condyle externe du fémur, aux plantaire grêle, jumeau externe et soléaire; l'interne est placée contre le demi-membraneux et le jumeau interne.

Les branches jetées par la poplitée sur les parties environnantes, sont des plus nombreuses. Les principales pour le volume et pour la multiplicité des divisions, sont les *cinq articulaires*, les *deux jumelles* et la *tibiale antérieure.*

tout par les muscles provoquait le déplacement des liquides, déterminait leur sortie de la glande et leur progression dans les canaux efférents; que les glandes étaient de vraies éponges d'où l'humeur s'échappait comme par expression. Mais Bordeu a parfaitement démontré que les glandes salivaires elles-mêmes, celles qui paraissent de toutes le plus directement soumises à l'influence des muscles, ne reçoivent de ces agens qu'une impression bien secondaire. A plus forte raison, et sans produire d'autres preuves, faut-il dire que le foie, les reins, le pancréas, tout ce qui compose en un mot l'appareil sécréteur, ne reçoivent d'ailleurs que de leur substance même la force d'expulsion et de progression de l'humeur élaborée.

Et cependant, une remarque fort importante à faire, c'est que le cercle d'activité n'est que très-rarement borné au parenchyme de la glande; il s'agrandit et il embrasse plusieurs parties voisines et des organes même très-influens. Que la douleur, qu'une peine de l'âme disposent la glande lacrymale à une sécrétion exagérée de larmes, les yeux se gonflent et rougissent, ils deviennent eux-mêmes le centre aboutissant d'une fluxion sanguine, et l'accroissement de leur volume et l'irritation qu'ils éprouvent contribuent pour beaucoup à l'entretien du travail sécréteur des larmes. Un rôle secondaire doit de même être attribué à l'excitation et au jeu de la langue, des mâchoires et des muscles environnans, pendant l'acte de mastication. Les glandes salivaires en éprouvent quelque influence aussi bien que du bol alibile qui remplit la cavité buccale.

Cette révolution des glandes que nous venons d'analyser n'a qu'une durée passagère. L'atonie, un relâchement véritable lui succède, lorsque le vœu de la nature est accompli. La fluxion sanguine se ralentit d'abord insensi-

1. *L'artère articulaire supérieure externe* sort du côté externe de la poplitée immédiatement au‑dessus du condyle correspondant du fémur. Elle se dirige transversalement en dehors, se contourne sur le fémur, laisse quelques divisions sur le périoste de cet os, après quoi elle se bifurque. Par l'un de ses rameaux elle se perd en haut dans le triceps crural, par l'autre elle glisse obliquement sur le condyle du fémur, descend jusqu'à la rotule, et y forme un réseau qui s'anastomose avec l'articulaire supérieure interne.

2. *L'artère articulaire supérieure interne*, plus volumineuse que la précédente et plus constante dans son origine, sort de la poplitée dans un point quel-

---

PLANCHE LXXIII.

Elle a pour objet la représentation de quelques vaisseaux capillaires artériels et veineux.

Fig. 1. Elle représente un tronc artériel et ses divisions successives.

N° 1. Le tronc artériel. — 2, 2... ses branches. — 3, 3, 3... ses rameaux. —4, 4, 4, 4... ses extrémités capillaires.

Fig. 2. On y a figuré les capillaires artériels des oreillettes et des ventricules du cœur. (Ruysch.)

A, A. la circonférence des ventricules. — B, B. celle des oreillettes.

N° 1. La crosse de l'aorte. — 2. l'artère coronaire droite. — 3. l'a. coronaire gauche. — 4, 4, 4... les ramifications capillaires des ventricules. —5, 5, 5... celles des oreillettes.

Fig. 3. Capillaires artériels sur une membrane.

Fig. 4. Capillaires veineux sur une membrane.

Fig. 5. Elle représente des radicules veineuses et leur réunion finale en un seul tronc. On a ouvert le tronc et quelques branches pour faire voir la disposition des valvules.

N° 1, 1... Les radicules capillaires veineuses. — 2, 2... les ramuscules. —3, 3... les rameaux. — 4, 4.. les branches. — 5. le tronc. —6, 6. les valvules.

blement et puis elle s'arrête. Qu'on touche alors les glandes, elles sont molles, et il n'arrive pas toujours qu'une excitation extérieure les détermine de suite à un exercice nouveau. Il faut, pour ainsi dire, que leur ressort soit remonté, quelles puisent dans le repos le degré d'élasticité nécessaire à la reprise de leur jeu.

Ce triple temps de gonflement ou d'érection, de fabrication d'une humeur nouvelle et de relâchement, si facile à apprécier dans la partie la plus complexe du système sécréteur, se retrouve encore dans les follicules et jusques dans les simples tubes exhalans. C'est, du reste, une loi à peu près commune à tous les fonctionnaires de l'économie, de s'apprêter d'abord à l'exercice, en attirant sur eux une plus grande quantité de sang, de se livrer ensuite à tout l'effort de leur travail, et de se ralentir enfin comme pour éviter l'épuisement de leur puissance.

Ici, comme à l'égard de toutes les fonctions que nous avons successivement parcourues, l'on se demande quel est le rôle, le mode d'influence du système nerveux? Question immense et peut-être à jamais insoluble! Comment nous flatter, en effet, de connaître un jour la structure nerveuse de l'appareil des sécrétions? Les nerfs de l'encéphale, ceux du grand sympathique se partagent à frais communs cette texture. Mais comment suivre leurs divisions imperceptibles, comment fixer leurs limites respectives? Tout ce que nous savons, c'est que l'imagination exerce un grand empire sur la fabrication des larmes, du sperme et de la salive, que les commotions morales retentissent souvent d'une manière si profonde sur l'organe hépatique, qu'à l'instant même des flots de bile jaillissant de son parenchyme, inondent et saturent l'économie entière. Les nerfs de l'encéphale dans les premiers cas, ceux du grand sympathique dans le dernier,

PLANCHE 73.

Fig. 1.

Fig. 5.

Fig. 2.

Fig. 3

Fig. 4.

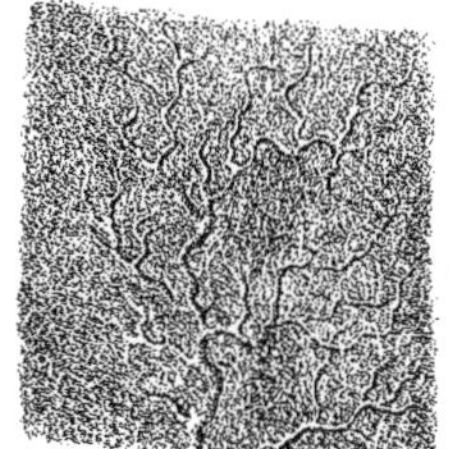

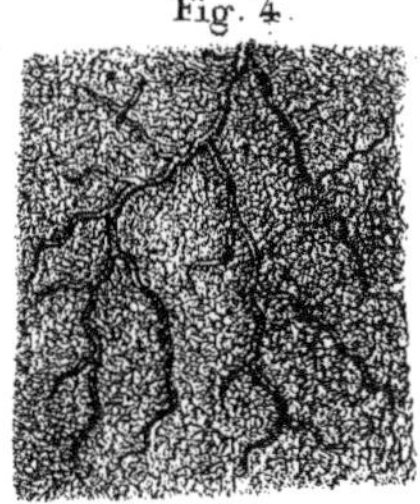

Galet. D.M. pinx. et lith.

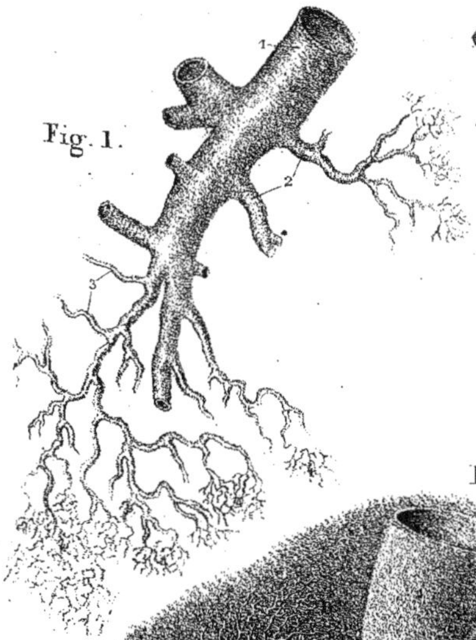

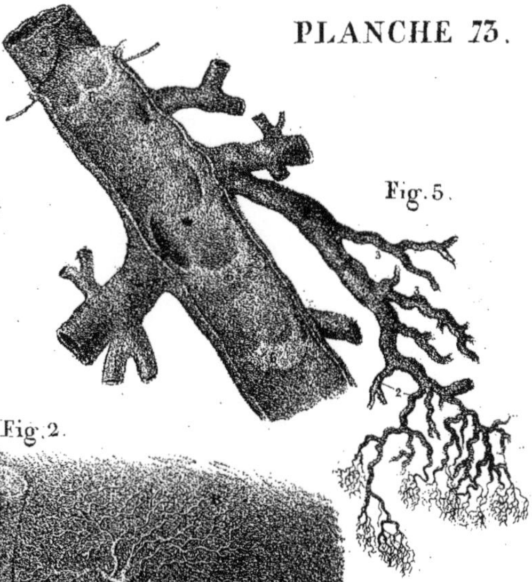

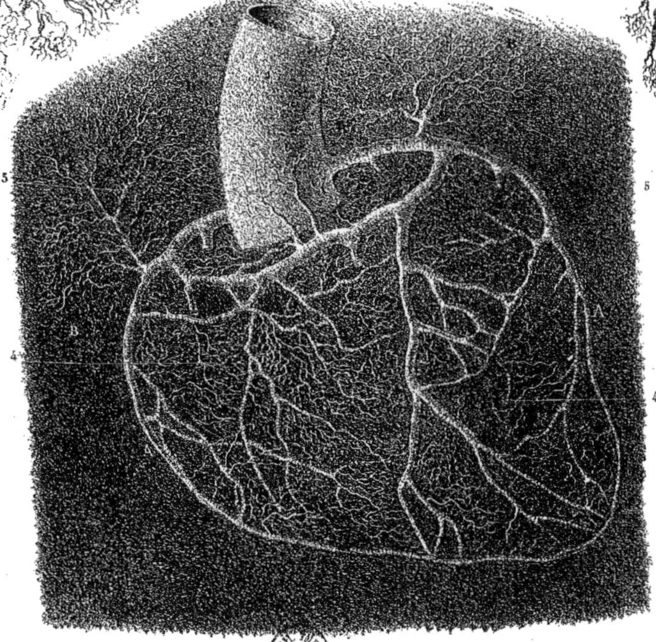

Lith. de Lemercier à Paris

conque de l'espace compris entre le condyle interne du fémur, et l'endroit où l'artère fémorale perce l'aponévrose du troisième adducteur. Dirigée en dedans, cette articulaire se glisse de suite sous le tendon du troisième adducteur. Elle contourne le condyle correspondant du fémur, auquel elle laisse quelques ramifications, et se divise, elle aussi, en deux rameaux : l'un qui descend obliquement en dehors, et se consume dans le triceps crural; l'autre qui gagne la région interne de l'articulation du genou, et forme, autour de la rotule, un réseau analogue à celui de l'articulaire précédente.

3. *L'artère articulaire supérieure moyenne* part généralement du centre de la poplitée et de sa face antérieure. Très-petite et d'un trajet fort court, elle traverse d'arrière en avant le ligament postérieur de l'articulation du genou, et, après s'être ramifiée dans le tissu cellulaire environnant, elle pénètre et se consume dans la cavité même de l'articulation.

4. *L'artère articulaire inférieure externe* a son origine à la partie supérieure de la jambe, au-dessous du condyle externe du fémur. Elle descend obliquement en dehors, cachée d'abord par le plantaire grêle, et ensuite par le jumeau externe. Puis elle glisse sous le tendon du biceps, sous le ligament latéral externe de l'articulation du genou, gagnant ainsi le bord inférieur de la rotule où elle se bifurque. L'un de ses rameaux, superficiel, se répand sur la face antérieure de la rotule, l'autre profond, passe derrière le ligament de cet

ne sauraient avoir d'action plus manifeste. Mais quel est ce genre d'action ? Nous avons avancé déjà qu'il n'est point électrique : les débats de cette grande thèse s'ouvriront d'ailleurs sur un autre terrain.

Nous venons d'embrasser d'une vue générale l'ensemble de la fonction sécrétoire. Il nous serait facile d'en déduire les divisions principales qui s'y rattachent. Ces divisions porteraient en premier lieu sur les différences majeures de composition organique de l'appareil sécréteur. Elles porteraient ensuite sur les modifications diverses de texture que montre en elle-même chacune de ces divisions. Nous aurions d'abord les fluides exhalés ou perspiratoires, les fluides folliculaires et glandulaires , ensuite toutes les variétés particulières à chacun de ces fluides principaux.

Toute notre attention doit se porter ici sur le travail perspiratoire comme étant le plus étendu et le plus isolé à la fois, le plus indépendant du moins de toute autre grande fonction. Quant à ce qui concerne toutes les autres sécrétions , elles doivent trouver plus naturellement leur place , comme nous en avons déjà eu des exemples, à l'article de la digestion , dans l'exposé des actes dont elles font intimement partie.

De l'Exhalation ou Perspiration.

Les corps organisés vivans ne touchent pas d'une manière immédiate la masse générale de l'air qui les entoure. Une atmosphère particulière à chacun d'eux les isole: c'est celle de la perspiration, insensible ou visible selon certaines conditions, atmosphère moitié inorganique , moitié animalisée , qui revêt, comme d'un vernis, les papilles nerveuses cutanées, tempère et amortit, comme l'épiderme, l'impression irritante des agens modificateurs externes. Dans quelque circonstance

os, et se consume dans le tissu cellulaire graisseux qui sépare ce ligament du tibia.

5. *L'artère articulaire inférieure interne* descend obliquement en dedans, cachée par le jumeau interne. Elle glisse bientôt sous le ligament latéral interne de l'articulation du genou, en se contournant sur le condyle correspondant du tibia. Après quoi, et lorsqu'elle a semé ses divisions sur toute la surface interne de l'articulation, elle se courbe de bas en haut, et va se terminer sur le bord inférieur de la rotule, confondant

---

PLANCHE LXXIV.

Elle a pour objet la représentation des globules du sang artériel et veineux,

Fig. 1. Circulation du sang dans la queue d'un têtard, vue au microscope. Passage des globules de la cavité des artères dans celle des veines.

Fig. 2. Circulation du sang dans une portion du poumon d'une salamandre. Passage des globules des artères dans les veines pulmonaires.

Fig. 3. Globules du sang humain et du sang des grenouilles. Leur grossissement respectif sous des lentilles de foyer différent. (D'après MM. Prévost et Dumas).

Fig. 4. Circulation des globules du sang dans un parenchyme organique : transformations diverses de ces globules selon l'objet de nutrition ou de sécrétion qu'elles ont à remplir. (D'après M. Lepelletier.)

A, A. Parenchyme organique examiné au microscope.

Nº 1, 1... Globules du sang artériel entrant dans le parenchyme. — 2, 2... globules du sang veineux ou du résidu de la nutrition sortant du parenchyme. — 3. voie de communication entre les capillaires artériel et veineux renfermant ces globules. — 4. division capillaire portant des matériaux nutritifs. — 5. division capillaire chargée de matériaux de sécrétion. — 6, 6. globules nutritifs, libres dans le parenchyme. — 7, 7. matériaux de sécrétion également libres dans le parenchyme. — 8, 8. détritus organiques gagnant les voies de l'absorption.

physique où le corps se trouve placé, cette atmosphère ne le quitte jamais : elle varie seulement quant à son épaisseur et à sa densité. Vaporeuse en hiver, elle se condense en sueur dans la saison chaude. On acquiert mieux la certitude de son existence constante, lorsqu'on approche la paume de la main d'une surface parfaitement polie, celle-ci s'obscurcit d'une vapeur légère qui finirait par se former en gouttelettes si la chaleur du corps était très-élevée et le contact quelque peu prolongé.

Toutes les parties de la périphérie du corps n'exhalent pas cette vapeur en égale abondance. Une glace ternie par la pulpe du doigt, ne l'est pas par la face dorsale de cet organe. En général, la région antérieure du corps perspire beaucoup plus que la postérieure. Le front, le pourtour des mamelles, les aines, les aisselles possèdent au suprême degré la faculté perspiratoire.

L'écorce cutanée percée, comme on le sait, d'une infinité d'ouvertures propres à s'emparer et à introduire dans l'économie vivante les substances de toute espèce dont l'air est imprégné, déverse aussi dans l'air les produits de la décomposition animale. Est-ce par le moyen des mêmes ouvertures que l'admission et la décharge s'effectuent ? L'absorption et la sécrétion cutanées auraient-elles absolument partout le même siége ? Ce serait à la microscopie d'abord, puis à l'anatomie, de nous apprendre s'il y a dans le chorion, dans le tissu muqueux et dans l'épiderme, deux ordres de tubes lymphatiques distincts, des bouches qui attirent, et, à côté, des pores qui rejettent ; ou bien si les mêmes canaux sont organisés de manière et jouissent d'une même aptitude à faire progresser les humeurs en deux sens diamétralement opposés. Mais jusqu'ici la science physique est restée muette sur ce point. Elle signale dans la peau des capillaires artériels et veineux,

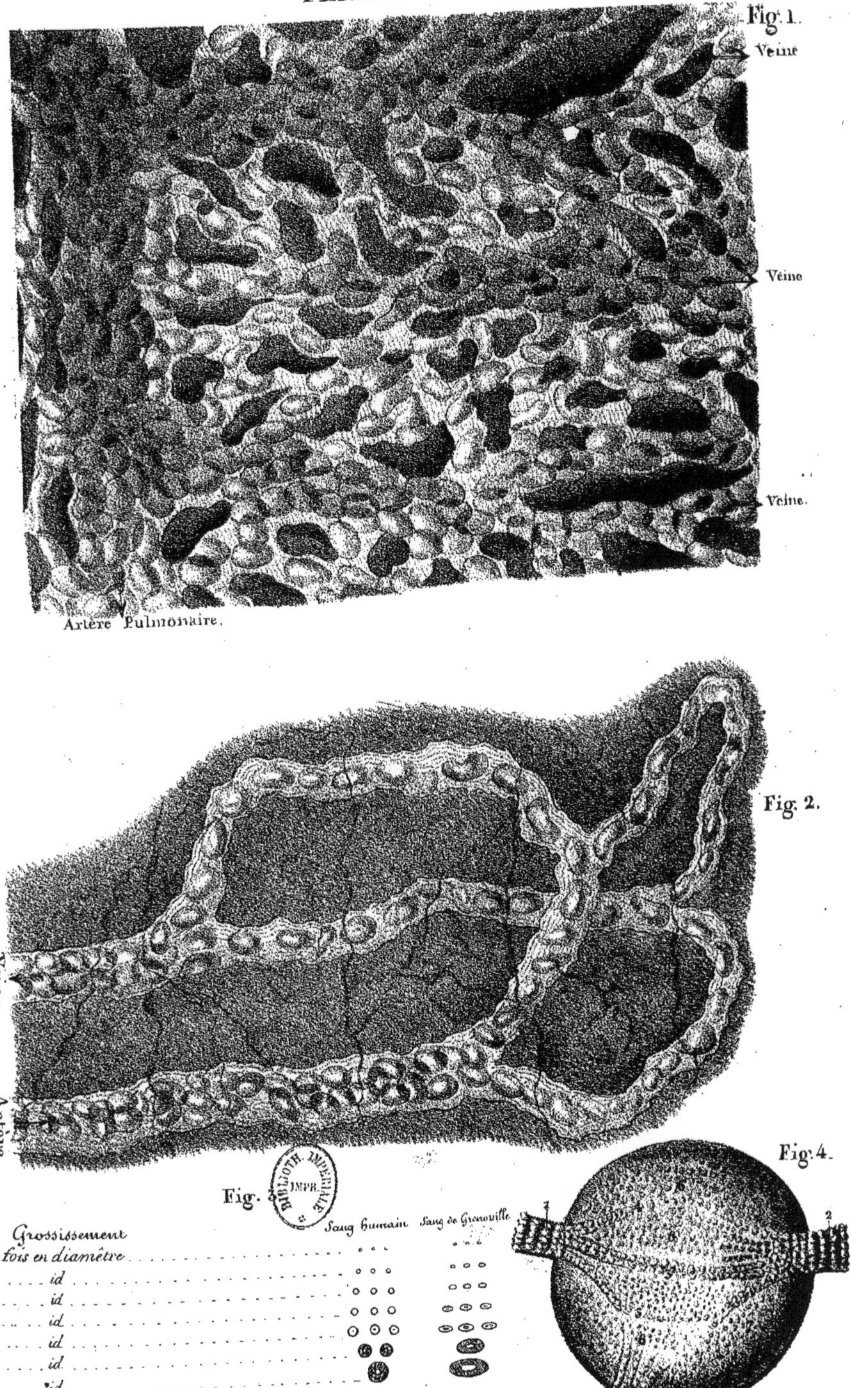

PLANCHE 74.
Fig. 1.
Veine
Veine
Veine.
Artère Pulmonaire.
Fig. 2.
Veine
Artère
Fig. 4.
Fig.
Grossissement
18 fois en diamètre
22 . . . . id.
30 . . . . id.
50 . . . . id.
103 . . . . id.
225 . . . . id.
300 . . . . id.
Sang humain
Sang de Grenouille
Galet D.M. pinx et Lith.

ses derniers ramuscules avec ceux de l'articulaire précédente.

6. Les *artères jumelles* naissent presque toujours d'un tronc commun qui, lui-même, sort de la face postérieure de la poplitée, entre l'articulaire moyenne et les articulaires inférieures. Elles s'écartent à angle très-aigu, et chacune gagne le muscle jumeau qui lui correspond, en s'enfonçant dans l'épaisseur des fibres, et s'y ramifiant à l'infini.

7. L'artère *tibiale antérieure*, d'un volume assez considérable, sort de la face antérieure de la poplitée, à un pouce à peu près du point où celle-ci se termine. Dès son origine elle se jette horizontalement en avant, traverse l'extrémité supérieure du muscle jambier postérieur, le ligament interosseux, et se montre à la partie antérieure de la jambe. Elle se courbe alors, descend perpendiculairement en serpentant entre le jambier antérieur et le long péronier latéral, passe derrière le ligament annulaire antérieur du tarse, et, sous le nom d'*artère pédieuse*, se répand sur toute la face dorsale du pied pour finir à l'extrémité des orteils.

Les rapports que la tibiale antérieure entretient avec les parties voisines, sont les suivans : la face postérieure repose en haut sur le ligament interosseux, et, tout-à-fait en bas, sur le tibia. L'antérieure est successivement recouverte par les muscles jambier antérieur, extenseur commun des orteils et extenseur propre du gros orteil. Sa face interne touche le jambier antérieur en haut, le tibia en bas ; l'externe regarde successivement, dans le même sens, le péroné,

des canaux lymphatiques d'une identité parfaite, et elle ne va point au-delà.

Toutefois, dans ces derniers temps, un auteur allemand s'annonçait comme ayant découvert les agens spéciaux de la sécrétion et ceux de l'excrétion des sueurs. Il aurait vu des canaux très-déliés traversant une partie du chorion et tout le corps muqueux, et s'ouvrant à la surface externe de l'épiderme, par des orifices au nombre d'une cinquantaine par ligne carrée. Il pencherait à croire que ces conduits forment de véritables culs-de-sac où les artères et les veines se ramifient comme cela a lieu dans les cellules adipeuses.

A défaut de notions plus généralement confirmées, à défaut d'assertions moins conjecturales, voyons ce que l'observation physiologique nous transmet de plus précis à cet égard.

C'est, sans doute, comme nous le disions tout-à-l'heure, c'est à la simplicité de structure de l'appareil exhalant que l'humeur perspirée doit la simplicité de sa nature élémentaire. C'est là aussi ce qui explique la promptitude de sa fabrication. Dans un corps animé, toute surface libre perspire. La peau interne n'est pas moins poreuse que l'externe. Toutes les membranes muqueuses baignent continuellement dans un halitus de même caractère que la vapeur interposée entre l'épiderme et l'air atmosphérique. Les membranes séreuses, les toiles synoviales, les parois lamineuses du tissu cellulaire, les bulles adipeuses, le parenchyme des organes, etc., tout donne lieu à un même dégagement, lequel se montre parfaitement appréciable, lorsque l'on ouvre un animal récemment tué. On en voit s'élever une fumée assez épaisse qui n'est que le produit de la perspiration condensé par l'air atmosphérique. Il n'est point de fluide qui, par ses qualités physiques et chimiques, ressemble plus à la sérosité du sang. C'est à peine si l'on saisit quelques

les muscles long péronier latéral, extenseur commun des orteils et extenseur propre du gros orteil.

Dès son origine, la tibiale antérieure envoie des rameaux très-déliés aux surfaces articulaires du genou. Mais au moment où elle perce le ligament interosseux pour paraître à la face antérieure de la jambe, elle fournit un ou deux rameaux plus volumineux qui se courbent en haut vers la rotule, se ramifient dans l'attache supérieure du jambier antérieur et au pourtour de l'articulation du genou. Ces rameaux désignés par le nom d'*artères récurrentes du genou*, ont des anastomoses fréquentes avec les articulaires, et concourent à la formation du réseau vasculaire rotulien.

Dans tout le reste de la jambe, les rameaux de la tibiale antérieure sont incalculables et n'ont point reçu de nom particulier. Ils varient d'ailleurs beaucoup quant à leur origine, leur volume et leur longueur. Les uns sont postérieurs : ils traversent le ligament interosseux et se perdent dans la région profonde de la jambe. Les autres sont latéraux, et, après s'être ramifiés dans les muscles antérieurs et dans les tégumens de la jambe, ceux du côté interne s'abouchent avec les divisions de la tibiale postérieure, ceux du côté externe avec les divisions de la péronière.

Parmi ces derniers, il en est deux pourtant de plus volumineux et qui portent le nom de *malléolaires*. Ils naissent au niveau du coude-pied. L'un s'étend transversalement sur la malléole interne et y forme un réseau qui s'épanouit et se perd sur l'articulation tibio-tarsienne et

différences dans les proportions respectives de leurs sels. Cette particularité serait la seule qui donnerait quelque apparence de justesse à la théorie de la filtration, d'autant mieux que le départ humoral s'opère encore après la mort, et que la ligature des veines ou une injection d'eau dans ses tubes produisent des épanchemens séreux abondans, l'hydropisie ou l'anasarque. Mais il est de certaines bornes à opposer à ce rapprochement, et quiconque voudrait les méconnaître tomberait dans bien des erreurs, dans celle entre autres où se laissa aller le célèbre Aristote lorsqu'il donna l'explication de l'effet des bains chauds. De même, disait ce philosophe, qu'un crible ne laisse plus échapper l'eau dès qu'on le met au niveau d'un liquide, de même, dans le bain, l'eau bouche exactement tous les pores du corps. C'est de la pure mécanique. Mais les exhalations tant externes qu'internes ne suivent point les lois des transsudations de la matière morte. L'on sue et l'on urine dans le bain, nonobstant la masse d'eau qui pèse sur toute la surface du corps. Au surplus, et malgré l'apparence de leur identité, la vapeur de la synovie n'est point celle de la sérosité, ni celle de l'humeur aqueuse de l'œil, etc.

Il y a, en outre, entre toutes les sécrétions, une telle corrélation de travail, qu'elles s'équilibrent avec une admirable harmonie. La peau, les membranes muqueuses, par exemple, perspirent sans relâche et dans des bornes primordialement prescrites, et si l'une vient à languir, on voit les autres qui redoublent d'activité. Cette solidarité entre les organes, entre les fonctions diverses, ne sera jamais du domaine d'une grossière mécanique. Son objet est tout dans l'intérêt de la vie, dont le maintien paraît être attaché à une mesure fixe de produits sécrétés, n'importe la surface qui entraîne ces produits au dehors. On aurait peine à croire tout ce que la science

sur la partie voisine du tarse ; l'autre descend obliquement en dehors sur la malléole externe, passe derrière les tendons des muscles extenseur commun des orteils et péronier antérieur, et couvre, en s'y consumant, tout le côté externe de l'articulation du pied avec la jambe.

L'*artère pédieuse* termine la tibiale antérieure sur les régions dorsale et plantaire du pied. Son volume est très-variable. Du coude-pied où elle commence, elle se porte horizontalement en avant jusqu'à l'origine du premier muscle interosseux dorsal, perce de haut en bas les fibres de ce muscle, et se place à la plante du pied, pour concourir, en s'abouchant avec la plantaire externe, à former l'arcade plantaire. Dans cette première partie de son trajet, la pédieuse repose sur le tarse et est immédiatement recouverte par le muscle pédieux. Elle jette, de ses bords interne et externe, un nombre considérable de ramuscules qui se répandent sur les faces interne et dorsale du pied. Ces divisions sont extrêmement déliées ; mais, parmi les externes, il en est deux de plus volumineuses, les artères *tarsienne* et *métatarsienne*, qui méritent une description.

La première naît au niveau de la tête du scaphoïde. Elle s'avance obliquement en dehors, sous le muscle pédieux, jusqu'au bord externe du pied, et, après s'être ramifiée dans les muscles et dans les os du tarse, elle se perd en formant un réseau sur le calcanéum et sur le cuboïde, en s'anastomosant aussi avec les divisions de la malléolaire et de la plantaire externe.

thérapeutique a conquis de richesses de l'appréciation sévère de ces rapports ! Que d'exemples de dyssenteries graves, d'hydropisies de toute espèce, et d'autres maladies sans nombre, déterminées par une aberration ou un ralentissement prolongé des exhalations de la peau ! Que d'exemples de guérison par le retour à son état normal de cet acte si important ! L'on se rappelle encore les efforts glorieux du corps médical, dans ses attaques dirigées contre ce terrible fléau qui menaçait naguère de décimer l'humanité. Exciter vivement la sensibilité de la peau, provoquer cet organe à une réaction capable d'enchaîner le travail insolite du tube digestif, tel était le but essentiel que tout thérapeutiste mettait son bonheur à pouvoir atteindre. Et, en effet, produire des sueurs, c'était tarir les diarrhées séreuses, c'était vaincre le choléra asiatique.

De toutes les surfaces internes, celle qui sécrète avec une activité plus grande et plus soutenue à la fois, est la surface pulmonaire. A chaque expiration, une masse d'humeur aqueuse est expulsée des cavités bronchiques, et répandue dans l'atmosphère générale. On l'a portée, avec un peu d'exagération sans doute, à 4 livres dans les 24 heures. Cette abondance ne peut tenir évidemment qu'à l'énorme quantité de sang dont est gorgé le parenchyme pulmonaire ; et, selon toute probabilité, le sang artériel et le sang veineux concourent simultanément à sa fabrication, le sang veineux comme étant plus riche en sérosité que le sang artériel, et ce dernier comme fournissant à une sécrétion analogue sur tous les autres points de l'économie animale.

Ce liquide s'échappe de la bouche à l'état de vapeur, parce que l'air atmosphérique le dissout et le raréfie en se mettant en contact avec lui. Aussi est-il tout-à-fait invisible quand l'air est sec et chaud. Mais en hiver, et

La deuxième sort de la pédieuse au moment où celle-ci s'enfonce dans le premier espace interosseux. Cachée sous le muscle pédieux, elle se porte en avant et en dehors, en décrivant un tiers de cercle dont la concavité qui est postérieure, couvre de divisions les parties voisines, pendant que sa convexité donne naissance à trois artères volumineuses, les *interosseuses dorsales du pied.* Celles-ci s'avancent en serpentant sur les second, troisième et quatrième muscles interosseux dorsaux, et elles communiquent, au niveau des extrémités postérieures de ces muscles, avec les perforantes postérieures de la plantaire externe, et, vis-à-vis les articulations métatarso-phalangiennes, avec les perforantes antérieures. Chacune des interosseuses se divise alors en deux rameaux qui suivent les bords latéraux supérieurs des orteils correspondans, depuis le bord externe du second jusqu'au bord interne du dernier, et se perdent enfin par des anastomoses à l'extrémité des phalanges. Quant à l'artère du premier muscle interosseux dorsal, elle émane directement de la pédieuse, au point même où celle-ci s'engage dans le premier espace interosseux. Elle longe le côté externe du premier os du métatarse, et se divise en deux rameaux, dont l'un suit le bord externe du premier orteil, l'autre le bord interne du second.

L'artère pédieuse s'engage, comme il a été dit, sous la plante du pied. C'est la deuxième partie de son trajet. Elle offre là deux branches terminales. Par l'une, elle concourt à la formation de l'arcade

si l'atmosphère est humide, il conserve toute sa densité; il sort en fumée très-épaisse et on n'a qu'à le recueillir sur une surface solide et bien polie, pour qu'il y coule en gouttelettes abondantes.

Si l'on voulait approfondir ce qu'il y a d'éminemment utile dans cet acte perspiratoire des parois pulmonaires, on le découvrirait sans peine dans la nécessité où devait être l'économie vivante de se débarrasser non-seulement des particules organiques détériorées, mais encore de l'excédant de calorique qui la pénètre. Nulle surface n'était sans doute plus légitimement appelée à remplir ce dernier office que celle qui, pour d'autres besoins non moins impérieux, se livre sans relâche à des actes de répulsion, et qui, servant comme de creuset à une opération chimique permanente, est, par ce fait, un foyer abondant de chaleur. L'humeur aqueuse, qui s'échappe par les porosités exhalantes, soustrait au corps, en se vaporisant, une partie considérable de calorique, lequel, s'il était toujours contenu, toujours accumulé dans les tissus, ne pourrait qu'y produire un prompt embrasement. La muqueuse bronchique et l'enveloppe cutanée concourent à ce rejet d'une manière à peu près égale, mais bien plus énergiquement et avec plus de continuité que toute autre surface sécrétoire. Y aurait-il erreur à prétendre que la première, la perspiration pulmonaire, a pour objet plus direct l'expulsion du calorique dégagé par la décomposition de l'air inspiré, tandis que la transpiration cutanée est plutôt destinée au refroidissement de la généralité des parties? Un fait d'observation moins conjectural, incontestable, c'est que ces deux fonctions se suppléent jusqu'à un certain point, et qu'à elles deux, et avec une énergie tantôt égale, tant alternativement prédominante pour chacune d'elles, elles rejettent de l'intérieur du corps la presque totalité de

plantaire ; par l'autre, elle se porte directement en avant, entre le premier os du métatarse et le muscle abducteur du gros orteil. Cette dernière branche donne d'abord un rameau principal au côté interne du premier orteil, après quoi elle se termine par deux autres rameaux, l'un interne, qui suit le côté externe du même orteil ; l'autre externe, qui suit le côté interne du second.

L'artère poplitée, après avoir fourni les diverses branches que nous venons de décrire, se termine à la fin du quart supérieur de la jambe ; elle offre là une bifurcation qui compose les artères *péronière* et *tibiale postérieure*.

c. *Artère péronière.* Elle est la branche externe de la bifurcation poplitée. Son volume égale à peu près celui de la tibiale antérieure. Située, dans presque toute son étendue, à la région postérieure et profonde de la jambe, elle suit le bord interne du péroné, et se termine sur les faces interne et dorsale du pied. Sa face postérieure repose d'abord sur le muscle soléaire, puis sur le long fléchisseur du gros orteil. L'antérieure est cachée par le jambier postérieur, en partie par le péroné, et tout-à-fait en bas par le ligament interosseux.

Les rameaux de la péronière, dans toute l'étendue de la jambe, s'adressent aux divers muscles avec lesquels cette artère est en contact. Plusieurs se portent sur le fléchisseur commun des orteils, sur les jumeaux et même jusqu'aux tégumens. L'un d'eux, plus volumineux, sort de l'extrémité inférieure de l'artère, passe transversalement au devant du long fléchisseur du gros or-

calorique qu'un grand nombre de causes, dont il sera bientôt fait mention, reproduisent au fur et mesure que l'élimination s'effectue.

A n'examiner la peau que d'un œil peu attentif et hors des temps où elle est en sueur, on serait loin de se douter qu'alors même elle est le siège d'un travail excréteur, général, très-actif. Et ce travail est tel que cet organe, malgré son peu d'étendue, comparativement à celle de l'ensemble des membranes muqueuses, fait pourtant éprouver au corps les déperditions les plus abondantes.

Hippocrate avait déjà dit que le corps vivant *aspire* et *expire*. Il *aspire* tout ce qui peut réparer sa partie matérielle, il *expire* tout ce qui ne peut lui servir. Cette idée d'Hippocrate peut spécialement s'entendre de la double faculté absorbante et excrétoire dévolue à la peau. Par sa position même aux limites extérieures du corps, la peau est dans la condition la plus favorable pour accomplir ce double objet. La connaissance de son utilité sous le premier rapport nous est déjà acquise : nous ne devons avoir ici en vue que son usage purement excréteur.

Le tube intestinal avait assez à faire pour l'élaboration et l'absorption de la pâte chyleuse. Il est aussi chargé de la dépuration, mais c'est particulièrement de celle qui regarde le bol alimentaire, et beaucoup moins de celle de l'organisme tout entier. Sous ce seul point de vue, son travail purificateur occupe un rang très-secondaire, et celui de la peau doit être apprécié comme plus important par sa généralité même, puisqu'il porte à la fois et sur la dépuration intestinale et sur celle de l'organisme entier. En effet, chez les individus habituellement constipés, toute la fonction dépuratrice semble rejetée sur la peau, car cet organe donne lieu à une transpiration plus grande, plus soutenue, laquelle,

teil , et communique avec la tibiale postérieure.

Près de la malléole externe et sur le ligament interosseux , la péronière subit une bifurcation dont les branches constituantes sont la *péronière postérieure* et la *péronière antérieure*. La première suit le trajet primitif du tronc générateur. Elle passe derrière l'articulation inférieure du péroné avec le tibia , envoie plusieurs rameaux aux muscles voisins , à l'articulation du coude-pied et au tendon d'Achille , et ensuite, gagnant la face externe du calcanéum, elle y subit un nombre indéfini de divisions terminales qui se répandent sur cet os et sur les divers muscles de cette région. La plupart de ces divisions communiquent avec la tibiale antérieure.

La deuxième branche terminale de la péronière ou la péronière antérieure manque quelquefois. Lorsqu'elle existe , elle traverse d'arrière en avant le ligament interosseux , descend sur l'articulation péronéo-tibiale inférieure et le long du côté externe du muscle péronier antérieur , s'avance sur le dos du pied , et, après avoir fourni de rameaux l'articulation du coude-pied , les os, les muscles et les tégumens ambians , elle s'abouche avec la tibiale antérieure en formant une petite arcade.

d. *Artère tibiale postérieure*. Plus volumineuse et moins profonde que la précédente, elle est la branche interne de la bifurcation poplitée. Sa direction, d'abord un peu oblique en dedans , devient bientôt verticale jusqu'à la partie inférieure de la jambe. L'artère se glisse alors sous la voûte du calcanéum où

tout en purgeant la généralité des parties, tient aussi le tube intestinal à l'abri des accumulations de matières stercorales.

Nous objectera-t-on que les reins , dont l'activité est si grande et le but de dépuration si palpable , pourraient suffire , à la rigueur, pour opérer , en faveur de la peau , ce que le tube intestinal est impropre à effectuer ? Mais en accordant même que ce débouché de produits organiques détériorés aurait pu suppléer tous les autres , est-ce aux reins que la nature aurait confié l'émission de l'excédant de calorique ? Et c'est là précisément le plus beau rôle de l'action cutanée, par lequel l'organisme vivant est maintenu dans un rapport déterminé de chaleur avec les agens extérieurs , par lequel se trouve prévenue à coup sûr la conflagration des organes. Toutefois, et comme simplement dépuratrice, l'action de la peau ne saurait se passer de son intégrité. Un surcroît d'énergie de la part de quelques autres organes et des reins en particulier supplée quelquefois à son inertie , mais cette exclusion n'étant point naturelle, est rarement exempte de dangers. Les auteurs citent nombre d'exemples de maladies très-graves déterminées par une simple suppression de la transpiration des pieds ou des aisselles , et l'on peut dire qu'il n'est personne, qui, plus ou moins souvent, n'ait payé de quelque trouble fonctionnel sa négligence à n'avoir pas entretenu ou provoqué ce travail de décharge si salutaire.

Comme l'humeur de la transpiration pulmonaire , les produits de la sécrétion cutanée s'exhalent dans l'air atmosphérique. S'ils se présentent en trop grande abondance , ou qu'un air chaud et humide s'oppose à l'évaporation , ils suintent en gouttelettes à la surface de l'épiderme et forment la sueur. Les vêtemens, quel que soit son état, en absorbent une quantité considérable. Une partie se concrète aussi sur les écailles épidermi-

elle se bifurque pour s'étendre et se perdre dans la face plantaire du pied et des orteils. Ses rapports sont : en dehors, avec le nerf tibial postérieur; en arrière, avec les jumeaux, le soléaire, le bord interne du tendon d'Achille et l'aponévrose jambière; en avant, avec le jambier postérieur, le long fléchisseur commun des orteils et la face postérieure du tibia.

Les rameaux de cette artère sont, pour la plupart, latéraux, et pénètrent dans les muscles jambier et fléchisseurs. L'un d'eux, près des malléoles, communique avec le rameau correspondant, déjà cité, de la péronière; quelques autres près la voûte du calcanéum, se rendent dans l'adducteur du gros orteil, au périoste du tibia et à la peau.

Les branches de bifurcation de la tibiale postérieure sont connues sous le nom de *plantaires*. L'une est *interne*, l'autre *externe*.

La *plantaire interne*, très-grêle et d'un court trajet, se porte horizontalement en avant le long du bord interne de la plante du pied. D'abord couchée sur le muscle adducteur du gros orteil, elle passe ensuite sous son court fléchisseur, et, dans ce trajet, elle envoie de nombreux rameaux à ces muscles, à l'articulation tibio-tarsienne, au tissu cellulaire et à la peau, puis au court fléchisseur commun des orteils et aux os du tarse. Ces derniers s'anastomosent avec ceux de la pédieuse. Lorsqu'elle est parvenue à l'extrémité antérieure du métatarse, elle finit en s'abouchant avec quelques-unes des artères collatérales.

La *plantaire externe* est de beaucoup

ques, et compose à la longue, chez les personnes peu soigneuses de la propreté de leur corps, une couche solide plus ou moins épaisse qui obstrue les pores et peut devenir cause de maladies meurtrières.

Cette propriété qu'a l'humeur perspirée de se concréter, s'explique par la nature même de sa composition, laquelle est presque entièrement saline. M. Thénard y a bien fait connaître de l'acide acétique, Berzélius, de l'acide lactique; on y rencontre aussi une matière gélatineuse, de l'oxide de fer et de l'ammoniaque. Mais ce qu'on en retire en plus grande abondance, c'est de l'eau, du phosphate de chaux et de l'hydrochlorate de soude et de potasse. Il est des animaux chez lesquels cette excrétion saline est si considérable qu'elle compose tous les jours une couche nouvelle très-sensible de matière solide à la surface de leur corps. De là, la nécessité d'étriller journellement les chevaux, tandis que, chez l'homme, le simple usage du linge blanc et de quelques bains suffit pour maintenir la peau dans son état de propreté.

Cette composition élémentaire de la matière transpirée, sans être précisément analogue à celle de l'urine, rend compte, cependant, jusqu'à un certain point des modifications qui se présentent dans les propriétés physiques et chimiques de l'urine, lorsque le travail de la peau a subi quelque dérangement. A part la compensation établie, pour l'un et l'autre de ces organes, entre la quantité de liquide exprimé, l'on sait encore que l'urine se charge d'un grand nombre des sels qui ne trouvent plus d'issue par les pores cutanés. L'on sait aussi que ce liquide renferme d'autant plus d'acide phosphorique que l'humeur perspirée par l'épiderme est moins riche en phosphate, et réciproquement. Mais une singularité de correspondance est celle que le docteur Osborne a constatée dans des observations sévères. Le savant médecin anglais

plus grosse que la précédente , plus étendue et plus rameuse. Elle est véritablement la continuation de la tibiale. Se dirigeant d'abord obliquement en bas et en dehors entre l'accessoire du long fléchisseur des orteils et le court fléchisseur commun , plus tard entre ce dernier muscle et l'abducteur du petit orteil , elle arrive vers l'extrémité postérieure du cinquième os du métatarse. Alors elle se recourbe en dedans , s'avance entre l'abducteur du gros orteil et les interosseux , et se termine en s'abouchant avec la pédieuse.

Il suit de là que la plantaire externe décrit, dans son trajet , une grande courbure dont la convexité regarde le bord interne de la plante du pied. C'est elle qu'on désigne sous le nom d'*arcade plantaire*.

A l'instar de l'arcade profonde de la main , celle-ci fait rayonner de ses quatre faces d'innombrables rameaux. Les *supérieurs* , du nom d'*artères perforantes postérieures* , et au nombre de trois, s'engagent dans les trois derniers espaces interosseux et s'épanouissent sur le dos du pied en s'anastomosant avec les interosseuses dorsales de la métatarsienne. Les *postérieurs* et *inférieurs* se répandent dans les muscles interosseux et lombricaux , et à la fois dans l'articulation tarso-métatarsienne. Les *antérieurs*, plus remarquables pour leur volume et leur longueur , s'adressent principalement aux orteils. Elles sont au nombre de quatre. La première dirigée en avant et en dehors , entre le cinquième os du métatarse et le muscle court fléchisseur du petit orteil , s'étend jusqu'à l'extré-

ayant recueilli plusieurs exemples de sécrétion d'urine coagulable par la chaleur , coïncidant avec une altération organique des reins, a parfaitement reconnu que ces altérations et le symptôme concomitant , la *coagulation de l'urine*, se rattachent dans la pluralité des cas, à un dérangement des fonctions de la peau; et il assure que sur 36 faits de ce genre par lui examinés , 32 provenaient d'une suppression de transpiration , et qu'il lui a suffi de rouvrir les voies cutanées, pour tarir la source urinaire anormale.

Du reste , rien n'est plus variable que le nombre et la quantité respective des élémens constitutifs de la transpiration. L'on sait que les femmes enceintes , les enfans , les nourrices exhalent une odeur d'une acidité qui ne se remarque point dans l'homme adulte. La balance établie entre la sécrétion des reins et celle de la peau , fait que , sous l'influence de mille conditions diverses , l'une attire vers elle-même ce que l'autre refuse et réciproquement; d'où il suit qu'on ne peut rien fonder de positif sur les proportions nécessaires à un type normal des humeurs transpirées.

Une égale difficulté se présente quand il s'agit de préciser la quantité de matière perdue par transpiration dans un temps donné. A la vérité, les tables mathématiques dressées pour cet objet par les physiologistes et les médecins sont nombreuses et très-exactement chiffrées. Mais il faut de prime abord déclarer que toutes portent une empreinte d'erreur. Les premiers calculs de ce genre consignés dans les annales de la science nous viennent du célèbre Sanctorius. Ce tenace expérimentateur eut l'esprit préoccupé d'une idée que voici : L'économie vivante se peignit à son imagination comme un alcarazas qu'on emplit de liquide et qu'on expose ensuite à l'évaporation. La différence entre la quantité de liqueur introduite et celle qui reste dans le vase après un certain temps exprime exacte-

mité de cet orteil et en constitue la collatérale externe. Les trois autres s'avancent dans les trois derniers espaces interosseux, couvrent de divisions les muscles qu'ils rencontrent, lombricaux et interosseux, et, au point de jonction des os du métatarse avec les phalanges, laissent échapper un petit rameau, du nom de *perforant antérieur*, par lequel elles communiquent avec la métatarsienne. Après cela ces artères se bifurquent, et les branches de ces bifurcations, appelées *collatérales*, longent les bords correspondans des orteils, depuis l'interne du petit jusqu'à l'externe du second, couvrant de ramuscules les surfaces des doigts et s'anastomosant par arcades à l'extrémité de ces organes.

ARTICLE TROISIÈME.

Des Troncs veineux et de leurs Divisions.

Dans l'exposé de nos considérations générales sur le système des veines, nous disions que ces tubes tirent leur origine de la généralité des parties du corps, par un nombre indéterminé de radicules se réunissant successivement et composant des troncs qui finissent au cœur. L'idée de cette disposition, déduite du mode spécial de circulation du sang noir, semblerait importer la nécessité de décrire les veines en les prenant à leurs racines et les accompagnant jusqu'à leurs troncs. C'est là, du moins, la marche d'exposition graphique généralement suivie par les auteurs. Mais nous observerons que le cours du sang noir est une raison trop

ment la quantité qui s'est évaporée. Sanctorius eut la constance presque surnaturelle de passer trente années établi dans une balance, pesant chaque jour, avec un soin minutieux, d'une part ses alimens et ses boissons, de l'autre le produit de ses excrétions solides et liquides. Ce qui manquait à ce produit pour égaler le poids des matières ingérées, représentait, suivant lui, la quantité de transpiration insensible ou de matière vaporeuse exhalée par la surface de la peau. On ne sait ce qui doit le plus étonner, ou de l'opiniâtreté de son zèle, ou de sa persévérance dans une erreur aussi grossière. Sur ses calculs de trente années, Sanctorius établit que le corps humain laisse échapper par la transpiration cutanée insensible les cinq huitièmes des matières employées à le réparer.

Mais outre que bien d'autres auteurs, expérimentant sur les mêmes bases que Sanctorius, sont venus démentir ce résultat, quel fond pouvons-nous faire sur un procédé aussi mécanique, sur un calcul aussi incomplet? D'abord Sanctorius ne faisait point la part à la perspiration pulmonaire, et nous savons à n'en point douter que celle-ci égale quelquefois si elle ne surpasse la transpiration cutanée. Il négligeait aussi cette multiplicité de circonstances modificatrices de toutes les fonctions, circonstances dont les unes sont propres à tout individu, et dont les autres agissent différemment sur chacun d'eux selon le mode spécial de sensibilité qu'elles rencontrent. Voyez déjà comme la transpiration est différente aux deux périodes extrêmes de la vie? Le vieillard transpire rarement. Les concrétions calcaires qui s'établissent dans les mailles de ses tissus, ont pour cause majeure l'inactivité de la peau. Que l'on compare ces organes mourans avec ceux pleins de chaleur et de mobilité de l'enfance? Ce n'est pas tant parce que les tissus ont besoin de se développer que la vie de l'enfant est presque

insignifiante pour qu'elle puisse nous asservir à un usage essentiellement nui- sible à la lucidité de la description. En général, les veines marchent à côté des artères : ces deux ordres de tubes se

---

PLANCHE LXXV.

On y a figuré les veines de la région antérieure du cou. La paroi antérieure de la poitrine et les plèvres ont été enlevées, les poumons écartés, pour mettre à découvert la base du cœur, la veine-cave supérieure et les gros troncs veineux que celle-ci fournit. Le mus- cle sterno-mastoïdien a été également coupé à sa par- tie moyenne pour faire voir la veine jugulaire interne dans son rapport exact avec la jugulaire externe.

A. Le cœur. — B, C. les ventricules droit et gau- che. — D, E. les oreillettes. — F. la trachée-artère. — G, G. les poumons tirés en dehors par des airignes. — H. le larynx. — I. la crosse de l'aorte. — K. l'artère brachio-céphalique. — L. l'artère carotide primitive droite. — M. la carotide primitive gauche. — N. l'ar- tère pulmonaire.

(Troncs veineux principaux.) N° 1. La veine-cave supérieure. — 2, 3. les deux veines brachio-céphali- ques droite et gauche. — 4. la veine sous-clavière droite. — 5, 5. la veine sous-clavière gauche. — 6, 7. les deux veines jugulaires internes. — 8, 9. les deux veines jugulaires externes.

(Petites veines fournies par la veine-cave supérieure.) 10. la v. azygos. — 11. la v. mammaire interne droite. — 12. la v. thyroïdienne inférieure droite.

(Veines fournies par les sous-clavières.) 13. la v. mammaire interne gauche. — 14. la v. thyroïdienne inférieure gauche. — 15. la v. vertébrale droite. — 16. la v. intercostale supérieure. — 17. réseau veineux thyroïdien formé par la rencontre et l'entrelacement de toutes les thyroïdiennes supérieures, moyennes et inférieures.

(Veines fournies par la jugulaire interne.) 18. la v. thyroïdienne moyenne. — 19. la v. thyroïdienne supérieure. — 20. la v. laryngée. — 21. la v. pharyn- gienne. — 22. la v. linguale. — 23. la v. faciale de laquelle naissent les v. ranine 24, palatine inférieure 25 et sous-mentale 26. — 27. 28. veinules répandues dans les glandes sous-linguale et sous-maxillaire.

(Veines sorties de la jugulaire externe.) 29, 29. quelques v. cervicales sous-cutanées. — 30. v. sca- pulaire.

---

toute végétative; mais c'est encore parce que ses mouvemens sont très-excentriques, c'est parce que la rapidité de sa circulation san- guine exalte la perspiration, et que sa peau, enfin, d'une grande souplesse livre plus aisé- ment passage aux substances de toute espèce qui se mettent en contact avec elle. Remar- quons bien, d'ailleurs, que cette activité du système exhalant ne se borne pas à épurer la machine, mais qu'elle lui soustrait en outre de cet excès de calorique accumulé par une circulation si rapide.

Eh bien, toute puissante qu'est cette acti- vité de l'appareil perspiratoire chez l'enfant, elle l'est moins encore que celle de l'adulte. Elle est plus soutenue, plus uniforme, mais elle a moins d'ardeur. Mille circonstances nouvelles communiquent à tous les organes sécréteurs de l'adulte une impulsion toute particulière. Les professions, l'agitation et les alternatives de la vie sociale font subir à la peau une variété d'action qui la porte tour- à-tour et à chaque instant de la vie, de l'état de souplesse et d'humidité à celui d'une extrême sécheresse. Les idiosyncrasies ont, à cet âge, toute l'intensité de leur caractère, et cette cause n'est pas une des moins efficaces pour faire varier le travail d'excrétion. Aussi n'est-il point de praticien qui ne sache, pour peu qu'il ait acquis l'habitude de ses malades, quels sont ceux chez lesquels une crise peut s'opérer par les sueurs, ceux, au contraire, où il doit provoquer un autre mode d'achèvement de la maladie. Pour la même raison, et bien que l'agitation du corps soit la condition princi- pale de l'ouverture des pores de la peau, il est commun de trouver des personnes qui suent abondamment dans le repos, d'autres qui transpirent à peine au milieu des plus rudes travaux.

Et qu'à ces circonstances on ajoute celle des sexes, des climats, celle des habitudes dans le genre d'alimentation ou dans le mode

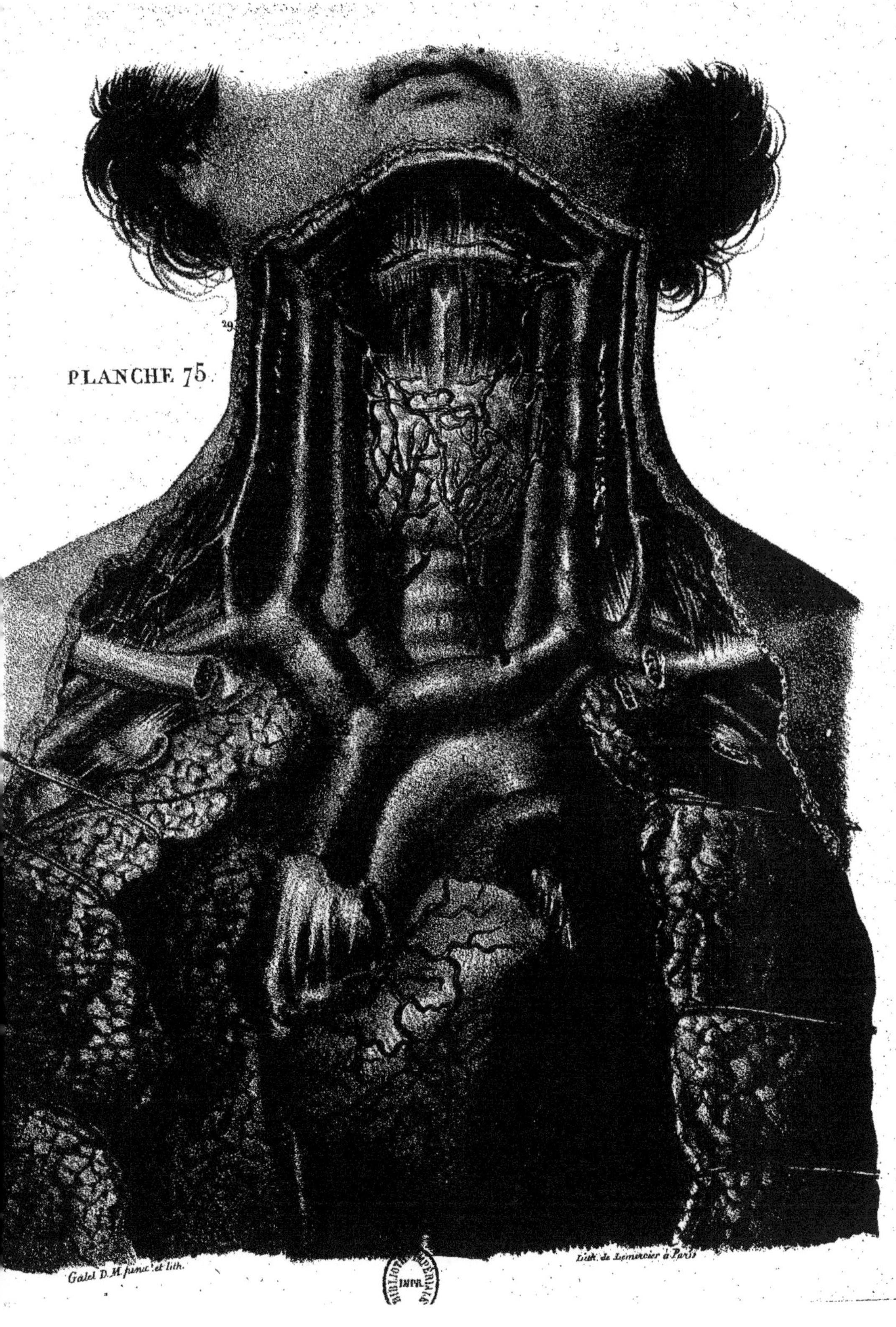

PLANCHE 75.

Galel D.M.func. et lith.

Lith. de Lemercier à Paris

correspondent assez exactement dans leurs grandes dispositions, et la connaissance de l'un doit aider à la détermination de l'autre. Cet avantage serait perdu si nous examinions les veines dans un sens opposé à celui des artères dont le mode de description reconnu le plus naturel, le plus facile et le plus clair, puisqu'il porte l'esprit du simple au composé, du visible à l'imperceptible, doit conserver tout son mérite dans son application à l'appareil veineux.

Pour ces motifs, et sans perdre de vue l'opposition qui existe dans la marche des deux fluides (sang veineux et sang artériel), nous examinerons les veines comme nous l'avons fait des artères, du centre à la circonférence, des troncs principaux à leurs divisions successives.

Deux troncs veineux d'un gros calibre, chacun d'eux presque aussi volumineux que le tronc artériel aortique, s'échappent haut et bas de l'oreillette droite du cœur, et vont s'épanouir dans toutes les parties du corps. Ce sont les deux *veines-caves*, dont l'une, *supérieure*, fournit à toutes les parties qu'ont alimenté les artères carotides et sous-clavières ; l'autre, *inférieure*, a la même disposition générale que l'aorte descendante.

§ 1er *De la Veine-Cave supérieure.*

Née de la partie supérieure de l'oreillette droite, derrière l'appendice de cet organe, elle monte verticalement à droite de l'aorte, enveloppée par le péricarde. Après un court trajet, elle se dégage de

de vêtemens, qu'on y joigne, entre mille autres causes, l'influence des passions, dont les unes sont excentriques, les autres concentriques, et qu'après cela l'on prononce s'il est possible d'évaluer mathématiquement la quantité des matières perdues par les voies perspiratoires cutanées.

Nous sommes donc forcés, dans l'état actuel de la science, à défaut de données plus exactes, de nous fixer aux moins défectueuses. Sous ce rapport, les expériences de Lavoisier et de Séguin, et ensemble les résultats qui en découlent méritent une certaine attention. Lavoisier et Séguin calculant les déperditions du corps vivant, tinrent compte de la transpiration pulmonaire. Ce dernier se renferma dans un sac de taffetas gommé, lié au-dessus de la tête, et percé d'une seule ouverture au niveau de la bouche. En se pesant avec le sac, dans une balance très-sensible, au commencement et à la fin de l'expérience, il déterminait la transpiration pulmonaire dans un temps donné. Se pesant de nouveau, au sortir du sac, il précisait la quantité émise par les deux voies à la fois, et alors, retranchant de cette dernière celle qu'il avait préalablement et isolément obtenue des poumons, *il* évaluait avec quelque exactitude la transpiration cutanée.

Or, après nombre d'essais, Lavoisier et Séguin reconnurent : 1° que la quantité la plus forte de transpiration est de 32 grains par minute, et conséquemment de 5 livres par jour ; 2° que la dose la plus faible est de 11 grains par minute, une livre 11 onces 4 gros par jour ; 3° que, dans le cours de la digestion, la quantité de liquide exhalée par la peau est à son minimum ; 4° qu'elle est au maximum, quand ce travail est accompli ; 5° enfin, que le poids du corps augmente de toute la quantité de nourriture ingérée dans un repas ; mais qu'après 24 heures, à moins d'excès commis, il reprend son état primitif.

cette enveloppe dont elle ne conserve qu'une gaîne fibreuse fort peu étendue ,

---

PLANCHE LXXVI.

On y a figuré les artères superficielles du cou et de la face.

Nº 1. La veine jugulaire externe immédiatement au-dessus de la clavicule. — 2. la même veine le long de la région cervicale. — 3, 3, 3. rameaux sous-cutanés appartenant à cette veine. — 4. son anastomose avec la veine céphalique du bras. — 5. autre anastomose avec la veine faciale. — 6. gros rameau de la jugulaire externe , destiné aux muscles du cou. — 7. la jugulaire externe au point où elle s'engage derrière la glande parotide qui a été enlevée. — 8. la même v. se continuant avec la veine temporo-maxillaire. — 9. une de ses branches allant se répandre sur l'occiput et communiquer avec la veine occipitale. — 10. la v. temporo-maxillaire , continuation de la jugulaire externe. — 11. sa bifurcation au niveau du col du condyle de la mâchoire. — 12. veinules qu'elle fournit à la glande parotide , coupées. — 13. la v. auriculaire postérieure. — 14. la v. auriculaire antérieure. — 15. la v. transversale de la face. — 16. la v. temporale superficielle , branche externe de la bifurcation temporo-maxillaire. — 17, 17. rameaux fournis par la temporale superficielle au muscle temporal. — 18, 18. les rameaux antérieurs qu'elle jette dans les muscles frontal et palpébral. — 19, 19. rameaux postérieurs distribués sur l'occiput et sur le sommet de la tête. — 20, 20. rameaux cutanés coupés. — 21, 21. anastomoses avec la faciale et la temporale. — 22. la v. maxillaire interne , branche interne de la bifurcation temporo-maxillaire. — 23. la v. jugulaire interne à son départ de la sous-clavière. — 24. son arrivée près du trou déchiré postérieur par lequel elle s'introduit dans le crâne. — 25. la v. thyroïdienne moyenne. — 26. la v. thyroïdienne supérieure. — 27, 27, 28, 28. divisions de ces deux dernières sur la glande thyroïde. — 29. la v. linguale. — 30. la v. faciale. — 31. son passage sous le muscle zygomatique. — 32. son arrivée près de l'angle interne de l'œil , où elle prend le nom d'*angulaire*. — 33. sa terminaison au sommet du front sous le nom de *préparate*. — 34. la v. sous-mentale. — 35. la v. labiale inférieure. — 36. la v. labiale moyenne. — 37. la v. labiale supérieure. — 38, 39. réseau veineux de l'une et de l'autre lèvres. — 40, 40. quelques v. buccales. — 41, 41. les v.

Du Cours du Sang dans les veines.

Tout change dans cette dernière phase de la circulation sanguine. Le mouvement se fait ici de la périphérie au centre, des canaux les plus déliés aux troncs les plus volumineux, de la généralité des parties dans l'étroite circonscription du cœur. Les tubes de transport ne sont plus agités de battemens appréciables ; le liquide chemine en silence , sans secousse et avec une vélocité croissante, à mesure qu'il approche du terme de sa destination.

Ces circonstances , tout-à-fait opposées à celles qui président au cours du sang artériel, dénotent des besoins différens, une organisation spéciale, des conditions nouvelles de motilité , dont l'examen devient la source de considérations du plus haut intérêt.

Toutes les parties du corps imbibées de l'humeur nutritive que les artères ont introduite dans leur parenchyme , s'approprient les molécules nécessaires à leur entretien. C'en est fait de ces molécules : elles sont , pour un temps , incorporées d'une manière inamovible. C'en est fait pareillement d'un certain nombre d'autres rejetées hors du corps par les agens des excrétions. Mais les détritus des organes et les molécules nutritives elles-mêmes , qui ne sont point entrées dans le domaine de ces fonctions, sont saisies par les veines et rapportées au cœur.

L'on conçoit qu'un agent d'impulsion énergique , impétueux comme est celui qui lance au loin dans les parties le fluide artériel , aurait été extrêmement nuisible dans l'opération actuelle. Il aurait surtout empêché tout travail assimilateur, en repoussant en masse le liquide vivifiant épanché dans la trame des organes. La seule configuration de l'arbre artériel , avec ses divisions sans fin et excessivement ténues, avec la multipli-

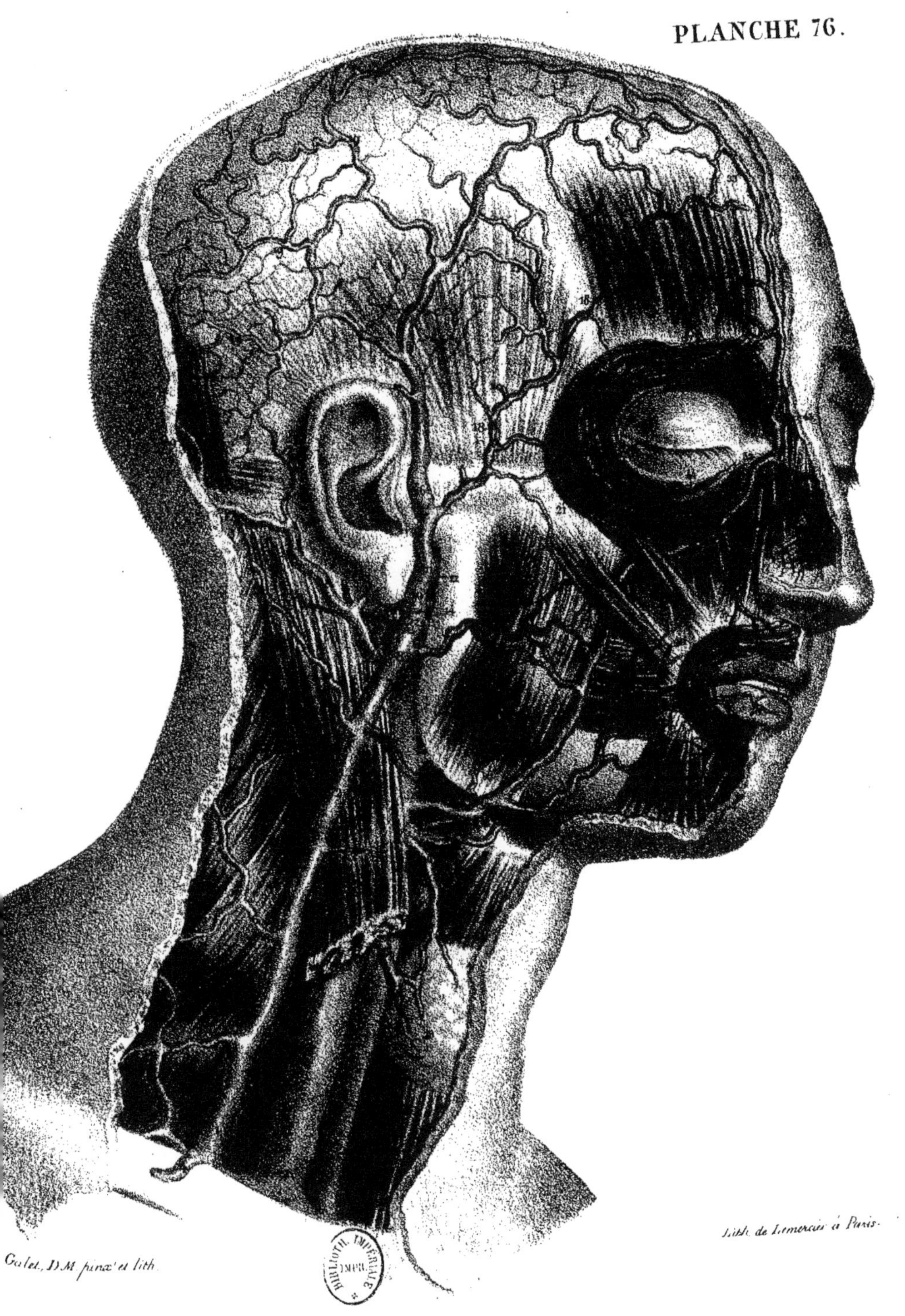
PLANCHE 76.
Galet, D.M pinx.' et lith.
Lith. de Lemercier à Paris.

poursuit sa direction mais en s'inclinant un peu à gauche et en avant, et, parvenue au niveau du cartilage de la première côte droite, à quelques lignes au-dessus de la crosse aortique, se divise en deux branches : les veines *sous-clavières droite* et *gauche.*

La veine-cave supérieure est placée en arrière du thymus et du sternum, en avant de l'artère et de la veine pulmonaires droites, et de quelques ganglions lymphatiques qui la séparent de la trachée-artère; son côté gauche est contigu à la crosse de l'aorte, le droit au poumon correspondant.

Les branches qui partent de ce tronc, sont les veines *azygos*, les *mammaire interne* et *thyroïdienne inférieure du côté droit*, les *thymiques*, *médiastines*, *péricardines* et *diaphragmatiques supérieures, du côté droit aussi.*

1. La veine azygos se fait surtout remarquer par son volume, par l'étendue de son trajet, mais plus encore par l'importance de sa destination. Son principal objet est de faire communiquer la veine-cave supérieure avec l'inférieure. Elle naît du premier de ces troncs immédiatement au-dessus du péricarde. Se contournant de suite à gauche et en arrière, elle embrasse d'une sorte d'arcade l'artère pulmonaire et la branche du côté droit. Après quoi, elle descend à côté de l'aorte, le long de la partie latérale

cité des obstacles qu'il oppose à la marche du sang, doit faire pressentir que la force impulsive du cœur ne peut être que bien affaiblie, si non entièrement perdue à l'origine capillaire de l'appareil veineux. Il est bien sûr du moins que la microscopie n'y laisse pas apercevoir le moindre battement, pas la moindre saccade, et cependant le sang veineux se meut; il chemine contre son propre poids, et quand il est aux approches du cœur, il a presque la rapidité dont jouit le sang artériel à sa sortie de cet organe.

La cause d'un tel mode de progression devenait un problème à la solution duquel les physiologistes de tout temps, de tout lieu ont apporté leur contingent de raisonnemens et d'expériences. Il est juste de dire qu'à eux tous ils ont éclairé la thèse, de manière à ne laisser plus aucun doute sur les conditions réelles du mouvement du sang veineux. Mais chacun d'eux l'avait laissée dans l'ombre en ne considérant qu'un agent d'impulsion exclusivement à tout autre. Dans la masse des faits et des opinions qui encombrent ce point attrayant de la science, il est un choix à faire si l'on veut éviter la confusion inséparable d'une controverse illimitée et souvent passionnée ; et si l'on nous signale la valeur de tel ou tel agent, il faut lui assigner sa place rigoureuse, après examen fait, sans partialité, du degré de son influence; l'on se soustrait par là à l'exagération où se laissent aller tant d'auteurs qui passent à pieds joints sur tous les faits d'observation qui ne concordent pas avec leur opinion préconçue.

Pour juger sainement du mode d'exercice de la circulation veineuse, on doit prendre celle-ci à son origine et la suivre progressivement jusqu'à son dernier terme, annotant au fur et à mesure les phénomènes qu'elle manifeste et les conditions d'existence matérielles ou autres qui coïncident avec ces phénomènes.

---

massetérines. — 42, 42. les v. nasales. — 43. l'arcade nasale. — 44. les v. palpébrales inférieures. — 45. les v. palpébrales supérieures. — 46. réseau veineux palpébral. — 47. la v. sus-orbitaire. — 48. la v. occipitale. — 49, 49. ses divisions sur toute la région postérieure de la tête.

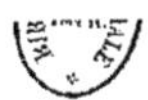

droite du corps des vertèbres dorsales où elle croise les artères intercostales droites, et franchissant l'écartement des piliers du diaphragme, elle passe de la poitrine dans le ventre. Elle se termine alors en s'ouvrant directement dans la veine-cave inférieure ou dans quelques-unes des veines lombaires.

PLANCHE LXXVII.

Elle représente les veines profondes du cou et de la tête, et particulièrement les veines maxillaire interne et méningée moyenne. La préparation de cette pièce est à peu près la même que celle de la planche LII , représentant l'artère maxillaire interne.

N° 1. La veine jugulaire interne. — 2. la v. thyroïdienne supérieure. — 3. la v. linguale. — 4. la v. faciale. — 5. la v. sous-mentale. — 6. la v. labiale inférieure. — 7. la v. labiale supérieure. — 8 , 8. les v. buccales. — 9. la v. angulaire. — 10 , 10. ses rameaux sur les ailes du nez. — 11 , 11. ceux qu'elle envoie à la paupière inférieure. — 12. la v. préparate ou frontale, terminaison de la faciale. — 13. la v. alvéolaire. — 14. réseau veineux alvéolaire. — 15. la v. sous-orbitaire à son entrée dans le canal de même nom. — 16. la même à sa sortie de ce canal. — 17. la v. sphéno-palatine. (De 13 à 17 inclusivement, tous ces vaisseaux complètent la v. maxillaire interne.) — 18. la v. occipitale. — 19. la v. jugulaire externe. — 20. rameau de communication entre celle-ci et la jugulaire interne. — 21. la v. temporo-maxillaire. — 22. la v. temporale superficielle, coupée. — 23. la v. maxillaire interne s'enfonçant derrière le condyle de la mâchoire avec l'artère de même nom. — 24. la v. méningée moyenne se portant vers le trou sphénoïdien pour entrer dans le crâne. — 25 , 25. divisions de la v. méningée sur la face interne du crâne, dans la membrane dure-mère. — 26 , 26. sa terminaison dans le sinus longitudinal supérieur. — 27. la v. dentaire inférieure gagnant le canal de même nom. — 28. sa sortie de ce canal par le trou mentonnier. — 29. sa terminaison dans les muscles du menton. — 30. la v. temporale profonde postérieure. — 31. la v. temporale profonde antérieure. — 32. la v. massétérine. — 33. la v. ptérygoïdienne. — 34. le plexus veineux ptérygoïdien.

Or, que l'on fixe attentivement ses regards sur une partie transparente d'un animal vivant, sur l'aile d'une chauve-souris, par exemple , on constate une liaison manifeste entre le courant du sang artériel et celui du sang veineux ; non pas que tous les globules nutritifs s'engagent directement et sans déviation aucune, dans le courant veineux , un grand nombre, au contraire , se détournent, s'éloignent, reviennent sur eux-mêmes ; mais c'est en suivant des circuits, en parcourant des réseaux plus ou moins intriqués qui finissent par aboutir dans le courant veineux. Les expériences de Schultz , celles de Spallanzani lèvent tout scepticisme sur la réalité de ce mode de connexion. Et si l'on considère que ce réseau vasculaire intermédiaire, qui n'est pas plus veineux qu'artériel , ne se présente point chez les animaux à sang froid , ni dans ceux à sang rouge, aux premiers temps de leur formation ; qu'il s'étend, au contraire , se multiplie et se complique , à mesure qu'on passe à des animaux plus parfaits , l'on conclura par analogie que l'homme doit offrir ce lascis dans toute la richesse de son développement.

Eh bien, qu'on établisse des ligatures aux limites du réseau , qu'on suspende pour lui l'action impulsive qui s'exerce sur le système artériel , le déplacement du fluide n'y est pas pour cela le moins du monde interrompu , le sang continue à s'y mouvoir avec la même vélocité. C'est là pareillement ce qui arrive aux premiers momens de la mort : lorsque le cœur a cessé de battre , que son influence est anéantie sans retour, la progression des humeurs continue à se faire dans les capillaires pendant un certain temps , le sang revient encore par les veines. Et à côté de ces observations l'on peut placer celles fort remarquables du docteur Gunther, lequel injectant successivement dans des artères de l'eau froide d'abord , puis du vinaigre et de

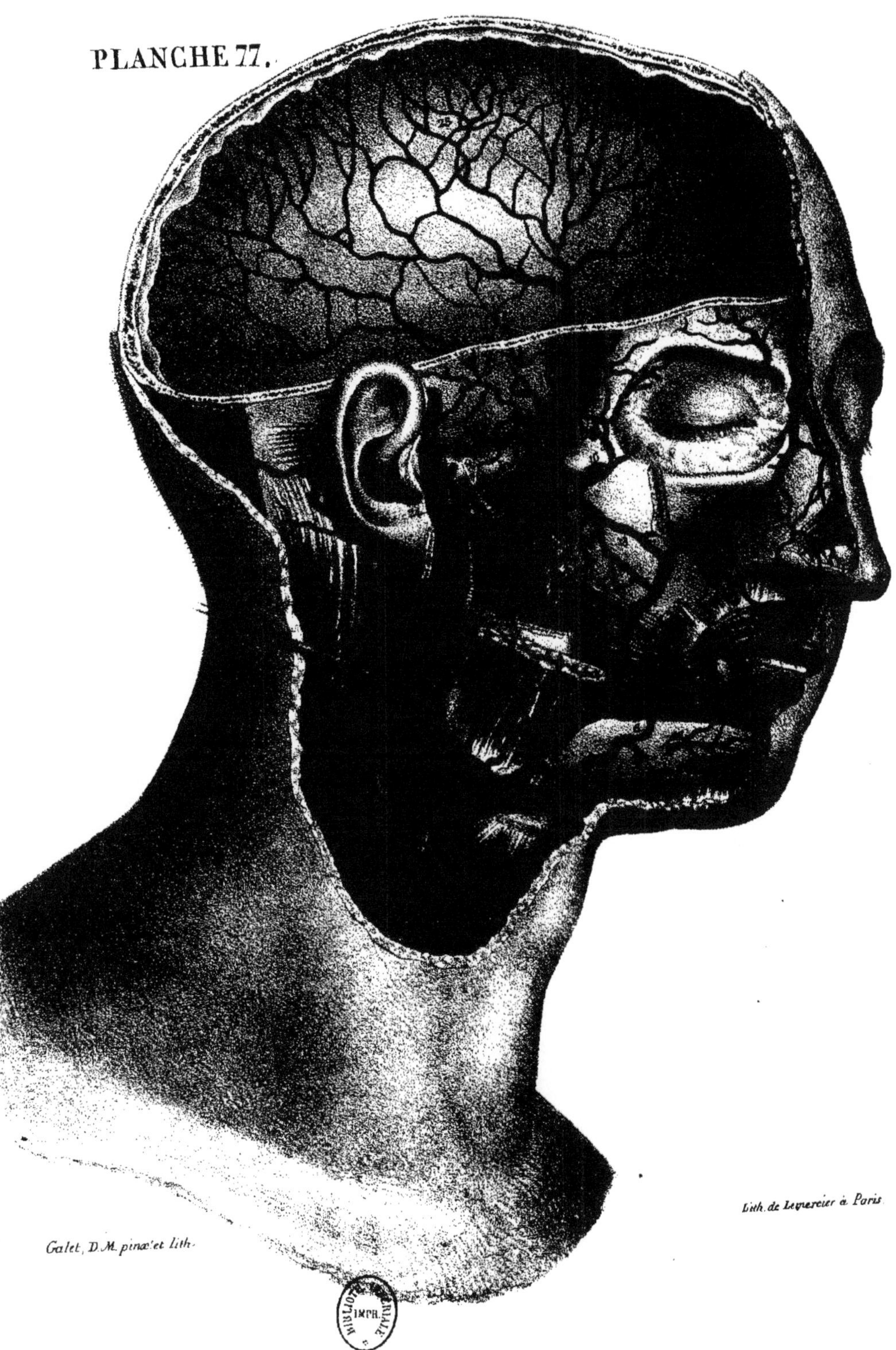

PLANCHE 77.
Galet, D.M. pinx'et lith.
Lith. de Lemercier à Paris.

A part un très-grand nombre de veinules que l'azygos envoie de sa courbure sur le péricarde, sur l'artère pulmonaire, la trachée et les ganglions adjacens, elle projette encore du même point la veine *bronchique droite*, qui se ramifie dans le parenchyme aërien et jusques sur l'œsophage.

Le long des vertèbres dorsales, elle donne naissance aux veines *intercostales inférieures droites*, à des veines *œsophagiennes et médiastines*, lesquelles suivent exactement les artères du même nom, et enfin à la veine *demi* ou *petite azygos*. Celle-ci sort de son tronc générateur vers le niveau de la septième côte, se glisse derrière l'aorte et l'œsophage, fournit les *intercostales inférieures gauches* au nombre de trois à sept, et s'applique sur le côté gauche des vertèbres dorsales, le long desquelles elle descend dans l'abdomen, dans une direction parallèle à celle de la grosse azygos. Elle s'achève alors en s'anastomosant quelquefois avec la veine-cave inférieure, plus souvent avec la veine rénale gauche ou bien avec la première lombaire.

2. La *mammaire interne droite* naît un peu au-dessus de la précédente, à côté de la veine intercostale supérieure. Elle descend le long de la face postérieure des cartilages sterno-costaux, en suivant exactement l'artère du même nom, arrive, comme celle-ci, derrière les parois du ventre, et s'anastomose, aux environs de l'ombilic, avec les derniers rameaux de la veine épigastrique.

3. La *thyroïdienne inférieure droite* sort du point de bifurcation de la veine-

l'alcohol, voyait le premier liquide passer librement, à travers les réseaux capillaires, dans le système veineux, tandis que les deux autres n'y pénétraient jamais. Si l'on allègue que la crispation des vaisseaux, par l'action de ces derniers liquides, pouvait bien mettre obstacle au passage, on peut répondre que sur le cadavre la pénétration d'un système à l'autre s'effectuait aussi facilement pour le vinaigre que pour l'eau.

Ces argumens sont sans réplique. Ils établissent d'une manière formelle que ni l'action du cœur ni celle du système artériel ne sont absolument nécessaires au mouvement du sang dans les capillaires; qu'il y a dans ces derniers vaisseaux une action spéciale, puissante, indépendante, laquelle se répète sur toute l'étendue du système veineux, et décide les phénomènes dont ce système se montre le théâtre.

Mais quelle est cette action, et jusqu'où peut-elle s'étendre? Existe-t-il des conditions coadjuvantes, d'autres agens qui lui apportent leur contingent d'efforts? Ces questions sont fondamentales, car sur elles repose tout ce qui se rattache à la circulation veineuse. Nous allons les passer en revue.

§ 1er *Quel est le mode d'action des capillaires dans la circulation veineuse?*

Notre opinion sur cette thèse ne saurait être vacillante après celle que nous avons émise sur le mode d'action du système artériel. Basés sur une masse d'expériences raisonnées, nous disions ailleurs (T. II, p. 66): *L'action vitale inhérente aux artères, une force de contractilité spéciale, détermine primitivement le cours du sang dans les tubes, et l'impulsion du cœur et l'irritation même du fluide artériel en favorisent le développement et l'entretien.* C'est cette même force répétée dans le système capil-

cave supérieure. Elle monte au-devant de la partie droite de la trachée-artère,

---

PLANCHE LXXVIII.

Fig. 1. Elle a pour objet la représentation de l'appareil veineux intra-crânien ou des sinus de la dure-mère. La voûte du crâne a été sciée et enlevée après qu'on a eu détaché le sinus longitudinal supérieur, lequel demeure ainsi comme un pont élevé sur la base du crâne.

A, A. La surface interne de la base du crâne. — B. la base de l'apophyse *crista galli.* — C, C. surfaces où reposent les lobes antérieurs du cerveau. — D, D. fosses moyennes logeant les lobes moyens du cerveau. — E, E. petites ailes du sphénoïde séparant les surfaces antérieures des fosses moyennes. — F, F. fosses postérieures séparées des moyennes par le bord supérieur du rocher G et logeant le cervelet. — H. point correspondant à la protubérance occipitale externe.

N° 1. Le sinus longitudinal supérieur. — 2. son extrémité postérieure dite *confluent des sinus* ou *pressoir d'Érophyle* ; elle est ouverte. — 3. son extrémité antérieure fixée au devant de l'apophyse *crista galli.* — 4, 4. les sinus latéraux, étendus du pressoir d'Erophyle jusqu'au golfe des veines jugulaires internes 5. — 6, 6. les sinus caverneux allant se perdre dans le sinus pétreux. — 7. le sinus coronaire faisant communiquer les deux sinus caverneux. — 8, 8. les sinus pétreux supérieurs, creusés sur le bord supérieur du rocher et étendus des sinus caverneux aux latéraux. — 9, 9. les sinus pétreux inférieurs étendus des sinus caverneux au golfe des veines jugulaires internes, et communiquant par le sinus transverse 10. — 11, 11. les veines méningées.

Fig. 2. La voûte du crâne a été enlevée, et le cerveau maintenu en place avec le sinus longitudinal supérieur, pour faire voir les branches veineuses qui naissent de ce sinus, et vont se répandre sur l'encéphale.

A, A. La face supérieure du cerveau. — B, B. la partie antérieure des hémisphères.

N° 1. Le sinus longitudinal supérieur. — 2, 2. veines cérébrales antérieures. — 3, 3. rameaux supérieurs répandus sur les surfaces supérieure et latérales du cerveau. — 4, 4, 4. rameaux inférieurs gagnant la base du cerveau. — 5, 5. v. cérébrales moyennes. — 6, 6. v. cérébrales postérieures. — 7, 7, 7, 7. rameaux anastomotiques.

laire, reproduite dans l'appareil veineux, qui agit d'une manière souveraine pour pousser le liquide dans une infinité de directions contraires et puis, enfin, dans un sens tout-à-fait rétrograde à celui du fluide artériel.

Une analogie remarquable existe entre le mode de progression des liquides dans les capillaires et celui de la sève dans le parenchyme des plantes. Schultz qui a donné l'idée de ce rapprochement observe avec raison que dans les animaux la masse entière du sang qui s'agite à la périphérie du corps passe toujours des vaisseaux afférens aux vaisseaux efférens, bien que, dans les vides intermédiaires à ces deux ordres de canaux, elle suive les directions les plus diverses et à la fois les plus opposées ; de même que dans les végétaux la masse générale de la sève suit toujours un cours déterminé, malgré les directions les plus contraires des courans séveux partiels.

Il n'y a point ici d'impulsion préalable communiquée par un organe projecteur. La sève se déplace sans autre force provocatrice que celle qui réside dans les tubes qui la contiennent, comme aussi le sang chemine toujours alors même qu'on a paralysé derrière lui les contractions des artères et du cœur.

Des considérations non moins importantes et d'un appui solide à l'existence de cette vitalité propre des capillaires que nous cherchons à bien faire sentir, c'est que si l'on applique une substance rubéfiante, un sinapisme sur un point quelconque du corps, ce point rougit de suite et se gonfle; que selon telle disposition organique locale, ou d'après une idiosyncrasie individuelle, des hémorrhagies se déclarent par des extrémités capillaires avec une opiniâtreté qui menace de faire périr l'individu exangue. Cependant la force impulsive du cœur ne cessant point d'être toujours la même dans ces cas, il faut bien avouer que les capillaires, en recevant une certaine stimu-

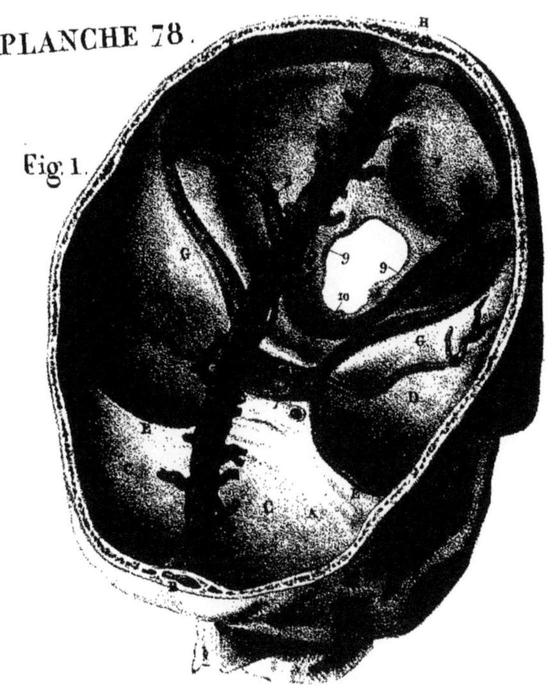

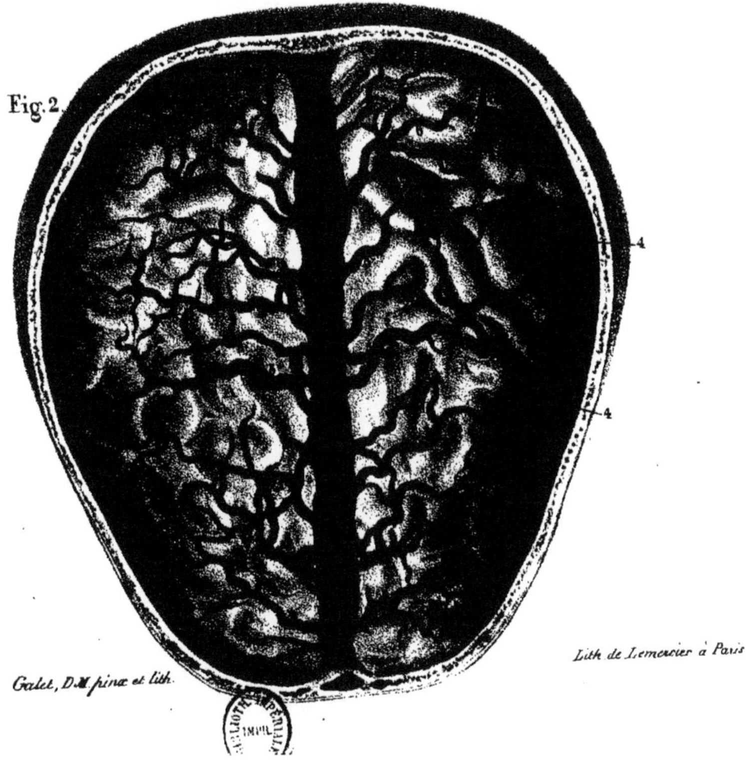

Galet, D.M. pinx et lith.

Lith de Lemercier à Paris

cachée par les muscles sterno-hyoïdien et sterno-thyroïdien , arrive au corps thyroïde, et s'y divise en une infinité de rameaux qui concourent avec leurs analogues du côté gauche, et avec ceux des thyroïdiennes supérieures , à former le réseau veineux thyroïdien.

4. Les *thymiques* , *médiastines* , *péricardines* et *diaphragmatiques supérieures droites* accompagnent les artères de même nom, et se terminent comme elles.

A. *Veines sous-clavières* , ou *brachiocéphaliques*. Elles constituent la bifurcation de la veine-cave supérieure , et chacune s'adresse à un côté du cou. Situées, dès leur origine, à la partie supérieure de la poitrine, derrière le sternum, à droite et au-dessus de la crosse aortique, elles s'écartent de suite en se portant obliquement en haut et en dehors, et se terminent sur la première côte , au devant de l'extrémité inférieure du muscle scalène antérieur, en prenant le nom *d'axillaires*.

De la situation même de la veine-cave supérieure , résulte pour les sous-clavières , qui toutes deux se portent sur un point similaire de leur côté correspondant , une différence notable dans la longueur et les rapports. La gauche, plus longue que la droite de toute la largeur de la trachée-artère, se rapproche aussi davantage de la direction horizontale. L'une et l'autre sont recouvertes par le muscle sterno-mastoïdien , par l'articulation sterno-claviculaire et par le cartilage de la première côte , mais la gauche est aussi protégée par toute la largeur du sternum et par les muscles qui s'implantent à la partie supérieure de cet

lation , exercent sur la masse du sang une action attractive, et se livrent à des agitations énergiques dont le résultat est un afflux plus considérable d'humeurs vers les lieux où ils ont leur siége.

L'on peut juger d'après cela ce que peut faire la théorie de l'électro-galvanisme , de la polarité, ou bien celle de la capillarité quand il s'agit d'expliquer clairement la nature de semblables phénomènes. Nous ne reviendrons pas sur les allégations de théories trop hypothétiques. Mais un argument qui mérite qu'on s'y arrête, parce qu'il est déduit d'une expérience généralement avérée, est celui de M. Magendie. D'après l'expérimentateur français qui s'efforce de réintégrer l'opinion de Harvey contre les vigoureuses attaques que Bordeu et Bichat lui avaient portées, d'après M. Magendie, ce qui réduirait de beaucoup l'importance des capillaires, dans la fonction qui nous occupe, c'est la facilité avec laquelle un liquide injecté passe des artères aux veines. Il semblerait d'après cela que le réseau capillaire est plus simple, moins intriqué que ne nous l'apprend la microscopie , et que les liquides ont moins de détours à faire , moins de circuits à parcourir pour passer des artères aux veines, qu'on ne le pense généralement.

Mais observons en premier lieu que cette trame capillaire ne s'offre pas partout dans un même degré de complication, et que, lorsqu'on l'injecte, le liquide ne passe pas dans tous les points avec une égale facilité; des déchirures de tissu , des extravasations de matière arrivent maintes fois, malgré toutes précautions prises ; ce qui tient indubitablement à ce que le réseau capillaire est, en certains endroits , plus étendu , plus serré et plus embarrassé que partout ailleurs. Au surplus, et dans le cas même où l'opération réussit sans ruptures, il ne faut pas penser que ce réseau s'emplisse en entier de

os. L'une et l'autre sont en contact en haut avec l'aponévrose cervicale; en bas, avec la plèvre et la première côte; en arrière, avec le médiastin, le nerf pneumo-gastrique, l'artère sous-clavière et le muscle scalène antérieur; mais la gauche repose encore sur la crosse aortique et sur l'artère brachio-céphalique. Elle est aussi toujours beaucoup plus volumineuse.

Les branches que fournissent les veines sous-clavières, sont les *intercostales supérieures*, les *vertébrales*, les *jugulaires externes et internes*. La gauche donne aussi la *mammaire interne* et la *thyroïdienne inférieure gauches*. Mais celles-ci ne se distinguant de celles du côté droit, que par le lieu de leur origine, nous ne reviendrons point sur leur description. Qu'il nous suffise d'observer, par rapport à la mammaire interne gauche, qu'elle-même fournit les veines *thymiques*, *médiastines*, *péricardines* et *diaphragmatiques supérieures* du côté correspondant.

1. Les *intercostales supérieures* offrent elles-mêmes quelques différences selon qu'on les examine du côté droit ou du côté gauche. L'intercostale droite, toujours plus petite, manque quelquefois; elle ne va d'ailleurs qu'aux deux premiers espaces intercostaux. La gauche, au contraire, assez volumineuse et très-longue, fournit à sept ou huit de ces espaces, s'anastomose fréquemment avec les veines azygos, et engendre la veine bronchique gauche.

2. La *vertébrale* sort de la partie postérieure et inférieure de la sous-clavière, s'élève presque verticalement au-devant

matière. Comme il est un lascis de tubes anastomosés et dilatables, les plus gros, les plus courts et les moins tortueux sont ceux qui offrent au liquide, l'accès le plus facile. Ils s'agrandissent en cédant à l'effort expansif, et ils suppléent de la sorte aux petits tubes circonvoisins dont la capacité déjà trop faible est encore réduite par les compressions latérales. Que si l'on nous demande ensuite, comment il peut se faire, l'action des capillaires étant même admise, que ceux-ci, en se resserrant, poussent le sang plutôt du côté des veines que vers les artères, nous répondrons que la chose doit se faire de la sorte pour deux raisons fort simples : c'est que les parois des veines sont plus extensibles que celles des artères; c'est aussi parce que les colonnes de sang artériel qui se succèdent sans relâche, et qui sont elles-mêmes soutenues au sommet par les valvules sigmoïdes, opposent un obstacle invincible à la rétrogradation du liquide vers les cavités que celui-ci vient de parcourir.

Un dernier argument de M. Magendie repose sur une expérience que des auteurs ont avec lui considérée, comme démontrant sans réplique l'influence souveraine des contractions du cœur sur la progression du sang dans les capillaires. Cette expérience consiste à dénuder l'artère et la veine principales d'un membre, et à inciser cette dernière pour en faire jaillir le sang. L'on peut alors diminuer ou augmenter à volonté le jet du liquide, en comprimant ou relâchant l'artère : ou si l'on intercepte complètement le passage du sang dans l'artère, le sang veineux cesse entièrement de sortir.

Cette expérience serait véritablement concluante contre toute doctrine tendant à établir que le sang qui coule dans les veines tire sa source d'autre part que des cavités cardiaques et artérielles. Mais jamais paradoxe aussi déraisonnable ne s'est introduit dans la science.

du rachis, entre les muscles grand droit antérieur de la tête et scalène antérieur, et pénétrant, comme l'artère de son nom, dans le canal des apophyses transverses qu'elle parcourt dans toute sa longueur, elle arrive tout près du trou occipital. Dans ce trajet, et avant son entrée dans le canal osseux, la vertébrale donne naissance à la veine cervicale profonde qui suit exactement l'artère de ce nom, et à la veine cervicale ascendante, laquelle monte au-devant des apophyses cervicales transverses, fournit plusieurs rameaux aux muscles environnans, et va se perdre sur les côtés de la tête.

Tout le long du canal, la vertébrale engendre, au niveau de chaque trou de conjugaison, des veinules externes et internes. Les premières sont destinées aux muscles profonds du cou, les autres s'introduisent dans le canal vertébral et communiquent avec les sinus vertébraux.

A sa sortie du canal osseux, la vertébrale se dévie en arrière sous les muscles postérieurs et profonds du cou, et se consume à l'occiput, en s'anastomosant avec la veine occipitale.

3. La *jugulaire externe* occupe la partie latérale et antérieure du cou, à quelques lignes en avant et en dehors de la jugulaire interne. Née de la face supérieure de la veine sous-clavière, vers le milieu de la clavicule, le plus souvent par un tronc unique, et quelquefois par une double base, elle monte verticalement jusqu'au sommet du cou où elle s'engage sous la glande parotide, et y reçoit le nom de *veine temporo-maxillaire.*

La jugulaire externe, assez profonde

On s'accorde à penser que la masse de sang qui rentre dans le cœur est à peu près proportionnelle à celle qui en sort; et aussi bien se passerait-on de l'expérience de M. Magendie, sans rien perdre de la conviction qu'une rivière est mise à sec si l'on ferme la source qui l'alimente, ou que son lit ne saurait déborder si cette source ne l'alimente qu'à moitié.

Nous venons de parler de la tendance qu'a toujours le sang à passer des capillaires dans les veines, et jamais des capillaires dans les artères, lorsque ces petits tubes se contractent, et nous offrions deux circonstances mécaniques pour causes productrices de ce phénomène. Mais comment expliquer certains mouvemens auxquels se livrent les globules d'une goutte de sang sortie du tube qui la contenait? Comment se rendre compte de la tendance que le sang manifeste dès sa première formation, et avant qu'il y ait un cœur, à se diriger vers les points qui seront plus tard occupés par les veines? L'authenticité est pourtant acquise à ces faits. L'examen microscopique d'un œuf soumis à l'incubation, celui d'un morceau d'organe récemment séparé d'un corps vivant, dévoile à tout observateur attentif une sorte d'oscillation du sang dans les capillaires et ensuite l'entrée de ce liquide dans l'origine du système veineux. Nombre de faits, cités par des auteurs très-véridiques, contrôlés par des observations ultérieures, éloignent toute espèce de doute sur l'indépendance absolue du mouvement du sang vis-à-vis d'une impulsion mécanique. Kaltenbrunner examinant le travail moléculaire qui se passe dans la formation du tissu membraneux destiné à cimenter les lèvres d'une plaie, a parfaitement distingué des globules de sang isolés d'abord au centre de la membrane, et se portant ensuite vers la périphérie, sans avoir encore aucune liaison matérielle avec le grand système circulatoire. Ce n'était qu'aux dernières limites du nou-

à son origine et éloignée des tégumens par une masse de tissu adipeux, devient bientôt très-superficielle. Elle est immédiatement couverte par le muscle peaucier, et appuyée sur le sterno-mastoïdien.

Ses branches sont excessivement nombreuses, surtout près de son origine. Les unes sont postérieures et s'adressent aux muscles et aux tégumens de la région postérieure du cou. D'autres sont externes, et de leur nombre sont les *scapulaires*, dont la direction est la même que celle des artères scapulaires supérieure et postérieure. Il en est, enfin, qui naissent de sa face interne, et celles-ci sont les plus remarquables pour le nombre et la spécialité de leur disposition. Elles se portent, serrées ou entre-croisées, sur la partie inférieure et antérieure du cou, transversalement le long de la clavicule, derrière le sternum et les tégumens. Celles d'un côté communiquent avec leurs analogues du côté opposé, et toutes ensemble constituent un plexus sous-cutané, lequel envoie en divers sens, et particulièrement sur les muscles et les tégumens des régions hyoïdiennes, des divisions aussi multiples que déliées.

Sous le nom de *veine temporo-maxillaire*, la jugulaire externe s'engage derrière la glande parotide, monte dans son épaisseur, fournit plusieurs veinules à ses granulations, et simultanément les veines *transversale de la face*, *les auriculaires antérieure et postérieure*, toutes exactement soumises aux artères homonymes, communique aussi par une branche très-courte et volumineuse avec la jugulaire interne, et, au niveau du

veau tissu que ces globules, rencontrant les tubes capillaires, pénétraient dans leur intérieur, et allaient s'ajouter à la masse circulante générale. Même phénomène se passe au sein de ces pseudo-membranes quelquefois d'une immense étendue, qui, par suite d'une inflammation, deviennent des foyers d'une sécrétion purulente, ou établissent, entre divers organes, des adhérences anormales.

En présence de faits de ce genre, l'incrédulité doit se taire, et les esprits même les plus positifs doivent forcément avouer qu'il y a dans le sang une virtualité particulière, une spontanéité de mouvement qui l'oblige à se déplacer et à se diriger dans un sens plutôt que dans un autre.

Tout merveilleux que paraisse cet attribut, puisqu'il n'a aucun point de contact appréciable avec les propriétés connues du monde matériel, il n'est pas cependant d'un autre ordre que tous ceux qui se montrent dans l'exercice des diverses fonctions. L'action vitale, ignorée dans son essence, mais dont la réalité est consacrée par ses effets sensibles, l'action vitale imprègne les molécules de la matière dès l'instant indivisible de leur origine; elle les pousse dans une direction arrêtée, décide leur arrangement, leur juxta-position respective; elle édifie par elle divers organes, dont toutes les conditions matérielles s'harmonisent admirablement avec le rôle spécial que chacun d'eux est appelé à remplir. Or, cette même action qui dispose en nappe les molécules organiques pour former une poche gastrique, une vessie, un péritoine, ou qui, ailleurs, les amoncèle pour composer un foie, une rate ou un encéphale, cette action imprime aussi aux molécules un départ dans le sens nécessaire à l'établissement d'une circulation veineuse.

Si donc cette spontanéité de mouvement existe dans les globules, elle ne saurait manquer d'exercer une influence dans la

col du condyle de la mâchoire, se divise en deux branches terminales, la *temporale superficielle* et la *maxillaire interne*.

La *veine temporale superficielle* semble continuer, par la direction qu'elle affecte, la jugulaire externe. Elle monte au-devant du pavillon de l'oreille, et se porte vers le milieu de la région temporale, où elle se recourbe pour gagner la partie supérieure du front. Elle finit alors en s'abouchant avec l'extrémité de la veine faciale.

Simplement recouverte par les tégumens, la temporale superficielle, quoique satellite fidèle de l'artère de même nom, fournit, sur toute la région latérale de la tête, un grand nombre de divisions, dont certaines méritent une mention spéciale. Ce sont : 1° une veine assez volumineuse qui monte obliquement en avant, en dehors du muscle orbiculaire des paupières et jusqu'au sommet du muscle frontal, et de laquelle naissent une infinité de rameaux qui se répandent dans l'articulation temporo-maxillaire, sur la pommette, les paupières et le front. Ces rameaux constituent sur ces parties, hormis sur la première, des plexus veineux déliés, lesquels sont augmentés par les divisions anastomotiques de la veine faciale dont il sera bientôt question ; 2° la veine transversale de la face, laquelle est aussi souvent produite par la temporo-maxillaire ; 3° la veine temporale moyenne et quelques auriculaires ; 4° enfin, plusieurs rameaux qui se répandent au sommet de la tête et à l'occiput, et communiquent mille fois avec les divisions de l'occipi-

marche du sang veineux. Préexistante à l'activité contractile des parois capillaires, puisque des globules se meuvent déjà en deçà du domaine des réseaux vasculaires, elle peut être la condition première de la fonction dont l'exercice serait ensuite mieux assuré par la combinaison de cette cause avec la contractilité même des tubes. Ce n'est pas à dire que cette double force soit toute puissante, et que dans tous les cas l'exclusive nécessité de son existence soit imposée au développement de l'acte. Elle semble suffire, il est vrai, chez les animaux les plus bas placés dans l'échelle, chez ceux où la circulation sanguine ne se distingue guère de la circulation lymphatique. Mais si l'organisation se complique, si autour d'une volumineuse masse de liquide, les obstacles se pressent, se multiplient comme pour enrayer son cours, alors la mobilité spontanée et la contractilité vasculaire cessent d'être en harmonie de puissance avec le déploiement de la fonction. Nous verrons tout-à-l'heure tout ce que la nature sait déployer de ressources pour subvenir aux besoins que fait naître un surcroît de richesse organique. Mais il faut dire avant que par le fait même de l'espèce de barrière jetée par le réseau capillaire entre les deux systèmes artériel et veineux, la circulation sanguine doit se montrer sur un même individu, respectivement très-variable dans les diverses régions du corps. La spécialité de texture pour chaque organe tient effectivement en grande partie à la quantité et à la disposition propre des vaisseaux capillaires constitutifs. Or, plus ces vaisseaux abondent dans un organe, plus la circulation veineuse doit être indépendante de la circulation artérielle, et si la complication du réseau intermédiaire est à son maximum, peut-être alors le mouvement du sang veineux commence à frais tout-à-fait nouveaux, et se

tale, de la frontale et avec leurs analogues du côté opposé.

La *maxillaire interne*, seconde branche de la bifurcation temporo-maxillaire, se recourbe en dedans et s'enfonce derrière le col du condyle de la mâchoire. Sinueuse, comme l'artère de son nom,

---

PLANCHE LXXIX.

La tête et le tronc dépouillés de leurs parties molles, et coupés verticalement d'avant en arrière sur la ligne médiane, laissent voir le système veineux du crâne et du rachis. Les sinus veineux de la dure-mère et ceux du canal vertébral sont figurés d'un seul côté. En rapportant par la pensée, le côté gauche qui a été enlevé, sur le droit représenté par la figure, on se fera une idée complète de cette portion remarquable du système veineux.

A. La cavité du crâne. — B. la faulx du cerveau. — C, C, C. la cavité du canal vertébral. — D. la moitié droite du sternum. — E. l'os iliaque droit.

N° 1. Le sinus longitudinal supérieur coupé. — 2. l'extrémité postérieure du même. — 3. portion du sinus longitudinal inférieur. — 4. le sinus droit. — 5. le sinus occipital. — 6. le confluent des sinus. — 7, 8. point de communication entre le système veineux du crâne et celui du rachis. — 9. tronc veineux ou sinus vertébral antérieur, commençant au trou occipital et finissant au coccyx. — 10, 10, 10... renflemens qu'il présente dans toute sa longueur. — 11, 11, 11. ses rameaux de communication avec les veines rachidiennes externes. — 12, 12. veines transverses antérieures coupées. Elles établissaient la communication entre les deux sinus antérieurs droit et gauche. — 13, 13, 13. rameaux veineux partant des veines transverses, et allant se répandre à travers des trous creusés sur la face postérieure du corps des vertèbres, dans la substance de ces os. — 14, 14. tronc veineux ou plexus vertébral postérieur également étendu depuis le trou occipital jusqu'au coccyx. — 15, 15. rameaux antéropostérieurs ou de communication entre les troncs veineux antérieur et postérieur. — 16. la veine mammaire interne. — 17. la v. épigastrique. — 18, 18. anastomose entre cette dernière et la mammaire interne. — 19, 19, 19. les v. intercostales.

---

rattache exclusivement aux deux propriétés en question, *la mobilité spontanée du fluide et la contractilité vasculaire.*

§ 2. — *Existe-t-il des conditions coadjuvantes du système des capillaires dans la circulation veineuse ?*

Dans l'exercice de la vie, il est un lien commun à tous les actes par lequel les fonctions les plus opposées par leurs résultats, les plus distinctes en apparence, se communiquent un mutuel appui. *A fortiori*, cette réciprocité de secours, cette liaison de puissance doit-elle être plus intime encore entre les divers actes d'une même fonction. La masse entière du fluide sanguin part d'un côté du cœur et arrive dans l'autre, en parcourant, dans l'intervalle de ces deux temps, le cercle entier de l'organisme. Son retour tient donc intimement à son départ, et il est impossible que la force qui avait provoqué la première phase du mouvement reste sans influence aucune sur la seconde. Car, malgré l'inextricable lascis des tubes capillaires, il y a continuité de passage, par l'intermédiaire même de ce lascis, entre les tubes artériels et les canaux veineux. Conséquemment la colonne liquide, lancée par la contraction de la cavité gauche du cœur et excitée encore à la progression par l'activité contractile du système artériel, ne peut qu'imprimer un déplacement à celle déjà existante dans les capillaires, quand arrive le moment du contact.

Au surplus, la dilatation qui s'exerce dans l'oreillette droite du cœur, lorsque le ventricule gauche se contracte, doit jouir pareillement d'un certain degré d'influence sur la marche du sang veineux. Il semble qu'elle doit provoquer le sang contenu dans les veines à se précipiter vers le cœur en déployant sur lui une sorte d'aspiration comme serait celle d'un corps de pompe dont on élève le piston.

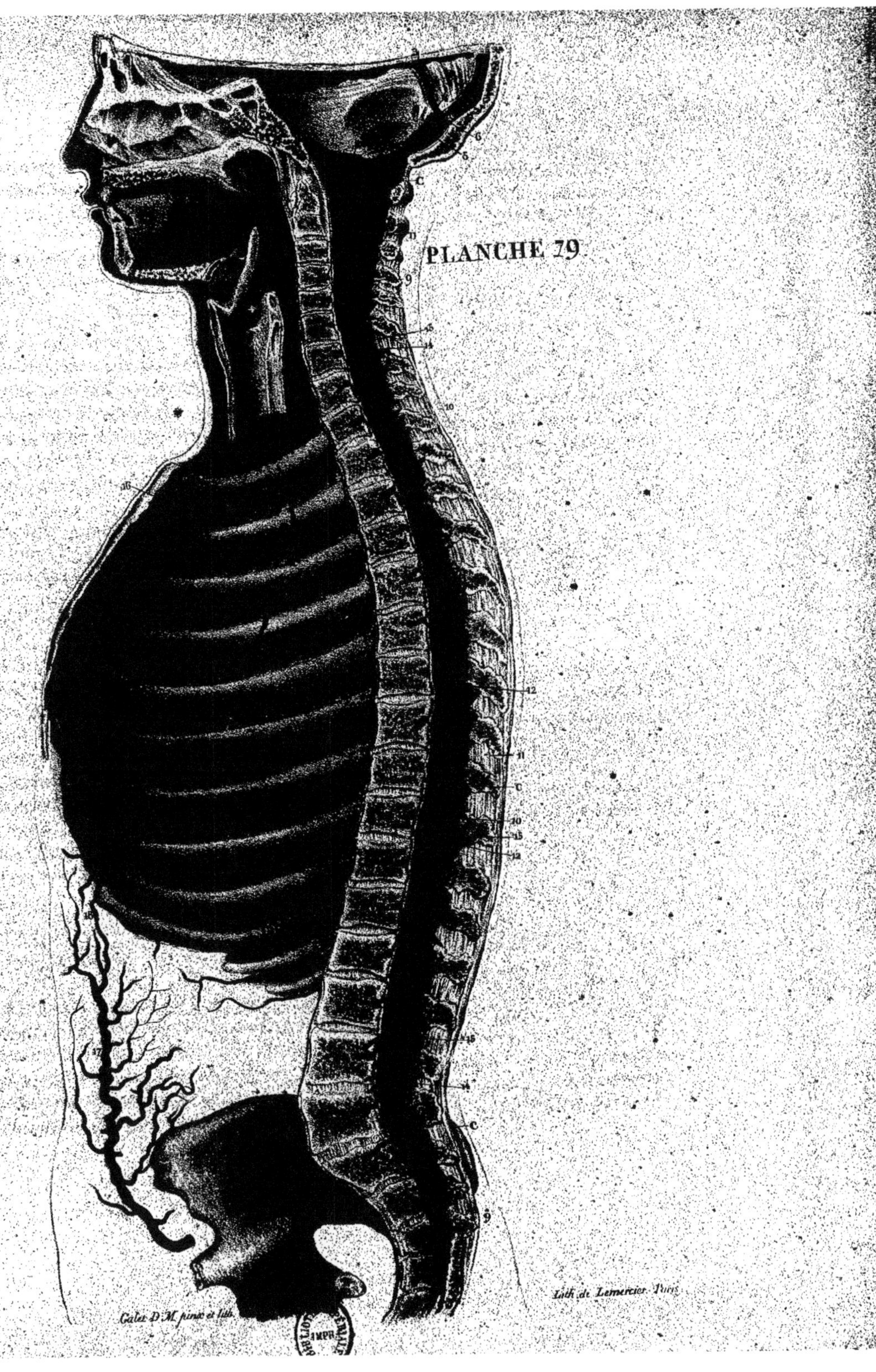

PLANCHE 79
Galet D.M. pinx et lith.
Lith. de Lemercier. Paris

elle s'accole à cette artère, elle en imite la direction ; mais il est rare qu'elle fournisse un nombre de rameaux égal au sien. Ceux qui en dérivent le plus communément sont les veines *méningée moyenne*, *dentaire inférieure*, *massétérines*, *temporales profondes*, *ptérygoïdiennes* et *sous-orbitaires*. Les autres, l'*alvéolaire*, la *palatine supérieure*, la *vidienne* et la *sphéno-palatine* émanent plus souvent de la faciale.

Du reste, comme ces diverses branches ne s'écartent en aucun point de leurs artères correspondantes, nous pouvons nous borner pour elles à une simple énumération. Mais il importe d'observer, par rapport à la méningée moyenne, que les nombreux rameaux de cette veine, répandus sur la membrane dure-mère, se dirigent tous vers le sommet de la tête, et que là, après s'être divisés en forme de *delta*, ils se dégorgent dans le sinus longitudinal supérieur, faisant ainsi largement communiquer le système veineux cérébral avec celui de la face. Il faut dire encore que toutes les branches de la maxillaire interne, dont la plupart ont leur origine dans l'intervalle qui sépare les deux muscles ptérygoïdiens, forment, en ce lieu, par leur entrelacement et leurs anastomoses, un plexus des plus remarquables, du nom de *ptérygoïdien*.

4. La *jugulaire interne*, à la fois plus volumineuse et plus profonde que l'externe, occupe, comme celle-ci, la région latérale et antérieure du cou, dont elle mesure toute la hauteur, s'étendant depuis la clavicule jusqu'à la base du

Or, c'est, d'une part, cette impulsion *a tergo* produite par la contraction du cœur gauche et soutenue par l'activité des artères ; de l'autre, cette aspiration résultant de la dilatation du cœur droit, que nous considérons comme des circonstances co-adjuvantes de premier ordre dans la circulation veineuse. Tour-à-tour niées par des auteurs, exagérées par d'autres, ces conditions méritent un examen très-attentif : nous allons peser leur influence et tâcher de les circonscrire dans leurs limites les plus exactes.

1° Une masse de liquide qui s'élance d'un seul vaisseau très-large pour entrer dans des milliers de tubes de plus en plus étroits, ne peut manquer d'abandonner de sa vitesse, par le fait même du frottement, du choc répété sur les courbures, sur les sinuosités des artères et de tant d'autres obstacles. Une autre cause non moins notable de ralentissement, c'est que la somme des capacités réunies de toutes les ramifications artérielles l'emporte de beaucoup sur la capacité de l'aorte, et que, comme on le sait, un liquide qui coule dans un espace étroit perd de sa rapidité en entrant dans un autre plus large.

Cette déperdition de force a été jugée suffisante par bien des physiologistes pour qu'ils aient considéré l'influence du cœur comme complètement éteinte à l'entrée des racines veineuses. Et une circonstance qui pouvait bien encore corroborer à cet égard l'opinion des auteurs, c'est l'immense capacité du système veineux comparativement à celle du système artériel. Les veines existent, en effet, en bien plus grand nombre que les artères, et la capacité respective de chaque tronc, de chaque branche est de même toute à leur avantage. Aussi quand on a voulu évaluer la quantité de sang appartenant à chaque ordre de tubes, on s'est

crâne. La droite suit à peu près la même direction que la veine-cave supérieure , tandis que la gauche , beaucoup plus éloignée de cette dernière, forme presque un angle droit avec la sous-clavière.

Dès son origine , où elle offre déjà une

PLANCHE LXXX.

Fig. 1. La partie postérieure du rachis a été enlevée : le canal vertébral ouvert dans toute sa hauteur laisse voir les veines de la dure-mère qui enveloppe la moëlle épinière.

A. L'occiput. —B , B. les apophyses mastoïdes. — de C en C les vertèbres cervicales. — de D en D les vertèbres dorsales. — de E en E les lombaires. — F. le sacrum. — G. le coccyx.

N° 1 , 1. Points correspondans au canal parcouru par la veine vertébrale dans les apophyses transverses cervicales. — 2. la veine cervicale ascendante. —3 , 3. ramuscules anastomotiques entre cette veine et la vertébrale. — 4. anastomose de la première intercostale avec la vertébrale. — 5. plexus veineux couvrant toute la surface de la dure-mère rachidienne. —6 , 6 , 6. ramuscules veineux sortant avec les nerfs par les trous latéraux rachidiens et sacrés.

Fig. 2. Le trou occipital a été ouvert, la dure-mère rachidienne fendue dans toute sa longueur et déjetée en dehors , pour faire voir les veines propres de la moëlle épinière.

A. le trou occipital. — de B en B le canal rachidien. — de C en C le canal sacré. — D. le cervelet. — E. le bulbe rachidien. — F. la moëlle épinière. — G , G. la membrane dure-mère. —H , H , H. les nerfs qui partent de la moëlle.

N° 1. La veine vertébrale. — 2. la veine spinale postérieure , formée par la réunion des deux rameaux 3 , 3. venant des veines cérébelleuses. — 4 , 4 , 4. réseaux veineux de la face postérieure de la moëlle , fournis par la spinale. —5 , 5 , 5. divisions qui sortent du canal, accolées à la pulpe des nerfs.

Fig. 3. On y a représenté les veines diploïques ou le système veineux de la substance osseuse du crâne. A cet effet la table externe des os a été usée à la lime.

A. La région frontale du crâne.

N° 1. Les canaux veineux. — 2 , 2, 2. leurs divisions et subdivisions creusées comme dans des culs-de-sac et anastomosées entr'elles.

assuré que les veines en contenaient plus du double que les artères.

Qu'on juge d'après cela , et sans nous arrêter encore sur les exemples qui démontrent la possibilité d'une circulation veineuse, en l'absence d'une impulsion cardiaque , qu'on juge jusqu'à quel point serait portée la lenteur de la marche du sang dans les veines , jusqu'où iraient les dilatations anévrysmales , si ce fluide devait attendre toute son impulsion de ce qui reste d'activité circulante au fluide artériel parvenu dans les capillaires ! Jamais , probablement chez un mammifère, l'humeur sanguine n'aurait pu parcourir tout le cercle circulatoire , à moins d'un regorgement par accumulation toujours croissante.

Et cependant que d'opinions contraires à celles que nous venons de formuler ! Que d'autorités imposantes qui établissent la souveraineté du cœur dans cet acte , et que d'expériences faites pour lui voir assurer son empire !

Leuwenoeck et Halles ouvrent des poumons de grenouilles , et ils constatent une correspondance parfaite entre les contractions du cœur et l'accélération du sang dans les veines. Déjà le célèbre Harvey avait favorisé cette opinion du grand poids de son suffrage. Il avait dit que l'impulsion du cœur décidait la circulation du sang dans les veines. Mais il n'en donnait point de preuves ; et quant à celles de Leuwenoeck et de Halles, elles n'étaient point recevables, attendu que l'organisation vasculaire des animaux qui servaient de sujet à leurs expériences était bien loin d'égaler en complication celle des mammifères.

Mais arrive Spallanzani qui, avec sa sévérité connue en pareille matière, constate le même phénomène sur des animaux supérieurs; et , tout récemment, M. Poiseuille démontre que chez les mammifères comme dans les

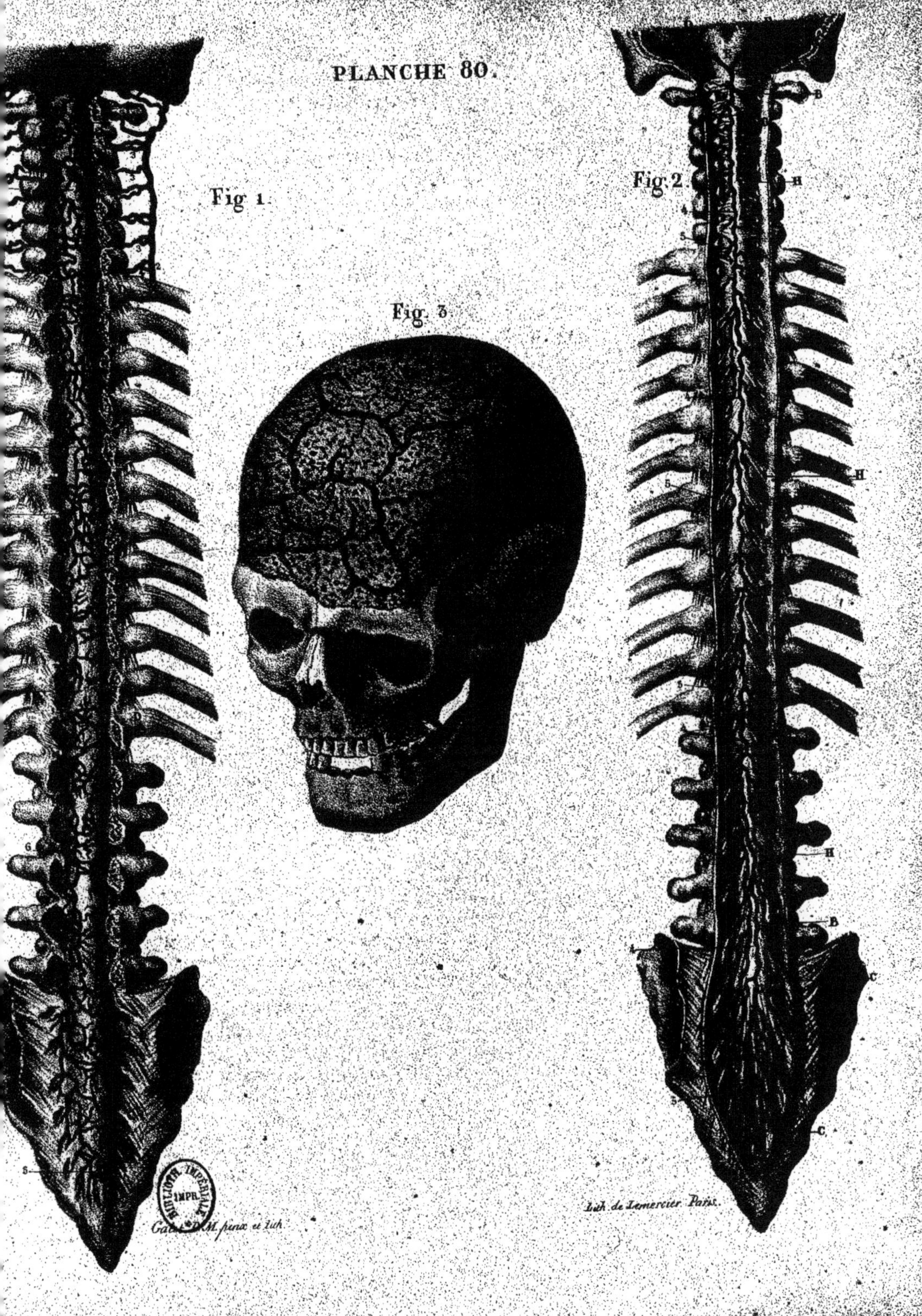

PLANCHE 80.
Fig 1.
Fig. 2.
Fig. 3.
Cail. D.M. pinx et lith.
Lith de Lemercier Paris.

dilatation très-marquée, la jugulaire interne monte verticalement en dehors de l'artère carotide primitive et du nerf pneumo-gastrique, appuyée successivement sur l'origine de l'artère sous-clavière, sur les muscles scalène antérieur et grand droit antérieur de la tête; et, d'autre part, recouverte par les muscles sterno-mastoïdien et omoplat-hyoïdien.

Vers la base du crâne, elle passe derrière l'apophyse styloïde, et, parvenue au niveau du trou déchiré postérieur, elle forme un autre renflement, une sorte d'ampoule, du nom de *golfe de la jugulaire*, et entre dans le crâne, pour se confondre avec le système veineux de la dure-mère, ou, pour mieux dire, dans les sinus intra-crâniens.

Les branches de la jugulaire interne offrent toutes un très-grand intérêt, sous le rapport de leur volume et plus encore sous celui de leur destination. Les principales sont les *thyroïdiennes*, *moyenne* et *supérieure*, la *laryngée*, la *pharyngienne*, la *linguale*, la *faciale* et l'*occipitale*.

La *veine thyroïdienne moyenne* n'est quelquefois qu'une branche de la thyroïdienne supérieure. Elle se porte obliquement en bas et en avant sur le côté correspondant de la glande thyroïde, jette quelques rameaux sur le conduit aérifère, et se termine en concourant à la formation du plexus thyroïdien.

La *thyroïdienne supérieure*, plus grosse et plus étendue, naît au-dessus de la précédente, presque au niveau du bord supérieur du larynx. Elle se porte également de dehors en dedans et de haut en bas, en décrivant des flexuosités très-

animaux à sang froid, le sang veineux tire sa force d'impulsion de la cavité aortique. L'expérience de laquelle M. Poiseuille déduit sa conclusion est positive et des plus spécieuses. Elle consiste à ouvrir une veine sur un mammifère vivant et à y introduire un tube de verre : l'on voit alors le sang s'élever irrégulièrement dans le tube et imiter les mouvemens de succussion du cœur. M. Poiseuille assure que les saccades du sang veineux coïncident d'une manière exacte avec les contractions cardiaques.

Si l'on ne savait par avance tout ce qu'il y a de difficultés à se soustraire aux illusions inséparables d'expériences délicates faites souvent dans l'intérêt de choyer une idée préconçue, l'opinion la mieux arrêtée contre l'influence des cavités gauches du cœur s'ébranlerait devant les résultats des travaux de M. Poiseuille. Mais l'expérimentateur avoue déjà lui-même que les mouvemens saccadés du sang veineux dans les tubes de verre, dépendaient aussi souvent de l'acte expiratoire que des contractions cardiaques elles-mêmes. Et pour ce seul motif ne pourrait-on pas inférer déjà que dans tous ses essais, et malgré la prétendue coïncidence des saccades veineuses avec les cardiaques, les mouvemens de succussion n'étaient qu'accidentels, dépendaient d'une toute autre cause que de la commotion ventriculaire gauche et n'étaient pas l'expression rigoureuse de ce qui se passe dans l'état normal?

A cet égard nous sommes forts dans notre scepticisme, possesseurs que nous sommes d'expériences plus nouvelles dont la science physiologique est redevable au docteur Chassaignac. De ces expériences faites avec une sagacité et une exactitude peu ordinaires, il résulte que la marche du sang dans les veines contraste par son uniformité avec la progression saccadée du sang artériel; et que s'il arrive que le sang veineux se déplace quel-

marquées, fournit quelquefois elle-même la *veine laryngée* qui plonge dans la cavité du larynx , et , parvenue sur le corps thyroïde, se divise en une infinité de rameaux qui se recourbent, s'entrecroisent mille fois , en pénétrant dans le parenchyme de la glande, s'anastomosent avec les divisions des autres thyroïdiennes et entrent , de la sorte , pour une grande part dans la composition du plexus thyroïdien.

La *pharyngienne* naît quelquefois du même tronc que la précédente ou immédiatement au-dessus d'elle , et se dirige presque horizontalement en dedans, derrière le pharynx , où elle communique avec son analogue du côté opposé et avec quelques divisions de la maxillaire interne, pour constituer un *plexus pharyngien.*

La *linguale* se porte horizontalement aussi en dedans , mais un peu en avant vers le bord supérieur de l'os hyoïde. Elle passe d'abord entre les muscles mylo-hyoïdien et hyo-glosse, puis entre le génio-glosse et la glande sublinguale, distribue nombre de rameaux à toutes ces parties, ainsi qu'au tissu de la langue, et se termine à la base de cet organe , entre le trou borgne et l'épiglotte. Elle forme , en ce point , un réseau des plus déliés , sous-jacent à l'enveloppe muqueuse.

La *faciale*, plus volumineuse que toutes les précédentes et d'une excessive longueur , puisqu'elle monte jusqu'au sommet de la tête , commence au niveau de l'extrémité postérieure de la glande sous-maxillaire. Marchant d'abord presque horizontalement entre cette glande et le

quefois d'une manière intermittente et par succussions, cela dépend toujours des mouvemens musculaires auquel se livre l'animal sur lequel on expérimente. « Nous avions
» déjà acquis la certitude, dit M. Chassaignac,
» qu'il y avait une relation constante , on ne
» peut plus manifeste, entre les efforts de
» contraction musculaire et l'ascension saccadée du liquide dans le tube; nous savions
» que, soit que la respiration et les battemens
» du pouls fussent accélérés ou ralentis, il ne
» se produisait aucune différence de vitesse ,
» ni aucune saccade dans les mouvemens
» d'ascension du liquide; nous étions également certains que les efforts de contraction
» musculaire , lors même qu'ils paraissaient
» continus, déterminaient l'ascension du liquide par des bonds successifs , bien qu'il
» y eût en même temps un mouvement d'ascension continu. »

Des résultats si manifestement contradictoires avec ceux que les expérimentateurs précédens avaient obtenus à grands frais de soins et de persévérance, exigeaient une fréquente répétition d'essais avec toutes les modifications de détails qui pouvaient exercer une influence quelconque sur les phénomènes. C'est ce qu'a fait le docteur Chassaignac, et ses dernières observations n'ont en aucun point démenti les premières. Elles ont désigné la cause réelle des mouvemens saccadés du sang veineux, et démontré, de la manière la plus évidente, qu'aucune corrélation n'existe entre la marche de ce fluide et les mouvemens soit du pouls soit de la respiration; car, dans ses expériences, « les mouvemens de la res-
» piration , dit-il , étaient d'une fréquence
» très-grande ; le pouls offrait de même une
» accélération marquée. Or, comment serait-
» il possible, même en diminuant de moitié
» le nombre de ces mouvemens et de ces pulsations, d'apprécier des différences de niveau correspondantes dans un liquide qui

muscle peaucier, elle se recourbe bientôt, se porte obliquement en haut et en avant, croisant la face externe de la base de la mâchoire et du muscle buccinateur, et suivant le bord antérieur du muscle masséter. Elle glisse ensuite derrière les muscles zygomatiques, s'incline davantage en dedans sous le muscle orbiculaire des paupières, et parvient au grand angle de l'œil. Elle prend là le nom de *veine angulaire*, continue à monter sous celui de *frontale* ou de *préparate*, et se consume au sommet du front et sur le vertex.

Les veines fournies par la faciale sont les suivantes :

1° La *palatine inférieure*, qui s'applique et monte sur les côtés du pharynx, et finit en se distribuant en plexus aux amygdales et au voile du palais.

2° La *sous-mentale*, laquelle rampe en avant entre la mâchoire inférieure et le ventre antérieur du muscle digastrique, donne plusieurs rameaux à ce muscle, au mylo-hyoïdien, à la glande sous-maxillaire, et va se perdre, accolée au canal de Warton, dans la glande sublinguale et dans le parenchyme de la langue.

3° La *ranine*, qui passe avec le nerf grand hypoglosse entre les muscles mylo-hyoïdien et hyoglosse, marche horizontalement en avant sur la face inférieure de la portion libre de la langue, simplement recouverte par la toile muqueuse, et s'achève à la pointe de cet organe.

4° La *coronaire* ou *labiale inférieure* dont l'origine, le trajet et le mode de distribution ne s'écartent en rien des circonstances analogues de l'artère homonyme.

» est, en outre, animé d'un mouvement » continu ? et, lors même qu'on apercevrait » des saccades, comment savoir si elles dé- » pendent, ou du mouvement d'expiration, » ou du pouls, ou de ces deux causes à la » fois ? »

Il suit de là que la circonstance des saccades du sang veineux dans ses tubes, ne peut, sous aucun point de vue, résoudre la question en litige. Car ces saccades ne sont qu'accidentelles, et s'il est, d'un côté, bien établi qu'elles ont une tout autre cause que les battemens du cœur gauche, l'on sait, d'autre part, qu'un liquide qui commence à couler par bonds intermittens peut fort bien achever son cours d'une manière continue. Il ne serait donc pas plus raisonnable de conclure de l'absence de ses saccades à la non participation du cœur gauche dans la marche du sang veineux, qu'il ne le serait de rattacher cet acte à l'existence de ces même saccades.

Par cela même la difficulté serait encore toute entière à résoudre, quant à ce qui touche la circulation veineuse dans les mammifères ; et la grandeur de l'autorité harveïenne pourrait bien nous en imposer, et l'assertion de Spallanzani achever notre conviction, si un fait d'un autre ordre n'était là pour éclairer notre raison et nous faire suspendre un jugement prématuré. Nous voulons parler du cours partiel du sang dans le système veineux abdominal, dont le jeu se présente trop manifestement indépendant de celui du cœur pour que l'on puisse attribuer à ce viscère la part d'influence exclusive que lui faisait Harvey. Le vaste réseau capillaire qui rapporte le sang des organes digestifs se résume en un tube unique, le gros tronc de la veine-porte. Cette veine qui semblerait alors avoir terminé son office et devoir s'aboucher dans la veine-cave inférieure, près laquelle elle se trouve, s'en détourne au contraire ; elle entre comme dans le domaine des artères, c'est-à-dire qu'elle

5° Les *massétérines* et les *buccales* qui sont en nombre indéterminé, et s'adressent aux parties que leur nom désigne.

6° *La labiale supérieure.* Celle-ci, en raison de l'écartement où la faciale se trouve vis-à-vis de la commissure des lèvres, tire son origine d'un point plus éloigné et en même temps plus élevé que celui de l'artère de son nom. Mais elle n'en diffère en rien quant au mode de distribution.

7° *L'alvéolaire*, qui se dirige transversalement en dehors et en arrière en passant sous l'os de la pommette, et couvre d'un plexus l'os maxillaire supérieur. Cette veine fournit assez souvent elle-même la sous-orbitaire, la palatine supérieure et la sphéno-palatine qui, d'autres fois, proviennent aussi bien que le tronc alvéolaire lui-même, de la maxillaire interne.

La faciale, au niveau du grand angle de l'œil, envoie de nombreux ramuscules aux parties latérales du nez et aux deux paupières. En dedans, elle communique avec la veine ophtalmique ; en dehors, elle jette sur la racine du nez un rameau transversal qui s'anastomose par arcade avec un rameau analogue du côté opposé ; enfin, dans le reste de son trajet et spécialement sur la région moyenne du front, elle répand dans tous les sens une multiplicité de ramifications terminales qui communiquent avec leurs analogues du côté opposé et avec les divisions de la temporale.

L'occipitale émane dans quelques cas très-rares de la jugulaire externe. Comme l'artère de son nom, elle a son point de départ au-dessous de la glande parotide

simule la fonction d'un gros tronc artériel ; elle pénètre dans le parenchyme du foie, s'y ramifie à l'infini et projette le sang sur tous les globules de ce viscère. Des radicules veineuses d'un autre ordre, celles des veines dites sus-hépatiques, s'abouchent avec les extrémités de la veine-porte, recueillent le sang déversé dans le foie, et ce sont elles qui le transportent dans la veine-cave inférieure. La veine-porte paraît donc être un système veineux isolé. Il communique bien, en bas, par ses racines, avec les capillaires artériels des viscères digestifs ; en haut, par ses rameaux, avec les capillaires des veines sus-hépatiques, mais peut-on supposer que l'impulsion du sang artériel se soutienne à travers les racines, le tronc et les rameaux de la veine-porte jusqu'au delà des veines hépatiques ? Déjà lorsque l'humeur est arrivée, à travers les milliers de radicules veineuses intestinales, dans le tronc de la veine-porte, le mouvement transmis par le ventricule gauche doit se trouver singulièrement affaibli, et d'où provient, dans cet état de choses, la force de projection avec laquelle ce fluide parcourt tout l'arbre hépatique de la veine-porte, traverse tout le système capillaire des veines sus-hépatiques, et se décharge enfin, contre son propre poids, dans la veine-cave inférieure ? Est-il de preuve subversive plus puissante de la théorie harveïenne, que celle qui se déduit de la considération de cette circulation locale ?

En vain chercherait-on à découvrir dans le tronc de la veine-porte des conditions physiques analogues à celles du cœur, une force impulsive du même genre que celle qui anime le ventricule projecteur du sang artériel, ou, à l'exemple de Haller, reconnaître à cette veine une supériorité de texture sur toutes les autres. Mais, à tout prendre, mieux vaudrait, sans contredit, se rabattre sur la force d'élasticité des parois vasculaires plutôt que d'admettre une organisation musculaire que

et avec elle va se perdre, après nombre de divisions, sur toute la région postérieure de la tête.

La veine jugulaire interne ayant fourni toutes ces branches, pénètre dans le crâne par le trou déchiré postérieur, et va former le système veineux intracrânien ou les sinus de la dure-mère, lesquels par la spécialité de leur disposition et de leur structure, méritent une description détaillée.

Des Sinus de la duré-mère.

L'on donne ce nom à des canaux veineux distribués symétriquement sur la surface interne du crâne, formés, en dehors, par la dure-mère qui se partage à cet effet en deux lames, et, en dedans, par la membrane interne commune à toutes les veines. Ils adhérent très-solidement à la substance osseuse qui se creuse en gouttières pour recevoir une partie de leur circonférence, de sorte qu'ils sont toujours tendus et immobiles. Ils communiquent tous directement ou indirectement avec la veine jugulaire interne, dans le trou déchiré postérieur, et c'est d'eux que naissent les veines du cerveau et de la dure-mère.

On peut distinguer les sinus en ceux des parties supérieure et postérieure du crâne, et en ceux de la base de cette cavité. Les premiers qui aboutissent à une cavité commune du nom de *confluent des sinus* sont le *longitudinal supérieur*, le *longitudinal inférieur*, les *occipitaux* et les *latéraux*; les deuxièmes qui communiquent entr'eux ou gagnent directement le golfe de la jugulaire interne,

personne n'a jamais vue, ou une épaisseur de texture qu'Haller seul a cru découvrir.

Quant à l'élasticité elle-même, bien qu'on ne puisse contester ses effets dans la progression des fluides, avouons néanmoins qu'elle est, sous le point de vue purement physique, tout-à-fait insuffisante pour décider le phénomène général de la circulation.

Tout l'avantage demeure donc encore à la force que nous avons primitivement signalée, et, pour ce qui concerne le degré d'influence de l'action du cœur gauche, voici l'induction la plus sévère que nous croyons pouvoir tirer de l'antagonisme des raisonnemens et des faits précités. L'influence du ventricule gauche sur la circulation du sang veineux n'est ni toute puissante ni absolument nulle. Elle est réelle quoique très-accessoire, et ne consiste que dans l'impulsion qui doit nécessairement résulter d'un renouvellement incessant de flots de liquide, de la succession non interrompue de ces flots toujours poussés dans un sens déterminé.

Nous n'avons rien à ajouter à ce qui a été dit plus haut sur l'action des artères. Cette action est intimement liée à celle du cœur, et le mouvement, une fois imprimé au liquide par ce viscère, doit être accéléré ou tout au moins entretenu par les artères.

2° Mais le cœur droit qui est le terme de la grande circulation veineuse, jouit-il lui aussi de quelque influence sur la progression du fluide veineux, et, au cas de l'affirmative, quel peut être son mécanisme ?

Il semblerait de prime abord que, par sa situation même vis-à-vis du système veineux, l'oreillette droite ne serait qu'un point de décharge, l'aboutissant pur et simple des efforts exercés par d'autres agens en deçà de sa circonscription. Rappelons, pour juger sainement cette thèse, le mécanisme et la nature des mouvemens du cœur.

sont, le *coronaire*, les *caverneux*, les *pétreux supérieurs*, les *pétreux inférieurs* et le *transverse*.

Confluent des sinus. Situé au devant de la protubérance occipitale interne au point de réunion de la faux du cerveau, de la faux et de la tente du cervelet, cette cavité, de forme très-irrégulière et d'une étendue variable, est lisse, tapissée par la membrane interne des veines, et présente six ouvertures : une supérieure et triangulaire appartient au sinus longitudinal supérieur; une autre, antérieure plus petite et ronde, au longitudinal in-

---

PLANCHE LXXXI.

Fig. 1. Elle représente les veines superficielles de la face antérieure du membre thoracique.

N° 1. La veine axillaire. —2. la v. céphalique entre le deltoïde et le grand pectoral. — 3, 3. les rameaux qu'elle envoie à ces muscles. — 4, 4. rameaux d'anastomose entre la v. céphalique et la basilique. — 5, 5. rameaux aponévrotiques. — 6, 6. rameaux cutanés coupés. — 7. bifurcation de la céphalique.. — 8. la v. radiale superficielle. —9. réseau veineux sous-cutané, fourni par la radiale superficielle. —10. la v. céphalique du pouce. —11. la v. médiane céphalique. —12. la v. médiane moyenne. —13, 13. réseaux palmaires et digitaux. —14. la v. basilique. —15. la v. cubitale postérieure, contournant le bord interne de l'avant-bras pour gagner le dos de la main, sous le nom de v. Salvatelle. — 16. la v. cubitale antérieure. —17, 17. rameaux anastomotiques entre cette veine et la céphalique. — 18. la v. médiane basilique. — —19. son anastomose par arcade avec la médiane céphalique. —20. la v. brachiale s'enfonçant dans la région profonde du bras.

Fig. 2. Elle représente les veines superficielles de la face postérieure du membre thoracique.

N° 1. La v. axillaire. — 2. la v. sous-scapulaire. — 3, 3. rameaux postérieurs et sous-cutanés de la basilique. — 4, 4. rameaux anastomotiques avec la céphalique. — 5. la v. cubitale postérieure. — 6. la v. céphalique. —7. la v. radiale externe. — 8, 8, 8. rameaux fournis par la veine précédente sur la face dorsale de l'avant-bras, de la main et des doigts.

Cet organe remplit l'office d'une pompe alternativement aspirante et foulante. Les oreillettes se dilatent (diastole) et s'emplissent d'un nouveau liquide, pendant que les ventricules se contractent (systole), rejetant celui qu'ils contiennent, et *vice versâ*.

Que se passe-t-il dans cet antagonisme de mouvemens? La modification organique particulière à la systole est facile à saisir. Les fibres du cœur se crispent activement et expulsent le sang en réduisant l'aire des cavités ; et ces fibres sont assez favorablement disposées pour doter l'action de systole d'une immense énergie. Par contre, on a refusé toute activité à la diastole, en se fondant sur ce qu'on ne remarque aucune fibre capable, par sa disposition, de produire un élargissement. Dans cette manière de voir, la diastole de l'oreillette droite est consécutive à l'afflux du liquide qui revient de toutes les parties du corps, et, sans le choc de ce liquide, l'auricule ne sortirait jamais de son état d'affaissement ; de telle sorte que cette poche, loin de favoriser le cours du sang des veines, serait tout au contraire une cause de plus de ralentissement par l'effet de la résistance que ses parois donneraient à vaincre.

Nous avons tant de fois mis au jour l'indépendance où se trouve l'attribut de motilité vis-à-vis des fibres musculaires que nous négligerons ici de reproduire cet argument, pour laisser le champ libre à des preuves d'un autre genre déduites du fait en lui-même.

L'on se rappelle encore l'étonnement dont fut saisi le monde médical en apprenant l'observation que fit, en 1828, le docteur Thomas Robinson. C'était celle d'un fœtus venu à terme dans un état de monstruosité qui, montrant largement béante la cavité de la poitrine, laissait apprécier les mouvemens du cœur dans l'état normal de cet organe. Les clavi-

PLANCHE 81.
Fig. 1. 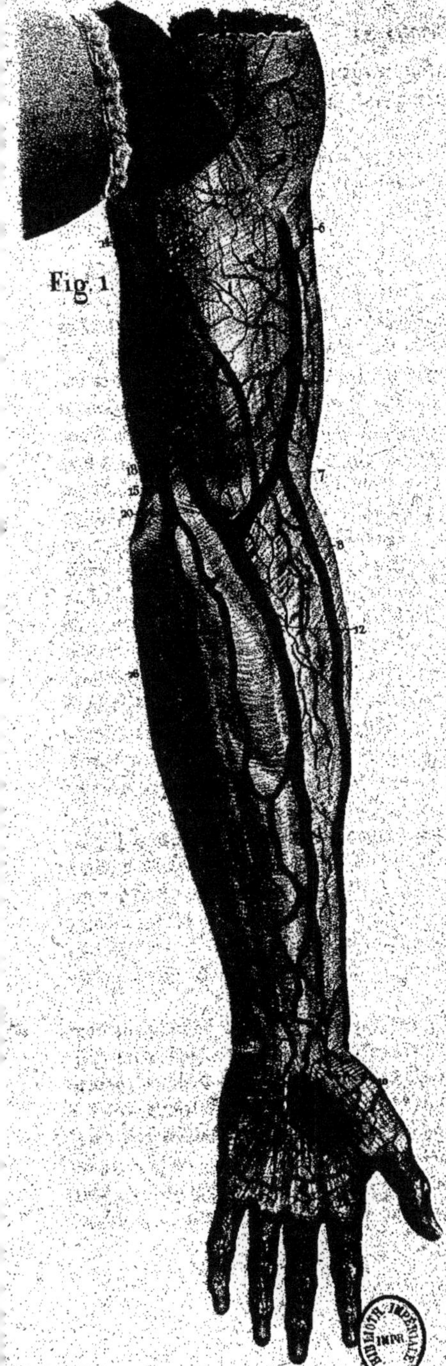
Fig. 2. 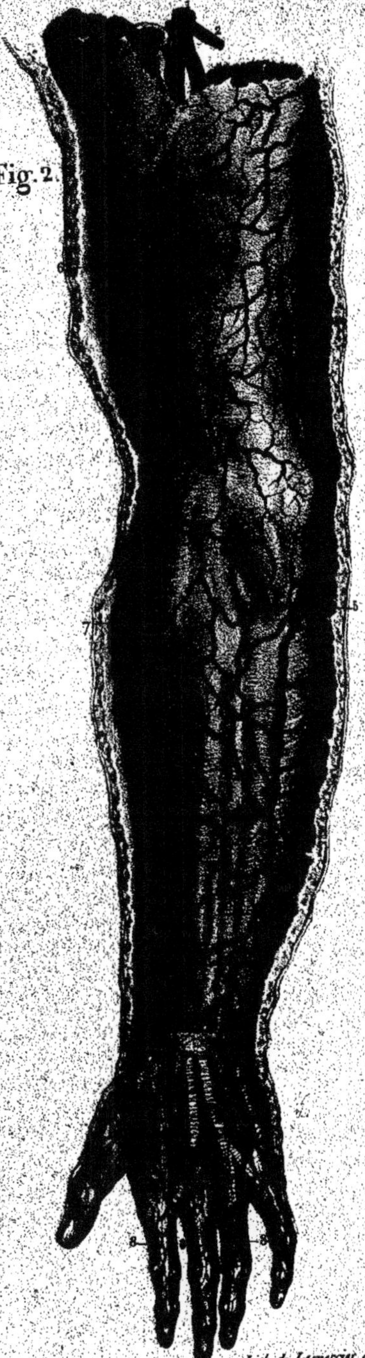
Galet D.M.pinx et lith.
Lith. de Lemercier à Paris

férieur ; deux inférieures, plus petites encore, conduisent aux sinus occipitaux ; deux latérales, très-grandes et ovalaires, aux sinus latéraux.

Sinus longitudinal supérieur. Il est, entre tous, le plus large et le plus étendu. Triangulaire et comparable à une longue pyramide dont la base serait tournée en haut, il règne sur toute la ligne supérieure et moyenne du cerveau, depuis l'apophyse *crista galli* où il commence par une sorte de cul-de-sac jusqu'au confluent des sinus où il a son embouchure. Il sert comme de base à la faux cérébrale. Sa surface externe et supérieure adhère aux os de la voûte du crâne. L'interne est interceptée à diverses distances par un nombre considérable de brides fibreuses qui semblent provenir de la dure-mère, mais qui sont aussi tapissées par la membrane interne des veines.

Sinus longitudinal inférieur. Plus court et plus étroit que le précédent, il affecte la même direction que lui, puisqu'il occupe le bord inférieur de la faux cérébrale. Il commence en pointe vers le tiers antérieur de cette faux, et va suivre, en s'agrandissant sous forme arrondie, l'échancrure antérieure de la tente du cervelet, pour s'ouvrir dans le confluent. Les anatomistes ont donné le nom de *sinus droit* à cette dernière partie qui correspond à la tente. Mais nous n'admettons point cette distinction qu'aucune ligne de démarcation ne justifie.

Sinus occipitaux. Très-petits et presque toujours au nombre de deux, ils occupent la crête occipitale interne et les côtés du grand trou occipital. Logés

cules, le sternum, les cartilages costaux n'existaient point, et l'ouverture déterminée par l'absence de ces organes s'étendait jusqu'à l'ombilic ; le foie, la rate et les poumons manquaient aussi. Le cœur privé de péricarde et suspendu à ses vaisseaux dans un état d'isolement au milieu de la cavité thoracique, montrait, de la manière la plus distincte, toutes les modifications de forme et de volume concomitantes de son jeu. Il donnait avec force et régularité 60 à 70 battemens par minute, et telle était la rapidité de succession de la systole et de la diastole, que l'œil ne pouvait qu'à grand'peine accompagner ces mouvemens. Certes, si les parois du cœur tombaient dans l'inertie, hors de l'acte de leur contraction, le choc du sang, selon la remarque fort juste du docteur Robinson, mettrait un temps beaucoup plus long à les élargir puisqu'il aurait à vaincre la résistance de leur propre inertie.

Du reste, tous les auteurs qui se sont déclarés partisans de l'activité du cœur dans la diastole, ont allégué la vivacité, l'instantanéité du mouvement dans cette modification organique. Et, en effet, l'ébranlement est si impétueux, si brusque qu'on ne peut lui assigner pour cause un abord pur et simple de liquide. Aucun effort de la main, disait Bichat, ne saurait s'opposer à la dilatation du cœur. Il n'y a aucune différence entre la promptitude et l'énergie d'exécution de ce mouvement et les qualités analogues de la systole. On en aquiert la certitude en ouvrant la poitrine d'un animal vivant et embrassant son cœur de la main. Le docteur Robinson ayant fait cette expérience sur son fœtus monstrueux, apprécia des alternatives de dilatation et de resserrement parfaitement uniformes et d'une énergie telle qu'on ne pouvait refuser à un genre de déplacement l'activité vitale qu'on accordait à l'autre.

Un dernier argument à offrir en faveur de

d'abord dans l'épaisseur de la faux du cervelet , ils se portent du confluent où

PLANCHE LXXXII.

Fig. 1. Elle représente les veines profondes de la face antérieure du membre thoracique. (Loder.)

A. L'artère axillaire. — B. l'a. brachiale.

N° 1. La veine axillaire. — 2. l'origine de la veine céphalique, coupée. — 3. autre portion de la céphalique. — 4. la v. thoracique fournie par l'axillaire, et gagnant le muscle grand pectoral et les ganglions axillaires. — 5. la v. sous-scapulaire. — 6. la v. circonflexe de l'épaule. — 7 , 8. rameaux pour les muscles sous scapulaire et grand dentelé. — 9. rameau pour le m. grand dorsal. — 10. tronc commun à la sous-scapulaire et à la basilique. — 11. la v. basilique. —12. sa bifurcation. — 13. une de ses branches, coupées. — 14. l'autre formant la v. médiane. — 15, 15. rameaux fournis par la basilique au muscle grand dorsal. — 16 , 16. rameaux de la même pour le m. brachial antérieur. — 17. autre rameau pour le triceps brachial. — 18, 19. v. collatérales cubitales données par la basilique. — 20. anastomose de la basilique avec la récurrente cubitale. — 21. anastomose de la même avec la brachiale. — 22. la v. brachiale. — 23. rameau de la brachiale pour le muscle biceps. — 24. la v. cubitale interne profonde , à son départ de la brachiale. — 25. la v. interosseuse cubitale interne fournie par la v. précédente.. —26 , 26 , 26. rameaux pour les muscles long fléchisseur du pouce et fléchisseurs profonds. — 27. la v. propre de l'os cubitus. — 28. celle du radius. — 29. rameaux pour le muscle cubital antérieur. — 30. rameaux fournis par la cubitale, et répandus sur l'éminence hypothénar. — 31 , 31. rameaux de la même pour la paume de la main. — 32. la v. radiale interne profonde venant de la brachiale. — 33. rameaux de la radiale pour le m. rond pronateur. — 34 , 35. rameaux pour le m. long fléchisseur du pouce et long supinateur. — 36 , 36. les arcades palmaires. — 37 , 37 , 38 , 38. réseaux veineux palmaires et digitaux.

Fig. 2. Elle représente les veines profondes de la face postérieure du membre thoracique. (Loder.)

N° 1. La v. axillaire. — 2. la v. sous-scapulaire. — 3. la v. circonflexe scapulaire postérieure. — 4. rameau pour la face antérieure de l'omoplate. — 5. rameau pour le muscle grand dentelé. — 6. bifurcation de la v. axillaire, d'où résultent les brachiale 7 et ba-

la thèse que nous soutenons, c'est que le cœur extrait de la poitrine d'un animal vivant continue à vide ses mouvemens de systole et de diastole. Il bondit, sur la table où on le pose, pendant un certain temps , sans qu'aucune goutte de sang le pénètre. D'après cela, l'activité de l'oreillette, dans l'état de diastole , ne devrait plus être un objet de conteste ; et que nous importe que , sous le point de vue anatomique , cette dilatation active soit inexplicable , s'il demeure établi sur des données irrécusables qu'aucune cause mécanique externe ne produit cette dilatation ? On a parlé de pression atmosphérique , mais cette cause est si peu probable ou serait tellement secondaire , que pour elle nous n'étendrons point la polémique.

Si la dilatation de l'oreillette droite est indépendante de l'afflux du sang des veines et lui est antérieure, un vide s'opère dans sa cavité , et dès lors on conçoit aisément comment cette poche peut imiter le rôle d'une pompe aspirante ; comment, à chaque dilatation, le sang qui remplit les veines-caves est appelé à se précipiter dans les cavités cardiaques. Quelques expériences directes prouvent, de la manière la plus frappante, cette espèce de mouvement de succion que le cœur déploie à distance sur les rayons de ses orifices. Une des plus remarquables est celle qui consiste à couper sur un animal vivant la veine-cave inférieure non loin de l'oreillette : si l'on approche quelques corps légers de l'orifice supérieur de la veine , on les voit s'élever du côté de l'oreillette , pendant que celle-ci continue ses mouvemens. M. Poiseuille en a transmis une autre également significative. Il introduit, dans la jugulaire d'un animal vivant, un tube qu'il enfonce jusqu'au voisinage de l'oreillette, et, fixant ses regards sur le niveau du sang qui a pénétré dans le tube , il le voit s'abaisser dans le tems de la diastole, et s'élever pendant la contraction.

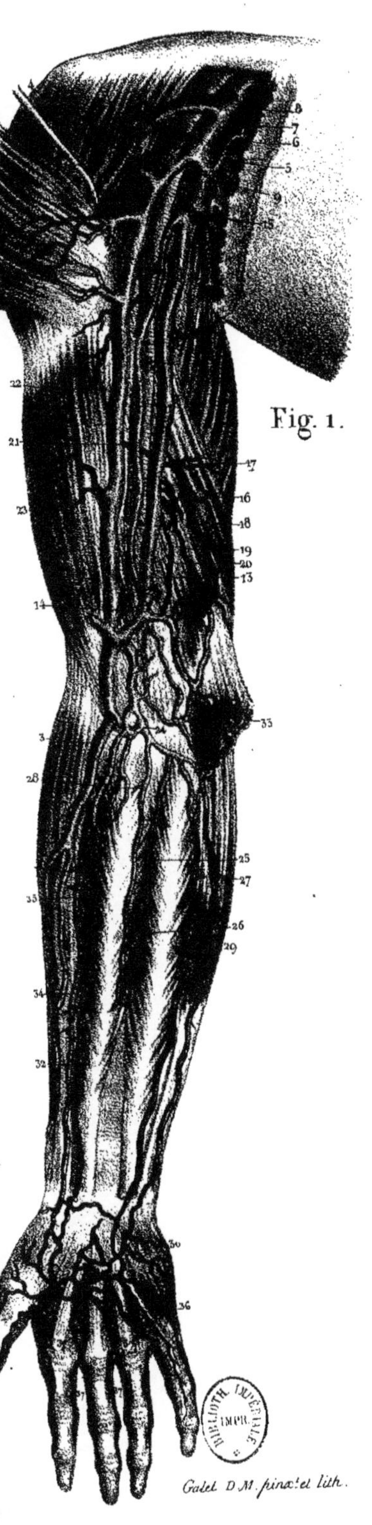

PLANCHE 82.

Fig. 1.

Fig. 2.

Galet D.M. pinx.t et lith.

Lith de Lemercier, Paris.

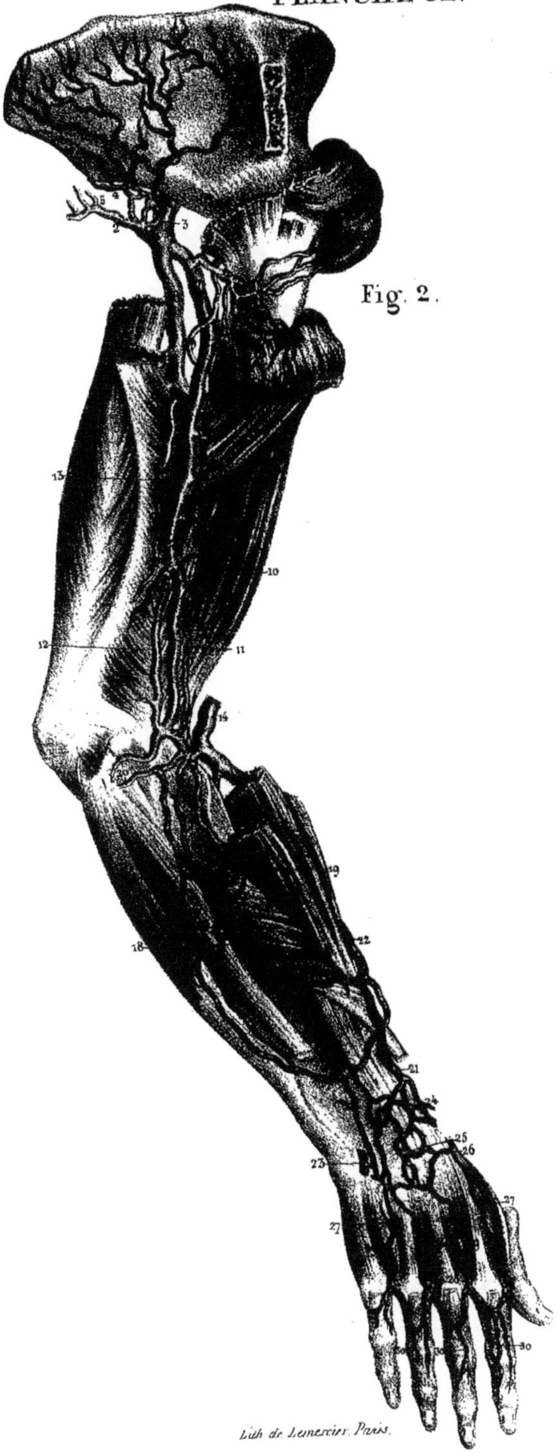

nous avons vu leur embouchure, vers le golfe des jugulaires et quelquefois sur les côtés du trou occipital, où ils deviennent très-déliés, et présentent la forme de petits culs-de-sacs. Dans leur trajet ils communiquent quelquefois avec les sinus latéraux.

Sinus latéraux. Après le longitudinal supérieur, ils occupent le premier rang pour le volume et la longueur ; ils vont directement du confluent au golfe des jugulaires en décrivant un arc du cercle dans les cavités occipitales du crâne qui leur présentent une gouttière très-profonde. Leur forme est triangulaire à leur départ du confluent, et arrondie près des jugulaires.

Sinus coronaire. Il occupe, sous forme d'un ovale irrégulier et transversal, le pourtour de la selle turcique ou fosse

Quelqu'évidente que se montre l'action aspiratrice du cœur sur le sang veineux, il importe de bien préciser les limites de son influence. Cette action ne se fait certainement sentir que sur les gros vaisseaux, et ne s'étend qu'à une courte distance. Haller, qui ne doutait pas qu'il y eût quelque chose de vrai dans l'existence de cet agent provocateur du mouvement du sang veineux, rabattait beaucoup de l'importance de cette cause, en assurant que le sang continue toujours à se diriger vers le cœur malgré l'apposition de ligatures sur les gros troncs veineux. L'opinion de Haller confirmée par l'examen de ce qui se passe dans le système circulatoire au moment de la mort, alors que le cours du sang continue dans les veines, malgré l'absence des mouvemens du cœur, l'opinion de Haller exprime toute la vérité. La force aspiratrice de l'oreillette droite a pour principal avantage d'applanir les voies aux orifices des veines-caves, et de faciliter ainsi l'introduction de la colonne sanguine dans la cavité du cœur. Mais pour ce qui est de son influence sur la circulation veineuse générale, elle est absolument réduite à la levée de l'obstacle que la dernière colonne de sang pourrait opposer aux colonnes subséquentes par sa stagnation dans les veines-caves.

3° Il ressort nettement de tout ce qui vient d'être exposé sur les forces motrices directes du sang veineux, combien ces forces sont peu énergiques comparativement à celles qui agitent le sang artériel. La contractilité propre des veines et la spontanéité du mouvement du sang veineux ne pourraient tout au plus produire un simulacre de circulation que dans un système vasculaire réduit à son organisation la plus simple ; l'effet de contraction du cœur gauche se trouve presque éteint aux approches des réseaux vasculaires ; celui de dilatation du cœur droit ne se propage que sur un très-petit rayon. Force était donc

---

silique 8. — 9. la v. circonflexe postérieure fournie par la brachiale. — 10 la v. brachiale profonde. — 11 . 12. les v. collatérales radiales venant de la brachiale profonde. —13. v. fournie par la basilique , et allant se répandre dans les m. long supinateur et premier radial externe. —14. le tronc de la veine céphalique , coupé. —15. rameau de la v. céphalique communiquant avec la v. interosseuse. — 16. la v. interosseuse cubitale externe. — 17. rameaux que celle-ci fournit aux muscles radiaux et long supinateur. — 18 , 18. ceux qu'elle donne aux muscles extenseurs du pouce et de l'index , et au ligament interosseux. — 19. veine perforante cubitale supérieure. — 20 , 20 , 20. rameaux pour les muscles supinateur, cubital postérieur et extenseur commun des doigts. — 21, 21. rameaux de la v. radiale externe joignant les v. interosseuses cubitales. —22. la v. radiale externe. —23. portion de la v. Salvatelle. — 24. réseau superficiel du carpe. — 25. réseau profond. —26. divisions de la v. céphalique du pouce coupée. — 27, 27. les v. interosseuses perforantes supérieures. —28 , 28. les v. interosseuses perforantes inférieures. —29 , 29. les v. interosseuses dorsales de la main. — 30. les v. dorsales des doigts.

pituitaire. Il est extrêmement étroit, et se dégorge à droite et à gauche dans les sinus caverneux.

Sinus caverneux. Placés sur les côtés de la fosse pituitaire, ils s'étendent, dirigés en arrière et presque horizontalement, depuis l'apophyse clinoïde antérieure jusqu'au sommet du rocher. Ils se terminent là en communiquant avec les sinus pétreux supérieurs et inférieurs qu'ils paraissent produire en se bifurquant. La manière dont se comporte la dure-mère pour constituer ces sinus, offre des particularités remarquables. La lame externe des sinus caverneux, très-dure et très-épaisse, renferme trois canaux qui sont traversés par les nerfs moteur oculaire commun, pathétique et ophtalmique. Leur cavité intérieure livre encore passage à l'artère carotide interne et au nerf moteur oculaire externe, qui baignent ainsi dans le sang, ce qui dénote que les parois des sinus sont percées d'autres ouvertures pour l'entrée et l'issue de ces deux organes. Mais le pourtour de ces ouvertures est collé sur eux d'une manière intime, et ne permet jamais la sortie du sang. Enfin, l'on trouve aussi dans l'intérieur des sinus caverneux une sorte de feutre spongieux composé de filamens rougeâtres, mous et entre-croisés, dont quelques-uns semblent appartenir à des expansions nerveuses, et la majorité à la dure-mère. L'aspect celluleux de ce tissu offrant quelque analogie avec celui des corps érectiles ou caverneux, a valu à ces sinus la dénomination qu'ils portent.

Sinus pétreux supérieurs. Ils occupent une gouttière creusée sur le bord

à la nature quelle cherchât, dans des conditions d'un autre ordre, des agens accélérateurs du fluide veineux. Elle les a trouvés dans des circonstances mécaniques multipliées selon les besoins, et merveilleusement appropriées au nombre et à la nature des obstacles à vaincre. Ces circonstances résident principalement dans la conformation et la disposition du système veineux, dans sa structure propre, dans ses rapports avec divers appareils organiques, et plusieurs autres causes d'une importance plus ou moins étendue. Nous allons les examiner successivement en ce qu'elles ont d'influence sur la fonction qui nous occupe.

L'arbre veineux, comme on le sait, a son origine à la périphérie du corps et sa terminaison au cœur ; et, comme le sang veineux marche aussi de la circonférence au centre, c'est-à-dire du sein d'un millier de petits tubes vers un ou deux gros troncs seulement, on voit de suite combien cette circonstance toute matérielle doit être favorable à l'accélération de sa marche. Le nombre des globules sanguins qui remplissent les rameaux veineux est infiniment supérieur à celui qui occupe les troncs : conséquemment la vitesse avec laquelle ces derniers globules se meuvent doit croître en proportion de l'effort que les premiers leur communiquent, tout comme dans les artères la vitesse allait toujours diminuant, parce que la quantité moindre des globules des troncs faisait effort sur celle toujours croissante des branches et des rameaux.

Ainsi la même loi qui ralentissait la marche du sang rouge du cœur aux ramifications artérielles, précipite celui du sang noir des ramifications veineuses au cœur.

Ce principe d'hydrodynamique qu'on formule en disant qu'un liquide soumis dans un tuyau à une impulsion constante perd de sa vitesse quand le tuyau s'élargit, et s'accélère torsque le tuyau se rétrécit, ce principe

supérieur du rocher. Par une extrémité ils semblent faire suite au sinus caverneux ; par l'autre, ils se déchargent, en s'élargissant, dans les sinus latéraux. Leur forme est irrégulièrement triangulaire et pyramidale.

Sinus pétreux inférieurs. Situés sur la partie déclive et postérieure du rocher, sur la ligne de contact de cet os avec l'occipital, dans une gouttière que ces deux os forment en commun, leur point de départ est, comme celui des pétreux supérieurs, au sinus caverneux, mais leur terminaison est au golfe de la jugulaire. Ils sont plus courts que les précédens, mais aussi beaucoup plus larges, excepté à la partie moyenne où ils offrent comme un étranglement.

Sinus transverse. Immédiatement placé derrière le coronaire, il repose transversalement sur la partie supérieure de l'apophyse basilaire de l'occipital. Il est court, assez large, garni intérieurement d'un tissu spongieux analogue à celui des sinus caverneux. Il établit une communication entre les deux sinus pétreux inférieurs.

Il serait long et inutile de décrire minutieusement les branches et subdivisions innombrables qui, de tous les sinus que nous venons d'examiner, s'irradient dans les parties environnantes, dans l'encéphale, dans la dure-mère, les os du crâne, etc. Nous nous contenterons d'énumérer les principales pour les suivre dans leurs départemens respectifs, et les analyser d'après leur degré d'importance. Les *veines diploïques*, les *veines cérébrales*, *cérébelleuses*, *ventriculaires*, *ophtalmique* et *rachidiennes*,

Tom. II.

trouve sa confirmation dans l'exemple du cours d'un fleuve dont la rapidité s'accroît proportionnellement au resserrement de son lit. Or, la cavité générale du système veineux étant celle d'un cône dont le sommet répond à l'embouchure des veines-caves dans l'oreillette droite, l'on voit de suite, en faisant l'application du principe, que la marche du sang doit être plus rapide dans les veines-caves qu'elle ne l'était dans les capillaires dont l'ensemble représente la base du cône sur la périphérie du corps. Est-il besoin d'expérimentations directes ? Spallanzani a non-seulement démontré, dans ses travaux d'une précision toujours sévère, que le sang précipite son cours à mesure qu'il s'approche du cœur, mais il a découvert que la vélocité du fluide dans les grosses et les petites veines est dans la proportion de 3 à 1. Du reste, que l'on coupe en travers trois veines de différent calibre, le sang va sourdre lentement de la plus petite ; il coulera plus vite de la moyenne, il jaillira rapidement de la plus grosse. C'est ce qui fixe le choix des veines dans la pratique de la saignée.

De l'immense capacité du système veineux, résulte, pour la circulation du sang, un avantage qu'il nous faut faire ressortir. Le sang noir n'emplit pas aussi exactement ses tubes que le sang rouge ses artères. Naturellement les parois veineuses sont un peu affaissées : une quantité de liquide, double de celle qui les traverse, pourrait sans peine les distendre. Aussi, vienne un obstacle, une cause locale puissante de ralentissement, la circulation générale ne perd rien de sa régularité primitive. Des veines adjacentes reçoivent le liquide que les tubes gênés par l'obstacle ne laissent point passer. C'est là ce qui arrive lorsqu'une compression modérée est mécaniquement exercée sur un membre. Les veines superficielles sont alors comme éliminées du domaine de l'appareil circulatoire, mais les

tels sont les groupes principaux qu'un examen graphique doit nécessairement embrasser.

1. Les *veines diploïques* appartiennent aux os du crâne et plus spécialement aux os qui forment la voûte et les parois latérales de cette boîte, bien que le corps du sphénoïde en contienne aussi un très-grand nombre.

Elles naissent des différens sinus et surtout de ceux qui se trouvent au niveau des gouttières des os. Leur calibre est très-variable. Parmi les plus volumineuses, deux pénètrent dans l'os frontal, deux autres dans les pariétaux, une cinquième dans l'occipital. Celles-ci peuvent servir de type pour la manière dont se composent toutes les veines diploïques. Elles rampent, en serpentant, dans l'épaisseur du diploë des os, logées dans de véritables canaux osseux. Elles communiquent fréquemment, par le moyen de petits ramuscules appelés *émissaires de Santorini*, en dedans, avec les veines de la dure-mère ; en dehors, avec celles de l'extérieur du crâne, et puis, se divisant et se subdivisant à l'infini, se terminent par des petites cellules, des espèces de culs-de-sac qu'il est aisé de distinguer dans le tissu osseux aréolaire. Ces nombreuses cellules s'ouvrent les unes dans les autres, et envoient elles-mêmes, en dedans et en dehors du crâne, une infinité de veinules anastomotiques.

2. Les *veines cérébrales*, distinguées en *supérieures* et *inférieures*, embrassent ensemble tout l'aire de l'organe encéphalique, en s'insinuant dans toutes ses anfractuosités. Les premières émanent du

profondes les suppléent en s'ouvrant à la fois et à la dose de liquide qui les traverse dans l'état ordinaire, et à celle qui circulait auparavant par les voies actuellement obstruées.

Toutefois, cette dérivation reconnaît de certaines limites. La nature, prodigue de créations utiles autant qu'avare de superfluités, aurait étalé moins de luxe dans la distribution des veines sous-cutanées, si, dans tous les cas, les profondes eussent pu centraliser sur elles toute la fonction. Elle aurait resserré intérieurement le système veineux, comme elle l'a fait de l'artériel. Mais ses vues devaient être de tenir les parois veineuses à l'abri d'une distension soutenue. Les forces impulsives du sang noir, prises même collectivement, sont si peu énergiques que sans la multiplicité des canaux de décharge, les funestes effets d'une stagnation humorale n'auraient pu être prévenus. Voyez à combien d'accidens expose l'usage immodéré ou mal dirigé des baleines et des corsets ! A part les accidens qu'entraîne la torture de la charpente osseuse, la circulation veineuse superficielle étant interceptée, la profonde ne la supplée pas toujours, et des engorgemens viscéraux s'établissent, dont la conséquence certaine est une vie flétrie par les souffrances ou une mort prématurée. L'on peut juger jusqu'à un certain point de ce qui se passe dans les cavités abdominale et thoracique des personnes soumises à cette déplorable habitude, par ce qui a lieu dans la maladie désignée sous le nom des *paraphimosis*. Ici, en effet, la constriction circulaire qu'exerce à la base du gland le pourtour trop étroit du prépuce, ne se borne pas à arrêter le cours du sang dans les veines superficielles, elle l'intercepte aussi dans les profondes, sans effacer pourtant tout leur calibre ; le gland se tuméfie, s'enflamme, et si, dans certains cas, l'on ne se hâte de débrider par l'incision, il tombe frappé de gangrène.

sinus longitudinal supérieur, se répandent sur toute la surface convexe des hémisphères du cerveau, et semblent se consumer toutes au niveau des fosses temporales. Quelques-unes, dès leur origine, s'appliquent sur la surface plane des hémisphères, et vont communiquer avec les inférieures et les ventriculaires. Les cérébrales inférieures, presque aussi nombreuses mais plus petites que les précédentes, naissent, les unes des sinus latéraux, les autres, de l'extrémité postérieure du sinus longitudinal inférieur. Elles s'irradient sur toute la surface inférieure des hémisphères, et arrivent jusques sur leurs parties latérales en s'anastomosant avec les supérieures et se ramifiant à l'infini dans la pulpe cérébrale.

3. Les *veines cérébelleuses* se divisent de même, en *supérieures* et *inférieures*. Le sinus droit engendre les premières, lesquelles se répandent, au nombre de deux ou trois troncs, et en se dirigeant en arrière, sur la face supérieure du cervelet. Les secondes viennent des sinus latéraux, se contournent sur le bord postérieur du cervelet; et, marchant en sens inverse des précédentes, se ramifient sur toute la surface inférieure du cervelet.

4. Les *veines ventriculaires* dites aussi *veines de Galien*, ne sont qu'au nombre de deux : l'une droite, l'autre gauche. Nées de l'extrémité postérieure du sinus longitudinal inférieur, elles s'engagent sous le corps calleux, se portent horizontalement en avant sous la toile choroïdienne, et partagent leurs divisions

Il n'en est pas moins vrai qu'une communication réciproque, une solidarité commune existe, dans un grand but d'utilité, entre les divers plans des veines. Ce qui l'établit, ce sont les anastomoses. Celles-ci ne sont nulle part plus fréquentes que dans le système veineux, et l'on peut toujours supposer d'avance leur multiplicité dans tous les lieux où les obstacles prédominent. Il faut voir dans la cavité du bassin, où des causes si efficaces de ralentissement du cours du sang se présentent, soit par l'accumulation des produits stercoraux dans les gros intestins, soit par l'accroissement de l'organe utérin pendant la gestation, il faut voir quelle richesse d'anastomoses a reçu en partage le plexus veineux hypogastrique! Lorsque l'on considère avec quelle justesse, avec quel singulier bonheur, toutes les exigences de l'organisation animale ont été satisfaites, l'on peut se dire que, dans un être organisé quelconque, il n'est peut-être pas une fibre, pas un filament vasculaire qui ait été créé sans but, élaboré sans prévision. Entre mille modifications organiques qui suggèrent cette réflexion, l'on remarque l'existence de la veine azygos, laquelle se rattache indubitablement à la présence de l'organe hépatique. N'eut-ce été, en effet, l'énormité de volume du foie, et la fréquence de ses obstructions, cette veine n'avait aucun rôle à remplir. Mais dans les cas d'engorgement du viscère hépatique (et leur fréquence est confirmée), c'est avec grand'peine que la veine-cave inférieure transmet le sang des extrémités abdominales à l'oreillette droite du cœur. Alors la veine azygos qui, d'une part, commence au-dessous du foie, en communiquant avec la veine-cave inférieure, et de l'autre, s'achève dans la veine-cave supérieure, établit une voie facile de dérivation. Elle acquiert un volume proportionné à la quantité de fluide qu'elle reçoit, et si quel-

entre le corps strié et le plexus choroïde.

5. La *veine ophtalmique* se détache
de l'extrémité antérieure du sinus caverneux. Elle plonge de suite dans la cavité
orbitaire, par la partie interne de la
fente sphénoïdale, et alors, accolée à
l'artère de son nom et fournissant un

PLANCHE LXXXIII.

Elle a pour objet principal la représentation des
deux veines azygos. Tous les viscères de la poitrine et
du ventre ont été enlevés, la veine-cave inférieure a
été coupée à une certaine distance de son origine,
pour mettre à découvert la surface antérieure du corps
des vertèbres dorsales sur lesquelles reposent les deux
veines en question.

N° 1. La veine-cave supérieure surmontée des deux
sous-clavières coupées. — 2. la veine-cave inférieure
coupée au point où la grande azygos s'abouche partiellement avec elle. — 3. la grande veine azygos
ayant sur ce sujet un volume plus considérable qu'à
l'ordinaire. — 4. son départ de la veine-cave supérieure. — 5. la petite courbure qu'elle forme dès son
origine, en embrassant la bronche et l'artère pulmonaire droites. — 6. son trajet sur le côté droit du corps
des vertèbres dorsales. — 7, 8. sa terminaison partie
dans la première veine lombaire, partie dans la veine-
cave. — 9, 10. les deux premières veines intercostales
supérieures droites venant de la sous-clavière. — 11,
11, 11. Les autres intercostales droites fournies par
la grande azygos. — 12. l'origine de la petite azygos
au niveau du septième espace intercostal. — 13. la
courbure que forme cette veine pour gagner le côté
gauche de la colonne vertébrale. — 14. sa terminaison
dans la première veine lombaire. — 15, 16, 17, 18,
19, 20. les six premières veines intercostales gauches
venant de la sous-clavière. — 21, 21. les autres fournies par la petite veine azygos. — 22, 22. les deux
v. rénales. — 23, 23, 23. les v. lombaires. — 24. la
bifurcation de la veine-cave inférieure. — 25, 25. les
deux v. iliaques primitives. — 26. la v. iliaque externe.
— 27. la v. iliaque interne ou hypogastrique. — 28.
le plexus hypogastrique ou hémorrhoïdal. — 29, 29.
quelques rameaux de la v. mésentérique inférieure,
concourant à former ce plexus. (Ils sont coupés.)

quefois il arrive, comme l'anatomie pathologique en offre des exemples, que la veine-
cave inférieure soit complètement oblitérée,
l'azygos remplit tout son office, et présente
bientôt un diamètre égal au sien.

Dirons-nous l'avantage que doit recevoir la
circulation veineuse de la seule direction des
canaux veineux? Plus droits, moins flexueux
que les artères, ces canaux opposent peu de
résistance aux agens d'impulsion; et pendant
que dans les artères, une dose considérable
de force était dépensée au redressement des
courbures, ici la puissance est presque toute
entière employée à la progression du fluide.

Une condition physique accessoire qui,
pour son importance et la beauté de son
mécanisme, mérite de nous arrêter plus long-
temps, est celle des valvules. Comme cause
régulatrice surtout et puis comme cause impulsive, cette addition à la structure vasculaire est admirable. La force qui pousse le
sang de bas en haut était assurément trop
faible pour qu'une longue colonne de liquide
pût non-seulement se tenir en équilibre sur
elle-même, mais encore se déplacer en masse
contre son propre poids. Il fallait des sortes
d'échelons qui rompissent en petites colonnes
la masse entière du fluide veineux, de vrais
supports capables de faciliter son ébranlement et d'empêcher sa rétrogradation vers les
radicules. Les valvules remplissent on ne
peut mieux ce double objet. Nous connaissons leur forme et leur disposition locale.
Quant à leur distribution générale, ce qui
semble surtout y présider, c'est l'absence ou
l'insuffisance de certains agens de déplacement. Les valvules sont surtout très-multi-
pliées dans les veines des membres. Elles
n'existent point dans celles de la cavité abdominale. La compression constante et variée
que les organes abdominaux exercent sur les
veines qui les traversent, celles que leur
impriment plusieurs muscles respirateurs,

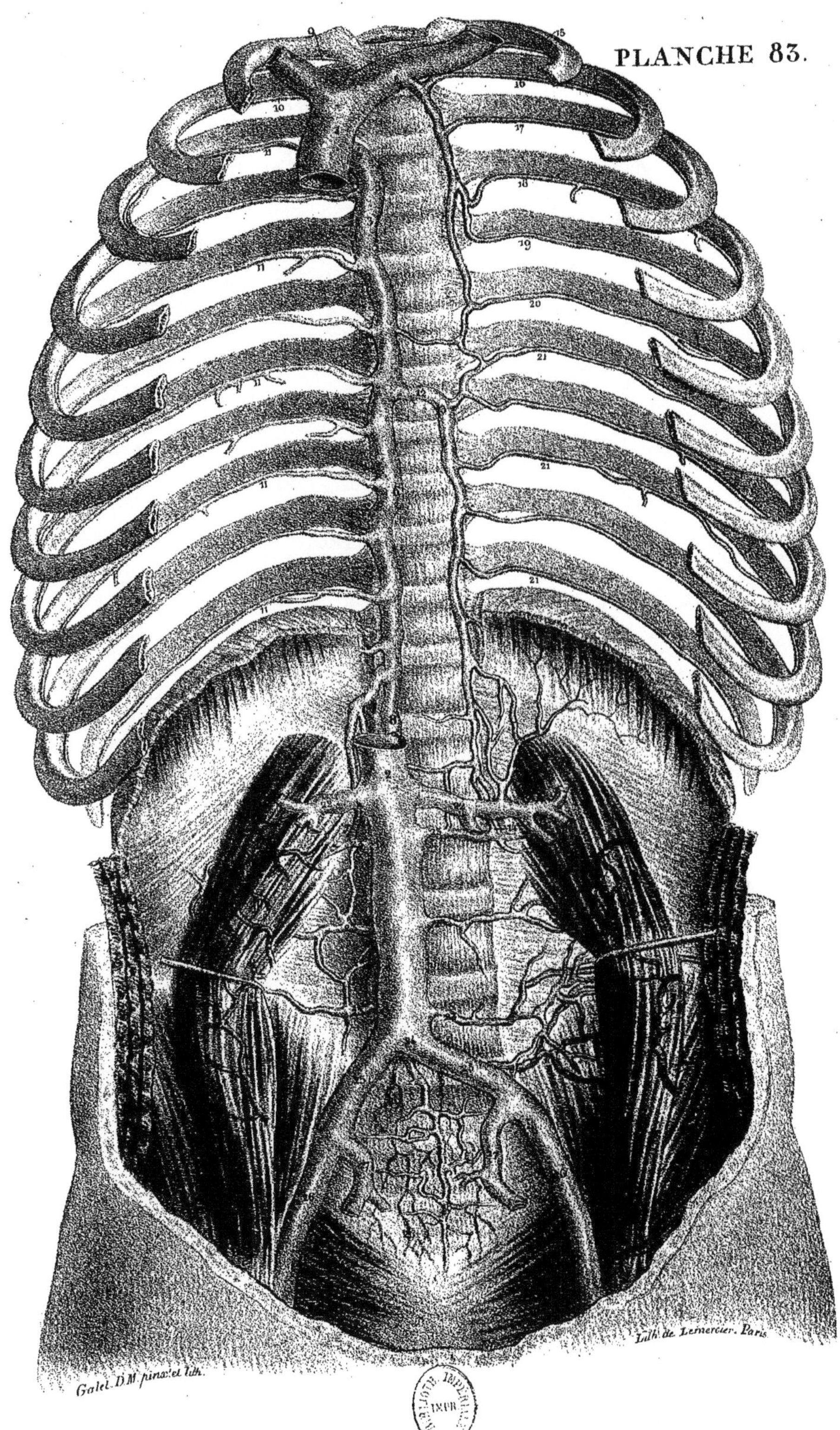
Galet. D.M. pinx.' et lith.
Lith. de Lemercier. Paris.

nombre de divisions égal à celui de l'artère, telles que les lacrymales, sus-orbitaires, musculaires, etc., elle se perd dans les diverses parties constituantes et accessoires du globe de l'œil. A sa sortie par le grand angle de l'orbite, elle s'abouche, comme nous l'avons vu, avec la veine angulaire. Toutefois, l'ophtalmique projette sur la choroïde, des rameaux flexueux qui se distinguent des artères analogues par leur extrême multiplicité et la fréquence de leurs anastomoses. Ces rameaux, qui composent un plexus très-serré, sont connus sous le nom de *vasa vorticosa*.

6. Les *veines rachidiennes* sont tellement nombreuses et si serrées les unes contre les autres dans le canal étroit qui les renferme, qu'il serait rigoureusement impossible d'en acquérir une connaissance exacte, si l'on n'établissait entr'elles des divisions précises. Nulle part le système veineux n'offre une agglomération de renflemens si étendue ni si compacte, un entrecroisement de rameaux plus fréquent ni plus varié. C'est un réseau inextricable au premier aspect, répandu sur toute la longueur du canal vertébral, interposé entre la moëlle épinière et les parois du canal osseux. Mais par une dissection habile et attentive, l'on réussit à classer dans trois catégories principales, les diverses branches qui constituent ce lacis. Les unes tapissent immédiatement la cavité du canal rachidien : ce sont les plus volumineuses et les plus compliquées ; elles portent le nom de *sinus vertébraux*. Les autres rampent sur le tissu de la membrane dure-mère qui enveloppe la moëlle.

remplacent suffisamment, sans doute, les avantages de l'organisation vasculaire. Nous avons dit plus haut et nous développerons mieux tout à l'heure la grande influence que les mouvemens musculaires déploient sur le déplacement du sang veineux. Or, ces mouvemens n'étant point continuels dans les membres comme le sont ceux de l'abdomen, on saisit de suite la nécessité d'une modification organique qui donne au sang veineux des membres la même facilité de déplacement que celle qui existe dans le système veineux abdominal. Toutefois, avouons franchement que dans cette interprétation n'est pas tout le secret de la nature. Les veines rachidiennes, vertébrales et autres ne sont sous l'influence d'aucun mouvement musculaire, et pourtant elles n'ont point de valvules. Les sinus de la dure-mère, les veines nourricières et les canaux veineux des os non-seulement se trouvent éloignés de tout contact musculaire, mais encore ils adhèrent fortement à la substance osseuse où ils se trouvent comme moulés et protégés contre l'action des causes compressives externes : et ces veines aussi sont presque entièrement dépourvues de valvules.

Le genre de fonction et le degré d'utilité de ces expansions membraneuses, sont par ces faits même exactement déterminés. Elles ont une part d'influence dans l'accomplissement de l'acte circulatoire ; mais leur rôle est presque en totalité restreint au morcelement de la colonne générale du fluide veineux et ne concourt que médiocrement à sa locomotion.

Le mécanisme de ces petits corps qui s'élèvent et s'abaissent alternativement pour livrer passage au sang et l'empêcher ensuite de rétrograder, ne se différencie point de celui déjà signalé dans les valvules sigmoïdes. Il résulte explicitement de leurs propres conditions physiques. Néanmoins quelques physio-

Les dernières appartiennent en propre à la moëlle épinière.

Les *Sinus vertébraux* commencent au trou occipital, et finissent au niveau du coccyx. Ces véritables veines n'ont reçu le nom de sinus, qu'à cause des dilatations considérables et fréquentes qu'elles subissent dans leur trajet, car bien s'en faut qu'elles aient la moindre ressemblance avec les sinus de la dure-mère

PLANCHE LXXXIV.

Elle a pour objet la représentation de la veine-cave inférieure et des nombreuses branches fournies par ce gros tronc.

A. Le cœur. — B, B. les reins. — C. la vessie. — D. le diaphragme coupé transversalement et incisé en E, au point où la veine-cave inférieure le traverse : on voit ainsi la continuité de cette veine. — F. l'artère pulmonaire. — G. l'artère aorte. — H. l'oreillette droite du cœur.

N° 1. La veine-cave supérieure. — 2. la veine-cave inférieure sortant de la face postérieure et inférieure de l'oreillette. — 3. son passage à travers l'ouverture aponévrotique du diaphragme. — 4. sa bifurcation au niveau du sacrum. — 5, 5. les deux veines diaphragmatiques inférieures droite et gauche. — 6, 6. les veines sus-hépatiques, coupées. — 7, 7. les deux v. capsulaires. — 8, 8. les v. rénales. — 9, 9. leurs divisions et subdivisions à la scissure et dans le parenchyme des reins. — 10, 10. ramuscules veineux à la surface des reins. — 11. la v. spermatique ou testiculaire droite fournie par la veine-cave. — 12. la gauche venant de la rénale. — 13. le plexus qu'elles forment, sous le nom de *corps pampiniforme*, en descendant le long de la face antérieure du muscle psoas. — 14. les rameaux qu'elles envoient dans le voisinage des reins. — 15, 15. divisions de la veine spermatique près des testicules. — 16, 16. les v. lombaires. — 17, 18. leurs anastomoses avec les dernières intercostales et la circonflexe iliaque. — 17. la v. sacrée-moyenne. — 18, 18. les v. iliaques primitives. — 19, 19. les v. iliaques externes. — 20, 20. les v. iliaques internes ou hypogastriques. — 21. le plexus hypogastrique. — 22, 22. quelques v. vésicales.

logistes leur ont attribué une organisation fibreuse susceptible de contraction, au moyen de laquelle elles exécuteraient activement leur jeu comme de véritables muscles. L'on conçoit difficilement que des autorités notables dans la science, Malpighi, Marx et autres, aient pu se mettre en frais de recherches pour n'accréditer qu'une hypothèse, quand il ne faut que le secours des yeux pour juger que le jeu des valvules est purement passif et tout-à-fait soumis à la pression du fluide sanguin.

Supposons une veine garnie de valvules dans laquelle se passe le mouvement ascensionnel du sang. Le croissant valvulaire qui adhère par son bord convexe à la paroi veineuse, et dont le bord concave flotte dans la cavité vasculaire, ce croissant cède à la pression de bas en haut que le sang lui imprime et s'applique contre la paroi veineuse. La colonne liquide dépasse alors le niveau de la valvule, laquelle s'abaisse de suite, et sert de support au fluide par sa surface supérieure. Mais comment la pression du sang qui, dans ce second temps, s'exerce du haut en bas par sa pesanteur, ne force-t-elle pas le repli valvulaire à poursuivre son abaissement et à s'adosser par sa face inférieure contre la paroi veineuse? Pourquoi la rétrocession du sang ne peut-elle avoir lieu? Le mode de jonction du bord convexe du croissant avec le corps du tube explique seul ce résultat. Cette disposition est telle que les extrémités ou cornes du croissant ont leur adhérence à la veine sur un plan beaucoup plus élevé que celui de la partie moyenne du bord en question. D'où il résulte que, lorsque le liquide reçoit son impulsion de bas en haut, il frappe sur la face de la valvule et l'applatit toute entière contre la paroi du tube, et qu'au contraire le liquide venant de haut en bas, s'appesantit en premier lieu sur le bord libre de la valvule, ne déprime que lui, s'insinue ou se précipite

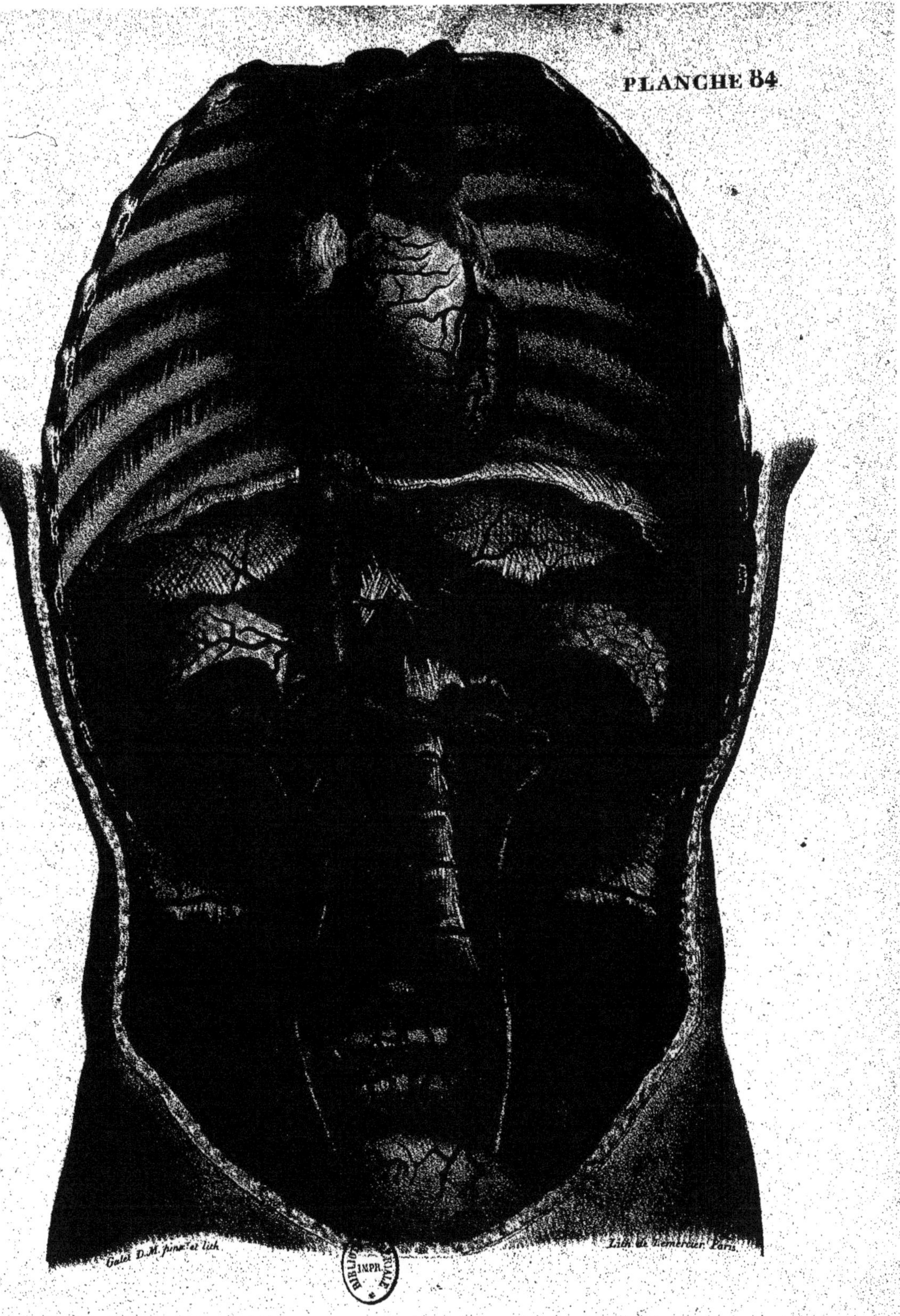

PLANCHE 84.
Galet D.M. pinx. et lith.
Lith. de Lemercier Paris.

précédemment analysés. Ce qui les constitue dans leur ensemble, ce sont quatre troncs volumineux accolés à la surface interne du canal rachidien, deux en avant (troncs veineux antérieurs), deux en arrière (troncs veineux postérieurs). Chacun des couples entretient avec lui-même des communications fréquentes, par le moyen de rameaux transversaux qui constituent sur les deux faces correspondantes du canal, un lascis veineux compliqué. Et les deux couples se répondent aussi réciproquement par des rameaux antéro-postérieurs, véritable réseau anastomotique.

Les deux troncs veineux antérieurs, fort étroits à leur origine ainsi qu'à leur terminaison, ont un calibre considérable dans toute la partie correspondante à la région dorsale. Ils commencent par des rameaux très-déliés à l'orifice intra-crânien du trou déchiré postérieur. Ils envoient, à leur entrée dans le canal rachidien, un rameau anastomotique dans la veine jugulaire interne. De là, à mesure qu'ils descendent dans le canal, ils fournissent, à travers chaque trou de conjugaison, des ramuscules de communication avec les veines vertébrales externes; ils se dilatent au niveau du corps de chaque vertèbre et se rétrécissent vis-à-vis de chaque plaque cartilagineuse; ils projettent les rameaux anastomotiques transverses et antéro-postérieurs sus-mentionnés, et envoient dans le tissu aréolaire du corps de chaque vertèbre, un rameau volumineux qui se subdivise dans les cellules et y communique avec les divisions des veines

dans une sorte de poche, dans un véritable nid dont la valvule, d'un côté, et la veine, de l'autre, composent les parois. L'on conçoit que lorsque deux ou trois valvules siégent sur un même plan, elles forment, par leur abaissement, dans la cavité de la veine, un plancher complet qui supporte tout le périmètre de la colonne humide.

Si, indépendamment de la destination que nous venons de constater dans les valvules, ces petits corps ont encore la propriété d'imprimer une impulsion au sang, ce ne peut être que par l'effet de leur seule élasticité, et, comme le dit le docteur Chassaignac, » par un mécanisme analogue à celui par » lequel se redresse la corde d'un arc quand » elle a été tendue par la flèche qu'on y » applique, et quand elle se détend par la » projection même de la flèche. »

Parmi les agens accessoires de l'accélération du sang dans les veines, tous les corps compressifs qui agissent, d'une manière directe ou médiate, sur l'appareil veineux, jouissent d'une efficacité notable. La peau, les masses musculaires, les artères, les aponévroses occupent à ce titre un rang très-distingué. Mais en abordant l'exposé des preuves qui établissent la réalité de cette influence, il est indispensable de juger une objection spécieuse que l'on a chaque fois reproduite quand un agent compressif de l'ordre qui va nous occuper a été signalé comme accélérateur de la circulation veineuse. L'on a dit qu'une compression qui porte latéralement sur une veine, ne peut pas refouler le sang plus particulièrement dans une direction que dans une autre; qu'il en est de cette action comme de celle qui, déployée sur une éponge remplie d'eau, fait jaillir également le liquide par les extrémités les plus opposées; et que, par conséquent, une pression latérale quelconque doit autant

externes. Enfin, dans le canal sacré ils décroissent rapidement, et, après avoir engendré des rameaux transverses qui communiquent entr'eux, et d'autres qui s'anastomosent avec les veines sacrées latérales, ils s'achèvent, par un simple rameau capillaire, dans un tissu cellulaire graisseux qui lubrifie les parois du canal.

Les deux troncs veineux postérieurs, moins volumineux que les précédens, conservent à peu près le même calibre dans toute leur longueur. Ils envoient des rameaux aux apophyses épineuses, comme les précédens, au corps des vertèbres, et, par les trous de conjugaison, ils communiquent avec les veines vertébrales externes.

L'intérieur des sinus vertébraux n'offre d'autre particularité remarquable que quelques petits prolongemens membraneux qui, du reste, n'ont aucune ressemblance avec les valvules. Ce sont des espèces de brides qui se trouvent aussi dans les sinus de la dure-mère, et qui ne semblent être que des filamens fibreux détachés de la dure-mère et recouverts par la membrane interne de la veine.

Les *veines de la dure-mère rachidienne* résultent de quelques expansions fournies par les veines qui sillonnent la surface externe de la colonne vertébrale, et par les sinus vertébraux eux-mêmes. Pendant qu'elles forment sur cette membrane un lacis aussi ténu que compliqué, elles jettent par les trous latéraux rachidiens et sacrés, des ramuscules qui se fixent sur l'enveloppe des nerfs émanés de la moëlle, et l'accompagnent

retarder qu'accélérer la marche du fluide veineux.

Si l'agent compressif en question était l'unique et primitive cause du déplacement, si le sang était en stagnation dans ses cavités, comme s'y trouve l'eau qui dilate l'éponge, il faudrait, en bonne logique, fléchir devant l'argument objecté. Mais le sang, lorsque la cause compressive vient s'exercer sur lui, jouit déjà d'une impulsion initiale dans un sens déterminé, que lui ont acquise nombre de causes assez puissantes. La compression ne développe ici aucun antagonisme, elle n'arrive pas jusqu'à l'étranglement du tube, mais ses effets plus ou moins modérés, se surajoutent à ceux qui ont déterminé la direction primitive du fluide, et, dans le fait, ils sont uniquement accélérateurs.

Les mouvemens de contraction et d'épanouissement auxquels se livre l'organe cutané, et qui se montrent surtout appréciables sous l'impression alternative du froid et de la chaleur, influencent énergiquement le système veineux superficiel, et ne sont pas tout-à-fait sans action sur les veines les plus profondes. Dans les cas d'horripilation de la peau, déterminée par un prélude à un état fébrile, par la frayeur ou par tout autre cause, l'on sait jusqu'à quel point la peau se décolore, et combien il est difficile d'obtenir du sang par la saignée. Sous l'impression du resserrement actif et général de l'enveloppe cutanée, le sang a été comme exprimé des veines superficielles et refoulé presqu'instantanément vers les cavités intérieures. Que la raréfaction arrive, que la peau s'élargisse par l'établissement de la fièvre ou par des impressions morales d'un ordre approprié, le système veineux sous-cutané s'emplit de nouveau de liquide, le sang jaillit à plein canal d'une veine incisée. C'est à la flaccidité, au défaut de tonicité de la peau que l'on doit souvent rapporter le développement des varices dont le traitement

vraisemblablement jusque dans son extrémité.

Les *veines propres de la moëlle* semblent être une dépendance, un prolongement des veines cérébelleuses que nous avons déjà décrites. On voit du moins, au niveau du trou occipital, des anastomoses fréquentes entre ces deux ordres de veines. Elles descendent en serpentant, comme leurs artères analogues, sur les faces antérieure et postérieure de la moëlle épinière jusqu'à l'extrémité de cet organe. De droite et de gauche elles fournissent des rameaux capillaires pour chacune des divisions nerveuses qui se détachent de la moëlle, et quand elles arrivent au voisinage du sacrum, elles se bifurquent un grand nombre de fois pour accompagner les filets nerveux qui composent la queue de cheval. Quelques-unes de leurs expansions pénètrent dans la substance de la moëlle; d'autres, extérieures, communiquent avec les veines de la dure-mère; les dernières ou les plus inférieures s'anastomosent avec les sacrées latérales.

a. *Veine axillaire.* Elle est, comme nous l'avons dit, la continuation de la veine sous-clavière, et destinée à la répartition des veines sur tout le membre thoracique. Placée en avant de l'artère de même nom sur laquelle elle appuie immédiatement, elle s'étend, en passant sous la clavicule, de l'insertion costale du muscle scalène antérieur jusqu'au tendon du muscle grand pectoral.

Sans nous occuper des veinules que l'axillaire envoie dans les parties profondes de l'épaule, telles que la scapulaire, les circonflexes, thoraciques et au-

le plus efficace consiste à maintenir artificiellement le membre qui en est le siège dans un état de compression constante et uniforme.

Est-il besoin de dire que lorsqu'une veine repose immédiatement sur une artère, la commotion de celle-ci se répète sur l'autre? Les saccades que le jet du sang présente quelquefois dans la saignée, pourraient bien faire croire à la lésion d'un vaisseau artériel si l'on ne connaissait les effets de cette juxtaposition des tubes. Le phénomène est plus sensible encore lorsque l'enveloppe ou conduit membraneux qui renferme à la fois une veine et une artère, possède juste le diamètre nécessaire pour contenir ces deux vaisseaux dans leur état d'affaissement. Il est certain que l'un des deux ne peut alors se dilater et s'emplir de liquide sans comprimer l'autre avec énergie; et comme il arrive que cette disposition anatomique est fréquente, l'influence du voisinage des artères doit être jugée grande sur la progression du sang veineux.

L'avantage des aponévroses qui entourent certaines veines n'est pas moins évident. En s'opposant, par leur extrême résistance, à la dilatation forcée des parois veineuses, elles concourent passivement à la locomotion du sang.

Mais de tous les agens compressifs considérés comme accélérateurs du cours du sang, l'appareil musculaire est le plus efficace. Distribués dans presque toutes les parties tant superficielles que profondes de l'économie, les muscles communiquent directement ou indirectement aux veines l'effet des contractions qui les animent. Leur intervention seule réalise souvent le déplacement d'une masse sanguine tenue en stagnation malgré l'activité des autres causes impulsives. Lorsque, en effet, un muscle se resserre, il comprime circulairement les veines qui le traversent ou latéralement celles qui l'avoisinent; il diminue

tres, lesquelles correspondent exactement aux vaisseaux artériels de ce nom, nous diviserons de suite les grosses branches de l'axillaire en superficielles ou sous-cutanées, et profondes ou musculaires.

Les branches superficielles, au nombre de deux, sont la *céphalique* et la *basilique*.

1. La *veine céphalique* naît de l'axillaire, quelquefois au-dessus, plus souvent au-dessous de la clavicule. Elle se dirige d'abord obliquement, en bas et en dehors, en longeant l'espace cellulaire posé entre les muscles deltoïde et grand pectoral, puis perpendiculairement en bas en suivant le bord externe du bras, et, après avoir fourni dans ce trajet nombre de ramuscules cutanés et aponévrotiques, dont la plupart s'anastomosent avec ceux de la basilique, elle se bifurque, non loin du pli du coude, pour former la *médiane céphalique* et la *radiale superficielle*.

La *médiane céphalique*, branche interne de la bifurcation, est volumineuse et très-courte. Elle se porte en bas et en dedans, en suivant la ligne de dépression formée par la rencontre des muscles du bras et de l'avant-bras, et s'unit à angle obtus et au milieu du pli du coude à la médiane basilique.

La *radiale superficielle*, plus grêle que la précédente, continue d'abord la direction de la céphalique. Elle descend le long du bord externe de l'avant-bras; mais bientôt elle contourne légèrement ce bord, passe vers la région postérieure du membre, et gagne enfin le dos du pouce où elle se ramifie et se perd sous le nom de *veine céphalique du*

leur capacité sur les points de contact; il contraint par cela même le liquide à s'établir plus loin dans un espace libre qui le reçoive; et comme ce liquide a déjà cédé à un choc primitif, à une impulsion *à tergo* parfaitement déterminée, il en résulte que les contractions musculaires ne peuvent généralement chasser le sang veineux que vers les cavités cardiaques. Mille faits d'observation, nombre d'expériences militent en faveur de cette influence. L'arrêt de la circulation chez les animaux hibernans et l'œdème qui s'empare des membres des personnes soumises à un trop long repos, n'avouent pour principale cause que le défaut de vibrations musculaires sur les canaux sanguins. Le moindre de tous les accidens morbides qui puisse atteindre l'homme de cabinet, c'est l'engorgement des vaisseaux hémorrhoïdaux. Heureux si des obstructions organiques graves ne sont point la conséquence forcée d'un genre de vie si éminemment propre à enrayer le cours du sang dans le système veineux abdominal! Cette loi n'est point générale, mais dans ses applications individuelles, elle confirme l'impuissance de toutes les autres causes à compléter l'acte circulatoire sans le concours des agens musculeux.

Pour ce qui est des expériences, la plus généralement connue et la plus péremptoire à la fois est celle des manœuvres qu'on fait exécuter au bras dans la saignée. Rarement le jet du sang se soutiendrait jusqu'au terme exigé, sans les contractions musculaires dont le degré d'intensité mesure la vitesse de l'écoulement du fluide. A voir l'extension qu'acquiert l'arc de cercle parcouru par le jet de sang, à chaque pression du corps étranger que l'on agite dans la main, on dirait véritablement un liquide s'élançant d'un corps de pompe sous le coup de piston qu'on lui imprime. Une autre expérience, non moins significative, est celle qui consiste à introduire

pouce. Dans son trajet, la radiale superficielle fournit des branches qui varient beaucoup pour le nombre, la direction et le volume, mais qui toujours, par des divisions et des subdivisions infinies et par des anastomoses avec la médiane moyenne et la cubitale superficielle, composent un réseau très-complexe sur la face antérieure de l'avant-bras.

2. La *veine basilique* sort de l'axillaire toujours au-dessous de la clavicule. Plus forte que la céphalique, elle a aussi des divisions plus nombreuses. Elle est d'abord cachée assez profondément dans le creux de l'aisselle ; mais ensuite elle devient sous-cutanée, descend verticalement le long du bord interne du bras en communiquant bien des fois avec la céphalique ; et, parvenue près de l'épitrochlée, elle se divise en deux branches, l'une externe ou *médiane basilique*, l'autre interne ou *cubitale superficielle*.

La *médiane basilique* se dirige obliquement en bas et en dehors, en suivant la ligne d'insertion des muscles brachial antérieur et grand pronateur ; et, croisant la direction de l'artère brachiale, elle s'abouche à la médiane céphalique vers le milieu du pli du bras. On peut dire que rarement ces médianes engendrent des rameaux. Mais au point de leur inosculation, deux veines s'en détachent, dont l'une plonge profondément dans l'épaisseur du bras, et va s'ouvrir dans les veines radiale et cubitale profondes, tandis que l'autre demeure superficielle, descend le long de la face antérieure de l'avant-bras,

l'extrémité d'un tube dans une grosse veine d'un animal vivant, et à exciter ensuite par la douleur ou tout autre moyen l'animal à des mouvemens. Il suffit d'une contraction musculaire même légère pour qu'instantanément le sang s'élève dans le tube d'une manière très-sensible. C'est une expérience de ce genre qui a donné la conviction au docteur Chassaignac que les saccades du sang veineux reconnaissent pour cause unique et exclusive les contractions des muscles et jamais la systole du cœur.

Que les puissances musculaires des membres exercent sur le cours du sang noir une influence prépondérante, c'est ce qui ressort clairement des faits que nous venons de signaler. Mais cette intervention est-elle aussi certaine à l'égard des veines qui siégent dans les grandes cavités, et qui, pour la plupart, ne reçoivent la compression des muscles que d'une manière éloignée ? Les veines-caves et pulmonaires, les sinus de la dure-mère et le système veineux abdominal sont-ils soumis à une action externe contractile qu'il soit possible de saisir et de mesurer ? Ceci nous amène à examiner les rapports qui existent entre les mouvemens respiratoires et la locomotion du sang, et cette thèse si brillante sur laquelle s'est exercée la polémique des plus célèbres physiologistes fermera le tableau de nos considérations sur le grand acte circulatoire.

Valsalva avait, le premier, fait connaître que dans le temps d'inspiration de l'air dans les poumons, les grosses veines du cou pâlissent et s'affaissent. Pour lui ce phénomène ne disait autre chose si ce n'est que, dans l'inspiration, le sang reflue vers les cavités intérieures. Haller confirma la même remarque, et il conclut que les vaisseaux des poumons repliés sur eux-mêmes pendant l'expiration, se déplissent, s'alongent dans l'inspiration et abandonnent un grand espace vide que le sang se

sous le nom de *médiane commune*, jette, en dedans et en dehors, nombre de ramifications, et finit par se perdre dans les tégumens du poignet et de la paume de la main.

La branche *interne* de la veine basilique se bifurque elle-même dès son origine, et compose deux cubitales, l'une antérieure et l'autre postérieure.

La *cubitale antérieure* descend au devant de l'épitrochlée et le long de la partie antérieure et interne de l'avant-bras. Elle se perd au niveau du poignet.

La *cubitale postérieure*, plus volumineuse et plus longue, passe derrière l'épitrochlée, descend ensuite verticalement sur la partie interne et postérieure de l'avant-bras, et reçoit près de l'articulation de la main le nom de *Salvatelle*. Elle continue son trajet sur la partie correspondante du dos de la main, où elle forme un lacis en s'anastomosant avec elle-même et avec la cé-

---

PLANCHE LXXXV.

Elle représente la veine hypogastrique. La préparation de la pièce est à peu près celle de la figure LXIII.

A. La moitié gauche de la cavité du bassin. — B. la vessie coupée près de son col. — C, D. le rectum et l'utérus rejetés hors du bassin.

N° 1. La veine-cave inférieure. — 2. sa bifurcation sur l'angle du sacrum. — 3. la v. iliaque primitive droite, coupée. — 4. la v. sacrée moyenne. — 5. la v. iliaque primitive gauche. — 6. la v. hypogastrique. — 7. la v. ilio-lombaire. — 8. la v. fessière. — 9, 9. les v. vésicales. — 10. la v. sacrée latérale. — 11. la v. obturatrice. — 12, 12. quelques-unes des v. hémorrhoïdales. — 13. la v. utérine. — 14. la v. ischiatique. — 15. la v. honteuse interne. — 16. la v. iliaque externe. — 17. la v. épigastrique. — 18. la v. circonflexe iliaque. — 19. la v. fémorale.

hâte de remplir. Avant de rien émettre d'explicatif à cet égard, nous ferons ressortir par d'autres exemples la justesse de l'observation.

Dans le chant, dans l'éternuement, dans la toux et autres efforts de ce genre qui ne sont que des modifications de l'acte expiratoire, on voit la face rougir, les veines du front et du cou se distendre, se dessiner en relief : il y a véritablement arrêt et accumulation du sang dans ses canaux. On a cité l'exemple d'un homme qui, se livrant à des efforts très-violens de toux, pour rejeter un corps étranger arrêté dans son larynx, mourut subitement par la rupture des deux veines-caves.

Qu'au contraire, l'on fasse une inspiration forte, la face se décolore, les grosses veines s'affaissent, et une hémorrhagie par une ouverture quelconque peut être suspendue par le seul fait de cette dilatation pulmonaire exagérée.

La science est redevable au docteur Bourdon d'une expérience curieuse tentée sur lui-même, et par laquelle il établit que l'on peut se donner volontairement la mort par l'action forte et persistante des puissances expiratrices. « J'ai fait, dit le spirituel phy-
» siologiste, une grande inspiration, fermé
» exactement la glotte, contracté les muscles
» abdominaux, exécuté un véritable effort.
» Je l'ai porté peu à peu et dans l'espace de
» quelques secondes à un très-haut degré.
» J'évitais avec soin les contractions par sac-
» cades qui auraient pu déterminer des acci-
» dens. J'avais placé près de moi un de mes
» amis qui m'observait attentivement et qui
» devait m'arrêter quand il le jugerait néces-
» saire. Au bout de six secondes, la face était
» rouge et gonflée. A douze secondes, j'ai
» éprouvé de légers étourdissemens. A
» quinze, les étourdissemens ont augmenté :
» la face était violacée, je ne voyais les objets
» qu'entourés d'un léger nuage ; je n'enten-

PLANCHE 85.

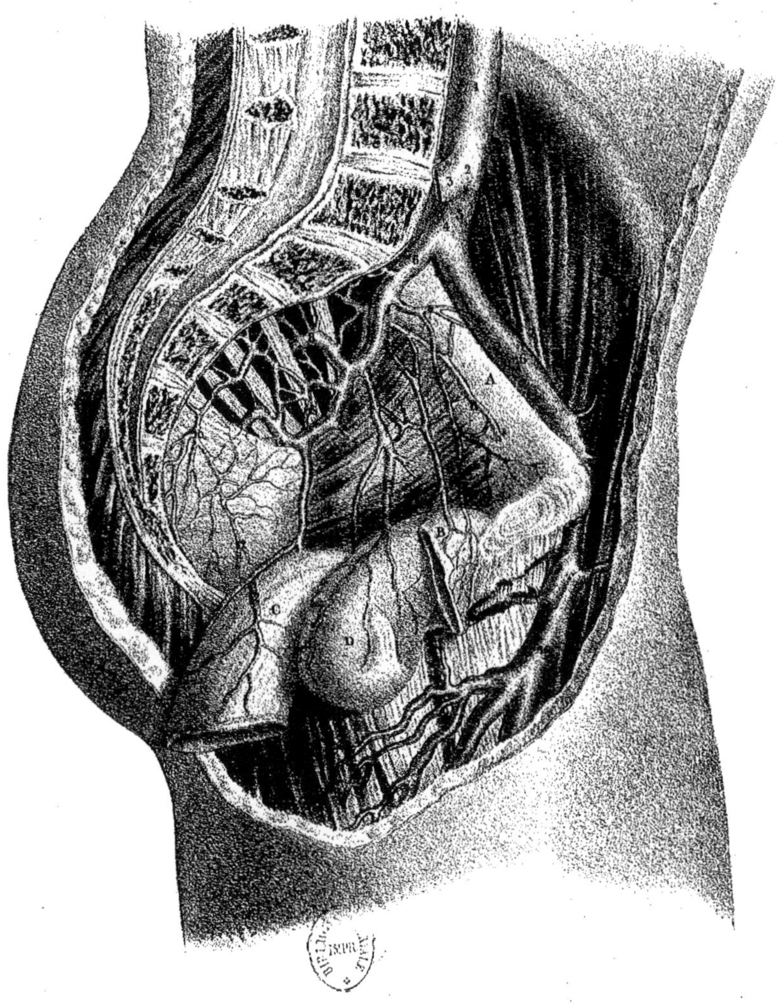

phalique du pouce , et se termine enfin sur la face postérieure des doigts.

Les branches profondes de la veine axillaire sont au nombre de deux. L'une et l'autre portent le nom de *brachiale*. Elles descendent, l'une à droite , l'autre à gauche de l'artère brachiale, en communiquant fréquemment entr'elles par des rameaux transverses qui passent en avant ou en arrière de l'artère , et en jetant de toutes parts nombre de divisions sur les diverses couches musculeuses du bras. Dans la profondeur du pli du bras , chacune d'elles se bifurque de manière à ce que les artères radiale et cubitale possèdent à leur tour, comme la brachiale, deux veines satellites. Ces veines *radiales* et *cubitales profondes* suivent exactement la marche et le mode de distribution des artères homonymes. Comme ces artères , elles atteignent de leurs divisions les différentes couches de muscles; comme elles aussi , elles forment des arcades palmaires d'où dérivent des interosseuses et des collatérales des doigts. Toute la différence consiste en ce que plusieurs de ces ramifications sont doubles, ce qui fait que les plexus veineux des diverses parties de la main se trouvent plus compliqués , plus compactes que les réseaux artériels qui leur correspondent.

§ 2. — *De la veine-cave inférieure.*

Ce tronc veineux est de tous le plus volumineux, et son trajet est considérablement plus étendu que celui de la veine-cave supérieure. Il se détache du

» dais que confusément les paroles qui » m'étaient adressées. On m'a fortement » comprimé la peau pour me faire cesser » l'effort : je sentais à peine la douleur. » J'allais perdre tout-à-fait connaissance » lorsqu'enfin j'ai cessé. »

On n'a aucune peine à partager l'avis de l'intrépide expérimentateur, à savoir qu'un effort de ce genre, exercé par une personne très-forte, pourrait amener la mort en provocant un afflux considérable de sang sur les organes essentiels à la vie , une rupture de vaisseaux , une véritable apoplexie.

La poitrine nous semble donc remplir , à l'égard du sang, le même office qu'elle exerce sur l'air atmosphérique. Elle attire à la fois dans sa cavité l'un et l'autre fluide, elle les expulse l'un et l'autre à la fois. C'est là l'idée que M. Barry , physiologiste anglais , a mis le premier en avant, et que l'on suit généralement aujourd'hui, relativement au mécanisme des phénomènes en question : idée bien différente de celle de Haller, puisqu'elle ne repose plus sur un simple déplissement passif des vaisseaux , mais sur une attraction un véritable appel du fluide veineux.

Dans l'acte de l'inspiration , le thorax s'agrandit sous l'influence d'une action musculaire, et toutes les cavités vasculaires et autres qui y sont contenues acquièrent une capacité d'autant plus grande que l'effort d'inspiration est plus vif et plus soutenu. Or, de même que l'air atmosphérique se précipite alors dans les bronches pour en remplir les vides, de même aussi le fluide sanguin s'introduit brusquement dans ses canaux agrandis. Et qu'on n'objecte point que l'air en remplissant toute la capacité des poumons comprime jusqu'à un certain point les parois des vaisseaux et s'oppose à ce qu'il s'offre dans ces derniers aucun vide à remplir. Cet effet ne pourrait avoir lieu que dans le cas où la dilatation du thorax serait passive et absolu-

bas-fond de l'oreillette droite du cœur, et se termine à l'angle du sacrum. Son origine se dessine confusément sous le péricarde qui l'enveloppe, mais, cette membrane enlevée, on la voit se confondre, par l'intermédiaire de la paroi postérieure de l'oreillette, avec celle de la veine-cave supérieure. C'est une sorte d'entonnoir coupé en biseau du côté de la cavité cardiaque. Dirigée d'abord un peu obliquement à droite et en arrière, elle descend sur la face supérieure du dia-

---

PLANCHE LXXXVI.

Elle représente la veine iliaque externe à son passage sous l'arcade crurale, la veine fémorale, l'épigastrique, les testiculaires.

A. Côté droit : couche superficielle. — B. côté gauche : couche profonde. — C. l'excavation du bassin. — D. la paroi abdominale antérieure, dont on a détaché les muscles obliques pour montrer le trajet de la veine épigastrique. — E. l'arcade crurale. — F. l'anneau inguinal.

N° 1. La bifurcation de la veine-cave inférieure. — 2. la v. iliaque primitive. — 3. la v. iliaque interne ou hypogastrique. — 4. la v. iliaque externe. — 5. la v. épigastrique, double. — 6. la v. circonflexe iliaque. — 7, 7. ses ramifications sur les muscles transverse et iliaque. — 8. la v. iliaque externe traversant l'arcade crurale et se continuant en 9 sous le nom de fémorale. — 10, 10. les v. honteuses externes. — 11. le rameau supérieur se perdant sur les parois abdominales. — 12. le rameau inférieur se portant au scrotum et à la verge. — 13. la v. sous-cutanée abdominale, double. — 14. la v. fémorale se glissant derrière l'artère. — 15. la v. saphène interne à son départ de la fémorale. — 16. la v. fémorale profonde. — 17. la v. circonflexe externe. — 18. la v. circonflexe interne. — 19, 19. les v. musculaires. — 20, 20. les v. dorsales de la verge. — 21, 21. leurs rameaux superficiels appartenant aux parois abdominales. — 22, 22. les rameaux profonds venant de l'hypogastrique, et, après avoir labouré les côtés de la vessie, passant sous l'arcade du pubis pour s'étendre sur le dos de la verge jusqu'au gland. — 23. les v. testiculaires. — 24. le plexus spermatique.

ment dépendante de la précipitation de l'air. Mais nous avons fait voir ailleurs que les puissances musculaires inspiratoires étaient la cause primitive du phénomène. La dilatation du thorax est antérieure à l'entrée de l'air, et conséquemment l'élargissement des vaisseaux et celui des bronches sont simultanés. Au surplus, si l'on considère que les cellules aériennes jouissent d'une force d'élasticité bien supérieure à celle des tubes vasculaires, on concevra que, pendant la formation du vide déterminée dans la poitrine sous l'effort de l'inspiration, l'air doit nécessairement éprouver de la part du parenchyme pulmonaire une plus grande résistance à l'introduction que la liqueur sanguine de la part de ses veines.

En dernière analyse, il n'y a rien à opposer à l'observation faite par M. Barry, ni à la conclusion qu'il en tire, du point de vue où nous examinons ici le phénomène. Un tube recourbé est introduit par une extrémité dans la veine jugulaire d'un chien, ou dans le médiastin, et il baigne par l'autre dans une cuve d'eau. Qu'arrive-t-il à chaque inspiration de l'animal? L'eau monte assez loin dans le tube, se portant vers la veine, vers la cavité thoracique où le vide se fait : elle reflue dans la cuve lors de l'expiration. L'on ne saurait nier que les choses ne se passent de même à l'égard du sang. Suivant l'auteur anglais, le médiastin dans l'intérieur duquel sont logés le cœur et les deux gros troncs veineux de décharge, ferait dans la respiration l'office d'un soufflet s'agrandissant de haut en bas et d'avant en arrière par l'abaissement du diaphragme et le soulèvement du sternum. Or, la compression que la masse atmosphérique ambiante exerce sur les vaisseaux de la périphérie du corps, doit refouler le sang dans le vide produit par l'agrandissement du médiastin, le pousser brusquement dans l'oreillette droite. C'est ainsi qu'il faut concevoir le méca-

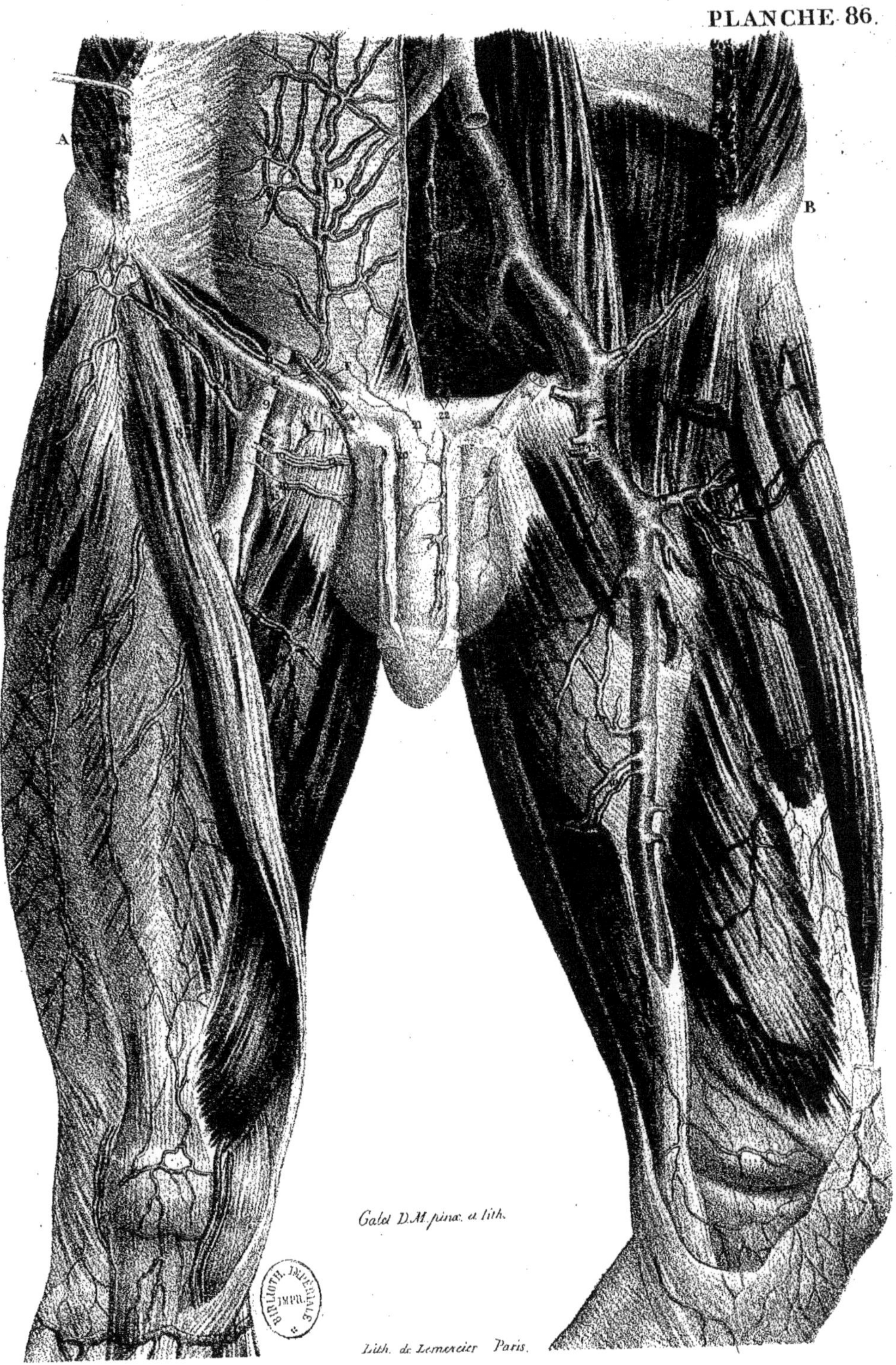

PLANCHE 86.
A
B
D

phragme, et là, se dégageant du péricarde, passe à travers une ouverture de l'aponévrose phrénique, et entre dans l'abdomen appuyée sur la colonne vertébrale, et cachée derrière le foie entre le lobe droit et le lobule de cet organe. Alors, après avoir décrit une légère courbure dont la convexité regarde à gauche, elle continue à descendre le long de la face antérieure de la colonne vertébrale et sur le côté droit de l'aorte, recouverte par le duodénum, le pancréas, le péritoine, et tout-à-fait en bas par la veine iliaque primitive droite; elle se termine par une bifurcation qui correspond à celle de l'aorte, et de laquelle résultent les deux veines *iliaques primitives.*

Les branches que la veine-cave inférieure fournit dans son trajet, sont successivement les *diaphragmatiques inférieures*, les *hépatiques*, les *capsulaires*, les *rénales*, les *spermatiques*, les *lombaires* et la *sacrée-moyenne.*

1. Les veines *diaphragmatiques inférieures* sont, comme les artères de leur nom, au nombre de deux, très-petites, très-longues et ramifiées sur toute l'étendue du diaphragme.

2. Les *veines hépatiques* ou sus-hépatiques s'échappent de leur tronc générateur, immédiatement au-dessous de l'aponévrose phrénique, vis-à-vis l'échancrure du foie. Leur volume est considérable et leur nombre varie entre trois et cinq. Mais toujours il en existe une pour chaque lobe de l'organe, ce qui les fait distinguer en hépatiques droite, gauche et moyenne. Chacune d'elles gagne son lobe respectif, le pénètre d'arrière en

nisme de ce beau phénomène et l'influence que les puissances musculaires respiratoires exercent sur la marche du sang veineux. Et que l'on ne croie pas que cette influence soit limitée dans les canaux les plus rapprochés du cœur. Sans doute, M. Barry s'en est exagéré l'importance en la considérant comme la seule cause provocatrice de la circulation veineuse. Il n'ignorait pas, cependant, que chez des animaux inférieurs où la respiration s'effectue par un tout autre mécanisme que celui des animaux mammifères, le sang veineux n'en est pas pour cela privé de mouvement. Et peut-être savait-il aussi que chez les mammifères même la circulation continue en l'absence de la respiration, pourvu qu'on ait le soin d'entretenir la vie par une introduction artificielle d'air dans les poumons.

Toutefois, l'on doit reconnaître que la respiration est non-seulement favorable à l'entretien et à l'activité de la circulation, mais qu'elle fait encore peser son influence sur tout l'appareil vasculaire. Lorsque le thorax se dilate, le champ de la circulation pulmonaire est agrandi, les poumons appellent plus de liquide, le ventricule se dégorge dans les cellules aériennes, les veines-caves se dégorgent dans l'oreillette, et de proche en proche l'aspiration du sang doit s'étendre bien loin vers les radicules des veines. Lorsqu'au contraire il se resserre, le sang est refoulé de l'oreillette vers les veines-caves, et de proche en proche également le reflux doit se propager jusqu'au sein de tous les organes.

Dans les cas les plus ordinaires de la respiration, ces phénomènes sont déjà appréciables; mais ils le sont bien plus encore dans les respirations forcées et dans les grands efforts. L'on peut par fois, à la faveur de longues et fréquentes inspirations, arrêter ou suspendre une hémorrhagie nazale peu abondante. Si l'on enlève par un trait de scie la voûte du crâne d'un animal vivant, et si l'on

avant, et s'irradie par un nombre infini de divisions et de subdivisions qui ne suivent aucunement la marche des canaux biliaires et artériels, et qui atteignent toutes les granulations de la glande pour s'y aboucher avec les extrémités capillaires de la veine-porte.

3. Les *veines capsulaires* sont au nombre de deux, une pour chaque capsule surrénale. Très-déliées et presque horizontales, on les voit suivre toutes les divisions de leurs artères correspondantes et s'achever de la même manière.

4. Les *veines rénales* sont les plus fortes de toutes celles de la cave-inférieure. On n'en compte également que deux, et la gauche, par la situation du tronc général, est considérablement plus longue que la droite. Elles se dirigent transversalement en dehors, en passant au devant de l'artère correspondante ; la gauche croisant en outre le tronc aortique ; et lorsqu'elles arrivent à la scissure du rein, elles se divisent en plusieurs rameaux divergens, qui pénètrent dans le parenchyme, accolés aux artères et mille fois divisés sur les calices et les canaux urinifères.

Ces veines, avant leur entrée dans les reins, fournissent des rameaux aux capsules surrénales, et, presque toujours, la gauche donne de plus naissance à la veine spermatique de son côté.

5. Les *veines spermatiques* se distinguent par leur volume, lequel est considérable comparativement à celui des artères homonymes. Elles portent aussi le nom de *testiculaires* ou *ovariques* suivant qu'elles appartiennent à l'homme

incise le sinus longitudinal supérieur, à chaque effort de l'animal, qu'il crie ou se débatte, on voit le sang jaillir avec impétuosité. Que l'on ouvre de même une veine du bras ou de la cuisse, si le sujet se livre à des efforts de toux, le jet du sang s'accroît sensiblement ; l'effet est plus marqué encore s'il survient des vomissemens.

Telle est donc la liaison intime, la synergie puissante établie entre les divers appareils organiques, telles sont les ressources que la nature a su découvrir pour produire d'immenses effets avec les moyens les plus simples, et du sein d'un seul et même agent faire éclore des phénomènes très-complexes. Le sang, en imprégnant toutes les molécules organiques, les vivifie et les renforce, et leur ensemble représenté par les divers organes, réfléchit à son tour sur le système circulatoire un degré d'énergie proportionné à la réparation qu'il a reçue de ce même système.

Dans un corps en pleine santé, le fluide animalisateur, vigoureusement projeté et éminemment propre à la réparation, pénètre plus profondément dans le parenchyme des organes, il complète à chaque contact la réédification, et par suite toutes les puissances qui concourent à déplacer le résidu de ce travail remplissent sûrement leur office. Le tube intestinal déplace avec énergie le sang de la veine-porte, aidé qu'il est dans ses contractions propres par les mouvemens des puissances respiratoires. L'appareil musculeux tout entier, aussi ferme que bien développé, a des effets de contractilité plus puissans ; la peau très-élastique et fortement tendue ne cède point à l'effort expansif des veines sousjacentes : le sang veineux est rapidement rapporté dans le cœur. Et ce viscère musculeux, doué des conditions les plus favorables à la projection du fluide, le livre tout entier aux poumons dont le jeu ne se borne pas à une simple purification, mais communique encore

ou à la femme, ce qui dénote une différence de disposition qu'il importe de faire ressortir.

Les veines testiculaires, au nombre de deux, sortent généralement, la droite, de la veine-cave inférieure; la gauche, de la rénale correspondante. Elles se portent un peu obliquement en bas et en dehors entre le péritoine et le muscle psoas. Près du détroit supérieur du bassin, elles se divisent en un certain nombre de rameaux pour former, au-dessous des reins, un plexus assez large du nom de *pampiniforme*, lequel envoie à la substance même des reins, aux capsules surrénales et au mésentère plusieurs veinules anastomosées soit entr'elles, soit avec quelques divisions de la veine-porte. Redevenues simples, les spermatiques continuent leur trajet en cotoyant le muscle psoas, et arrivent à l'ouverture de l'anneau inguinal. En s'engageant dans ce canal, elles se divisent encore, composent le plexus *spermatique* qui enveloppe le conduit déférent, envoient plusieurs rameaux d'anastomose aux veines honteuses tant externes qu'internes, aux veines dorsales de la verge, vésicales et autres, et, parvenues enfin tout près des testicules, se partagent en deux ordres de ramuscules : les uns traversent la tunique albuginée au devant de la tête de l'épididyme, et se répandent dans la substance du testicule; les autres, longent l'épididyme tout entier, se distribuent dans son épaisseur, et finissent aussi par se perdre dans le parenchyme des testicules.

Les *veines ovariques* se comportent, dès leur origine, comme les précédentes :

par la chaleur qu'il développe, plus de vie aux organes, et facilite le retour du sang vers le cœur, pour qu'il soit projeté de nouveau dans toutes les parties de l'organisme.

Cette harmonie, cette correspondance exacte entre tous les appareils agissans, ce réciproque appui que se prêtent toutes les fonctions, garantissent l'intégrité de la vie et se révèlent à nos sens comme le prototype des merveilles de la nature.

De la Calorification.

Un profond philosophe lançait un jour aux savans la menace, s'ils le poussaient à bout, de résumer en quelques lignes et d'encadrer dans une seule page toutes leurs connaissances. La prétention de Montesquieu, du point de vue de sa généralisation, ne pouvait être bien sérieuse. Mais dans le domaine exclusif de la physiologie, elle trouverait presque à se réaliser sur le phénomène de la calorification. *Chaleur* et *vie* semblent être, en effet, des termes synonymes : ils impliquent à peu près même idée. Ce fluide que son extrême subtilité a fait qualifier du nom d'*impondérable*, le calorique domine tout le globe. Il existe dans tous les corps inertes; il préside à leurs combinaisons diverses, à leur fermentation, à leur putréfaction; il écarte ou rapproche leurs molécules constituantes, et détermine ainsi leur état ou solide, ou fluide ou gazeux.

C'est lui qui développe le germe primitif des plantes, et qui donne à ces êtres placés aux avant-postes de la vie la majesté de leur parure, l'orgueil de leur élévation. C'est par son emploi judicieusement dirigé, que l'industrie humaine multiplie leurs espèces, précipite leur évolution, diversifie, améliore les qualités de leurs produits.

Sans l'influence du calorique, l'on ne verrait jamais sur aucune espèce animale, la mise en scène des actes de la vie. Le poussin ne

elles forment aussi un corps pampiniforme; mais au moment où elles touchent
la veine iliaque externe, dont elles croisent la direction, elles s'engagent entre
les deux feuillets des ligamens larges de
l'utérus, couvrent de divisions ce ligament, aussi bien que le ligament rond,
la trompe de Falope, et s'achèvent sur
les ovaires qu'elles entourent d'un plexus.
Quelques rameaux très-rares s'en détachent, qui serpentent sur les côtés de
l'utérus, et communiquent avec les veines
utérines. .

6. Les *veines lombaires* sont, comme
les artères correspondantes, au nombre
de huit, quatre de chaque côté. Elles se
portent transversalement en dehors entre
les corps des vertèbres et le muscle psoas.
Celles du côté gauche sont de plus recouvertes par l'aorte. Leurs rameaux de terminaison s'adressent au dos et aux parois
abdominales, absolument comme les
artères. Leurs principales anastomoses
ont lieu, en avant, avec les dernières intercostales, l'épigastrique et la circonflexe iliaque; en arrière, avec les sinus
vertébraux, à travers les trous de conjugaison.

7. La *veine sacrée moyenne* s'échappe
aussi souvent de la veine iliaque primitive gauche, que de l'angle de bifurcation
de la veine-cave inférieure. Elle descend
sur la partie moyenne de la face antérieure du sacrum et du coccyx, concourant à la formation des plexus *hypogastrique* et *hémorrhoïdal.*

A. *Veines iliaques primitives.* Elles
terminent, sur l'angle du sacrum, la
veine-cave inférieure, comme les artères
du même nom terminent l'aorte ventrale.

pourrait point rompre l'enveloppe calcaire
qui l'emprisonne si l'aile maternelle ne lui
communiquait un surcroît de chaleur qui
l'excite à l'action en perfectionnant ses organes. Et ces milliers d'animalcules qui pullu-
lent à la surface d'un limon marécageux, et
dans l'évolution desquels la nature se montre
dans toute la simplicité de son jeu: ces êtres
animés ne doivent leur explosion du sein des
germes qu'à un rayon solaire qui les dilate et
les excite au mouvement.

Les trois règnes de la nature contiennent
donc du calorique, et toutes les modifications
qui surviennent dans leur état en exigent une
dans leur température. Mais, chose remarquable! tandis que les corps inertes tendent
toujours et nécessairement à se mettre en
équilibre de température avec tous les autres
corps qui les entourent, qu'ils leur cèdent de
leur calorique ou en reçoivent d'eux jusqu'à
parfait nivellement, les êtres animés possèdent seuls une chaleur indépendante de celle
du dehors ! Doué d'une température de 50
à 53°, thermomètre de Réaumur, l'homme
peut aborder l'atmosphère enflammée de la
zône torride, ou les régions glacées des pôles,
les combinaisons moléculaires de son corps
demeurent immuables, sa chaleur est toujours de 50 à 53°. Les relations des voyageurs et les expériences que tout homme est
à portée de faire dans les deux saisons opposées de l'année confirment l'exactitude de
notre assertion. Est-ce à dire que les corps
organiques vivans sont tout-à-fait imperméa-
bles au calorique? La conclusion serait trop
absolue. Aussi bien que les corps inertes,
l'être animé tend à se mettre en harmonie de
température avec ce qui l'entoure. La main
qui touche un corps glacé, confie à celui-ci
de son calorique et le réchauffe. Si, au contraire, elle s'applique sur un corps d'une
température plus chaude que la sienne, elle-
même s'échauffe et le corps étranger se re-

Leur volume est considérable. Elles s'é-cartent à angle aigu, en se portant obliquement en bas et en dehors, et elles sont en partie recouvertes par leurs artères. La gauche, beaucoup plus longue et plus oblique, croise d'abord la direction de l'artère iliaque primitive droite, pour se placer ensuite sur le côté interne et postérieur de son artère correspondante. La droite est successivement externe, postérieure et interne à l'artère de son côté.

Les veines iliaques primitives ne fournissent aucune branche, si ce n'est celle du côté gauche qui, quelquefois, comme il vient d'être dit, engendre la sacrée moyenne. Elles finissent au niveau de l'articulation sacro-iliaque par une bifurcation de laquelle résultent les deux veines iliaques *interne* et *externe*.

a. *Veine iliaque interne* ou *hypogastrique*. Dès sa naissance elle plonge dans l'excavation du bassin, et, placée en arrière de l'artère hypogastrique, elle fournit un pareil nombre de branches : ce sont les *fessières*, les *vésicales*, les *hémorrhoïdales*, les *obturatrices*, etc. De toutes ces veines, dont les divisions sont tellement nombreuses, qu'elles semblent former, dans le fond du bassin, une sorte de plancher vasculaire, les plus remarquables sont les vésicales et les hémorrhoïdales.

1. Les *veines vésicales* offrent des dispositions différentes dans les deux sexes.

Chez l'homme, immédiatement après qu'elles ont pris naissance de l'iliaque interne par deux ou plusieurs troncs, elles forment, en se dirigeant vers la face inférieure de la vessie, un plexus excessi-

froidit d'autant. Dans les pays très-chauds, l'enfance est presque éphémère ; la puberté la remplace aussitôt. « Il est si vrai, dit » Cabanis, que cette apparition précoce de » la puberté dépend de la chaleur que, dans » les pays froids, lorsque les filles se tien-» nent continuellement auprès des poêles, » l'éruption des règles est aussi prématurée » que sur les bords du Gange. »

Ainsi donc la température extérieure agit physiquement sur les corps animés comme sur les corps bruts. La chaleur, portée à un très-haut degré, dilate les organes et le froid les resserre. La pratique médicale a basé sur cette double propriété bien constatée deux procédés d'une application fréquemment exigée : c'est ainsi, par exemple, qu'elle injecte du vin chaud dans les bourses pour y produire une inflammation curative de l'hydrocèle, ou qu'elle charge la tête de glace pour détourner de l'encéphale un travail phlogistique grave.

Observons, toutefois, que dans ces circonstances même la température générale du corps ne varie aucunement, et que celle du point circonscrit sur lequel on concentre le froid ou la chaleur, ne subit qu'une modification à peine appréciable. Que l'on injecte, comme l'a fait Hunter, dans le rectum ou le vagin d'un animal, une solution assez concentrée de sublimé corrosif, l'on obtiendra un gonflement considérable de la membrane muqueuse, une rupture des vaisseaux capillaires, mais la boule thermométrique placée sur cet organe si manifestement modifié dans sa contexture, ne fera monter le mercure que d'un degré au plus.

Il faut conséquemment qu'il y ait ici un tout autre mode d'action, une réciprocité d'influence toute spéciale entre la température extérieure et la chaleur interne ou animale. Il importe de se rendre raison de cette influence, afin de ne pas confondre et ne

vement étendu, qui communique par nombre de rameaux avec les veines hé-

---

PLANCHE LXXXVII.

Fig. 1. Elle représente la veine saphène interne, ou les veines superficielles de la région interne du membre abdominal.

N° 1. La veine iliaque externe. — 2. son passage sous l'arcade crurale. — 3. la v. fémorale. — 4. la v. saphène interne, à son départ de la fémorale. — 5. son passage derrière les condyles du fémur et du tibia. — 6. son trajet le long du tibia. — 7, 8. les v. sous-cutanée abdominale et honteuses externes, coupées. — 9. grosse branche de la saphène, parallèle à son tronc générateur, et allant se perdre sur le genou. — 10, 10. rameaux de la saphène pour les régions postérieure et interne de la cuisse. — 11, 11. autres divisions pour les régions interne et antérieure. — 12. plexus veineux autour du genou. — 13, 13. rameaux de la saphène sur la partie interne de la jambe. — 14, 14. rameaux de la même, perçant l'aponévrose *fascia superficialis*, et se portant dans les muscles. — 15, 15. rameaux de terminaison de la saphène autour de la malléole interne et sur le talon. — 16, 16. rameaux anastomotiques avec la veine saphène externe. — 17, 17. autres rameaux de terminaison sur la face dorsale du pied. — 18, 18. l'arcade de communication entre les saphènes interne et externe. — 19. lacis veineux de la face dorsale du pied. — 20. v. dorsales des orteils.

Fig. 2. Elle représente les veines superficielles de la région externe de la cuisse et la v. saphène externe. (Loder et nature.)

N° 1, 1. Réseau veineux de la région externe de la cuisse, formé par des veinules perforantes de la crurale. — 2, 3. veinules de la poplitée perçant l'aponévrose, et concourant à former le plexus. — 4. la v. poplitée aperçue dans le creux du jarret, l'aponévrose et les muscles étant écartés. — 5. la v. saphène externe à son départ de la poplitée. — 6. son trajet sur la région externe de la jambe. — 7. son passage derrière la malléole externe. — 8. rameau de la saphène pour les muscles jumeaux. — 9, 9. anastomoses entre les saphènes externe et interne. — 10, 10. réseau veineux de la région externe de la jambe. — 11, 11. rameaux musculaires. — 12. rameau d'anastomose avec la tibiale. — 13. la veine saphène interne. — 14, 14. ses divisions terminales. — 15. son anas-

point rattacher à une même cause deux objets qui se différencient entr'eux autant que la digestion diffère d'une fermentation, et l'absorption d'une infiltration pure et simple.

Dans les lieux tempérés, la chaleur extérieure, même en été, se trouve toujours plus basse que celle du corps humain. Elle ne peut donc point dilater les organes. Son influence mécanique sur l'économie animale est à peu près nulle. Elle se borne à une légère excitation de la sensibilité organique, et encore ses effets sont-ils proportionnels à la sensibilité de l'individu, de telle sorte que les personnes faibles les ressentent assez fortement, quand les hommes forts et vigoureux n'en tiennent aucun compte.

Dans les pays très-chauds, c'est à peine si le calorique extérieur pénètre dans les tissus organiques, c'est-à-dire qu'il n'a presque point de tendance à se mettre en rapport avec la chaleur animale. Mais il excite fortement les organes; il augmente les battemens du cœur; il précipite le travail moléculaire végétatif; il exalte les facultés intellectuelles. Si les tissus semblent alors s'épanouir, s'il survient des hémorrhagies, comme, en effet, cela a lieu communément dans les pays chauds, la cause en est bien moins dans la pénétration du calorique, que dans la stimulation directe des organes, dans l'accélération du cours du sang.

Un autre effet développé par le calorique, c'est la diminution, l'usure proprement dite des forces radicales de l'organisme. Toute impression agréable proportionnée à la sensibilité de l'individu, imprime à toutes les parties un surcroît de vigueur qui facilite leur mouvement, et à tout le système un état de bien-être qui le rend plus agile et plus fort. Que si cette impression va au-delà de certaines limites, ou si sa durée se prolonge, elle produit un effet tout contraire : elle énerve directement et de plus en plus l'organisme au lieu

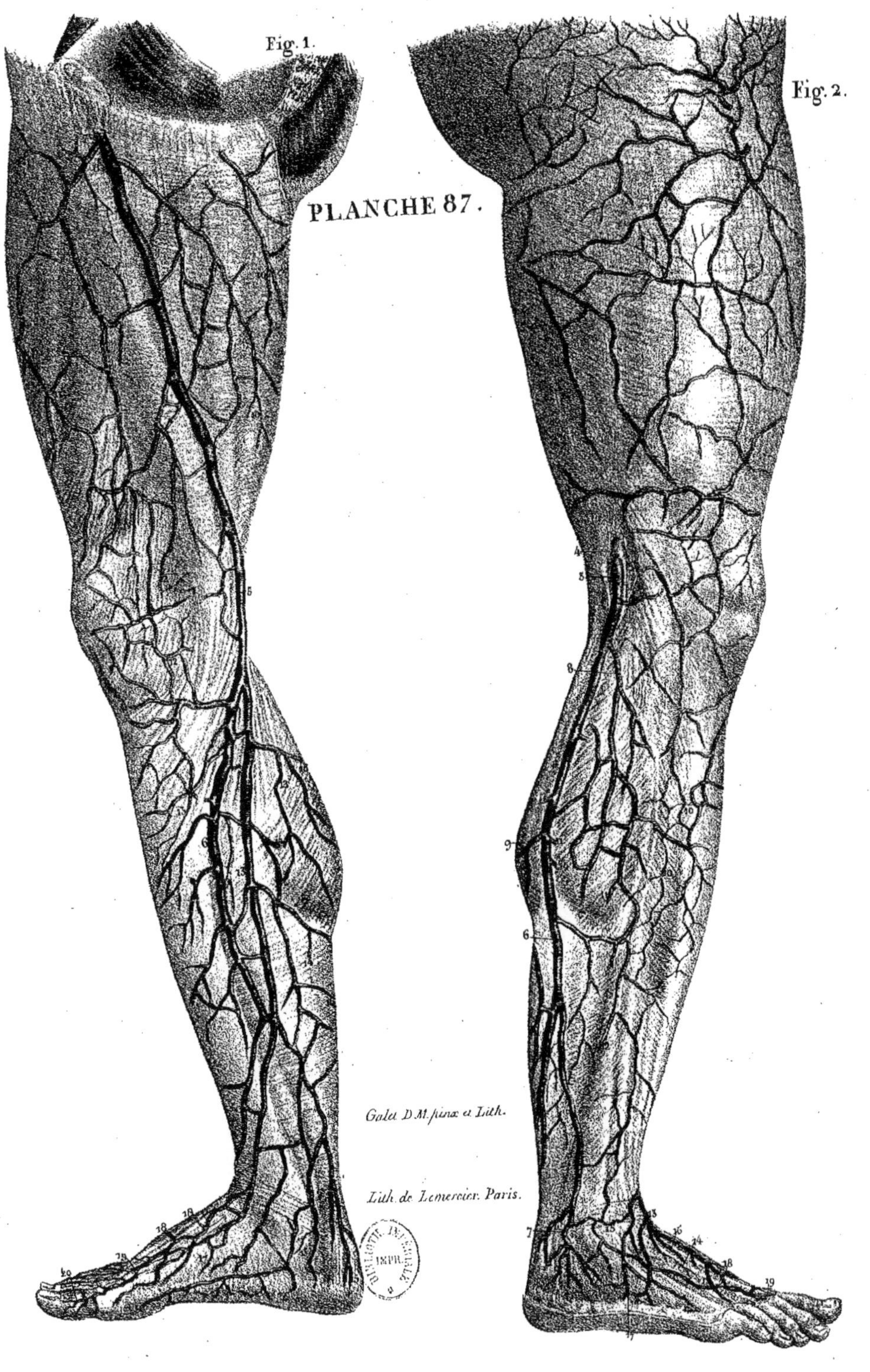

Fig. 1.
Fig. 2.
PLANCHE 87.
Galet D.M pinx et Lith.
Lith de Lemercier. Paris.

tandis que les autres, sous le nom de *dorsales du clitoris*, se comportent envers cet organe, comme les dorsales de la verge.

Du reste, tous ces plexus utérins, vésicaux, hémorrhoïdaux, etc., s'envoient réciproquement des divisions anastomotiques en si grand nombre, qu'ils semblent ne former qu'une seule et même combinaison vasculaire.

2. Les *veines hémorrhoïdales* se présentent les mêmes dans l'un et l'autre sexe. Elles gagnent l'extrémité déclive du rectum, communiquent, en haut, sur le sacrum avec les veines hémorrhoïdales supérieures fournies par la mésentérique inférieure, et constituent, autour de leur organe, un vaste plexus qui semble se confondre avec les veines vésicales.

B. *Veine iliaque externe.* Elle continue la direction de l'iliaque primitive. Placée derrière et un peu en dedans de l'artère du même nom, comme celle-ci elle engendre deux branches principales : 1° l'*épigastrique* qui monte derrière le muscle droit de l'abdomen, fournit de ramifications les parois abdominales, et se consume aux environs de l'ombilic par des inosculations fréquentes avec les extrémités de la veine mammaire interne; 2° la *circonflexe iliaque* ou *iliaque antérieure* destinée aussi aux parois abdominales, mais plus particulièrement aux muscles de la fosse iliaque.

b. *Veine fémorale* ou *crurale.* Accolée à l'artère de son nom, elle en suit exactement le trajet, et, avec elle, se termine au creux du jarret, pour y prendre le nom de *poplitée.* Dans son cinquième

est arrivé à un degré convenable pour que les corps sujets à l'hibernation en manifestent tous les phénomènes, ces corps commencent par s'endormir; le pouls perd de sa force et de sa fréquence, et la respiration se ralentit. L'animal passe dans cet état des mois entiers. Mais si, au milieu de son engourdissement, l'on vient à abaisser la température de l'air qui l'environne, il s'agite, il pousse des cris : preuve certaine que son système a été stimulé par cette impression. Que l'on augmente encore l'intensité du froid, il va s'engourdir de nouveau, mais pour toujours; il est frappé à mort.

L'homme lui-même nous offre un phénomène à peu près analogue. S'il est soumis à un froid un peu trop violent, il s'engourdit, tous ses sens s'affaiblissent, ses mouvemens s'éteignent. Au lieu de réagir contre la stimulation qui le travaille, il éprouve une espèce de plaisir à céder à un sommeil perfide. Il s'endort en effet, et si la vie n'est pas alors excitée par une action puissante et convenable, il passe du sommeil à la mort, par cela seul qu'il n'est point constitué pour hiberner, comme les animaux dormeurs. Les exemples de ces congélations du corps, soit générales soit partielles, n'ont été que trop communes dans nos campagnes de Russie, de pénible mémoire, pour que nos guerriers aient bien pu se convaincre qu'un exercice vigoureux, opiniâtre, une volonté ferme étaient les seules armes efficaces à opposer à l'élément destructeur qui les menaçait.

L'indépendance de la chaleur animale vis-à-vis de la température atmosphérique, sa liaison intime avec les forces de la vie, se manifestent encore d'une manière très-frappante dans les effets de l'habitude et dans les rapports qui unissent les divers individus aux différens climats.

Toutes les espèces animales ne sont pas faites pour habiter indistinctement les divers

supérieur elle est placée en dedans de l'artère ; dans tout le reste de la cuisse, l'artère la recouvre et ne laisse de visibles que ses bords latéraux, ce qui témoigne de l'énormité de volume de ce tube veineux. De même que l'artère, la veine fémorale engendre une *musculaire superficielle* et une *musculaire profonde :* l'une, possédant aussi ses rameaux *ascendans*, qui s'adressent aux muscles iliaque et couturier, et ses rameaux *descendans* principalement destinés au crural anté-rieur ; l'autre, ses veines *circonflexes* et ses *perforantes.* Mais la veine crurale produit, en outre, une branche volumineuse qui est sans analogue dans le système des artères, et dont l'objet est de fournir de veines presque toute la surface du membre abdominal : c'est la *veine saphène interne.*

Née de la face antérieure de la fémorale, à quelques lignes au-dessous de l'arcade crurale, la veine *saphène interne* traverse le canal crural en se portant en bas et en dedans ; et, simplement protégée par la peau et par l'aponévrose *fascia superficialis*, elle longe le muscle couturier, et arrive sur la partie postérieure de la tubérosité interne du fémur.

Dans cette première partie de son trajet, la saphène interne engendre d'abord la *sous-cutanée abdominale* et les *honteuses externes*, dont le mode de distribution est parfaitement analogue à celui des rameaux artériels homonymes. Elle produit ensuite une veine considérable, innominée, ayant la même direction que son tronc générateur, marchant à côté de lui, et se perdant sur le condyle interne du fémur, ou sur la région anté-

points du globe. L'on sait quelles précautions il faut prendre pour que des animaux d'une vigueur même incomparable, arrachés au sol brûlant ou glacial qui les a vus naître, puissent continuer de vivre lorsqu'ils sont transplantés dans notre climat tempéré. Il est même certaines espèces qui ne sauraient point supporter le passage d'une saison à une autre : tels sont les oiseaux voyageurs qui viennent assister chaque année au réveil de la nature printanière, et chaque année nous quittent au retour des frimats. L'homme seul, de tous les animaux, est jugé le plus propre à résister aux impressions externes les plus diamétralement opposées. Cette aptitude n'est cependant pas absolue, générale. L'on sent bien qu'il ne peut être ici question de ces cas extraordinaires d'individus qui ont pu supporter des degrés de chaleur à torréfier tout autre organisme, et qu'on a, pour cela, qualifiés à tort du nom d'incombustibles. Tel est entr'autres celui de ce jongleur qui promenait sur sa langue un fer rougi à blanc, et marchait de même sur des charbons incandescents. Tel est encore celui de ces deux filles que les membres de l'Académie virent entrer dans un four dont la chaleur s'élevait jusqu'à 105 degrés. Ce sont là des faits tout isolés, lesquels, dépouillés du prestige que l'exagération leur prête, dénotent simplement un affaiblissement de la sensibilité et non point l'incombustibilité de la matière, laquelle se serait torréfiée comme celle de tout autre corps, si le contact du feu avait été quelque peu prolongé.

En général, l'homme lui-même, à moins de précautions toutes particulières, ne supporte guère que la température des deux saisons extrêmes du climat qui l'a vu naître. S'il arrive dans un pays d'une température qui diffère beaucoup, soit en froid, soit en chaud, de celle dont il a l'habitude, son organisme lutte avec grand'peine contre une impression si soudaine et si violente ; et c'est ici que

rieure de la jambe. Elle fournit enfin une multiplicité de rameaux variables dans leur volume et leur distribution, mais généralement disposés en une sorte de réseau à mailles fortes et écartées, lequel enveloppe toutes les régions de la cuisse, et communique au niveau du genou avec plusieurs rameaux de la saphène externe.

Du condyle interne du fémur où nous l'avons laissée, la veine saphène interne poursuit sa direction, et gagne la face postérieure du condyle interne du tibia. Elle s'incline alors légèrement en avant, continue à descendre en cotoyant le bord interne du tibia, passe au devant de la malléole interne, et parvient au bord interne du pied, où elle subit une bifurcation terminale.

Les rameaux de la saphène interne, dans cette seconde partie de son trajet, s'adressent plus spécialement à la région antérieure de la jambe qu'à la postérieure, laquelle reçoit les siens de la saphène externe. Déjà, au-dessous du genou, un rameau assez volumineux se porte transversalement en dehors, et jette, haut et bas, des divisions nombreuses dont les unes forment un vrai lacis autour de la rotule, tandis que les autres sillonnent, en divers sens, la surface antérieure de la jambe.

D'autres rameaux s'échappent de tous les points de la saphène interne, s'anastomosent avec les précédens, se comportent comme eux pour constituer le lacis veineux antérieur de la jambe. Plusieurs de ces rameaux percent l'aponévrose, et se consument dans les masses charnues. D'autres s'étendent jusques sur

l'idiosyncrasie manifeste encore tout l'empire de sa puissance. Avec un foyer abondant de forces radicales, avec des organes robustes et des agens externes appropriés à une vive stimulation de ces organes, l'homme peut encore sortir triomphant d'une lutte qui menace de si près son existence. Il peut trouver le même avantage dans une moindre dose de sensibilité organique. Mais son succès, toutes choses d'ailleurs égales, n'est jamais mieux assuré que lorsqu'il se présente devant cette température d'une manière progressive, en habituant insensiblement ses organes à des degrés de chaleur ou de froid de plus en plus intenses. C'est à cette condition seulement que l'homme peut légitimement se glorifier du titre d'animal cosmopolite.

Il demeure bien démontré, d'après les considérations dans lesquelles nous venons d'entrer, que la *calorification* est un acte de l'économie animale, une fonction de même genre que toutes celles qui composent la vie *végétative*, ou plutôt elle résume toutes ces fonctions ; elle est un de leurs principaux termes.

L'on ne peut douter, en effet, que toutes les circonstances fonctionnelles, tous les phénomènes organiques qui se déroulent successivement depuis l'introduction de la matière alimentaire dans la cavité buccale, jusqu'à sa transformation en fluide sanguin artériel, depuis le départ de ce fluide de la cavité gauche du cœur jusqu'à sa rentrée dans la cavité droite de ce viscère, l'on ne peut douter que ces actes ne se posent comme causes productrices très-efficaces du calorique qui anime les corps vivans. « Quelle que soit, a dit » Barthez, la cause générale de la chaleur, on » sait que des causes sensibles qui en déter- » minent la production, sont un froissement » intime des parties des corps solides et une » agitation intestine des parties des fluides, » surtout lorsque ces solides et ces fluides

le dos du pied et même au sommet des orteils.

Des deux divisions terminales de la saphène interne, l'une se dirige transversalement en dehors sur le milieu de la face dorsale du pied, et s'anastomose avec la saphène externe en décrivant une courbure dont la convexité jette des ramuscules sur la surface de tous les orteils. L'autre, plus volumineuse, continue la direction du tronc, longe le bord interne du gros orteil, et se consume autour de cet organe.

C. *Veine poplitée.* Elle continue dans le creux du jarret la veine fémorale. Sa longueur est la même que celle de l'artère en dehors et en arrière de laquelle elle est située, si ce n'est dans le tiers inférieur du jarret, où la veine devient interne par rapport à l'artère. Elle fournit aussi les *articulaires supérieures, moyennes* et *inférieures,* les *jumelles* et la *tibiale antérieure,* et se termine par la *péronière* et la *tibiale postérieure.* Toutes ces veines sont parfaitement analogues aux artères dont elles portent le nom, ou, si quelque chose les distingue, c'est qu'elles sont en nombre double, c'est-à-dire, que deux branches veineuses accompagnent toujours une branche artérielle.

Mais le tronc poplité donne encore naissance à une veine superficielle du nom de *saphène externe,* laquelle est destinée à la région postérieure sous-aponévrotique de la jambe, et est aussi sans analogue dans le système des artères.

Cette *veine saphène externe,* moins grosse que l'interne, se détache du tronc poplité vers la partie supérieure des condyles du fémur. Simplement recouverte

» contiennent beaucoup de matières inflam-
» mables. »

Le froissement des organes les uns contre les autres et spécialement celui des masses musculaires dont l'énergie est si considérable et le jeu si fréquemment renouvelé, a pour objet direct un dégagement abondant de calorique. S'il en fallait des preuves palpables, nous parlerions de l'usage presque instinctif de réchauffer les membres refroidis par les pressions mécaniques, les chocs et les frictions. Nous signalerions aussi ces étincelles électriques qui éclatent de la surface de certains animaux sous l'influence d'un léger frottement de la peau. La lumière phosphorique des vers luisans n'est jamais plus brillante que lorsqu'on agite ces animaux et qu'on les excite à marcher. Nous disions d'ailleurs tout à l'heure, la grande importance des mouvemens musculaires chez l'homme pour qu'il résiste à un degré de froid considérable. Un moyen non moins efficace à la faveur duquel il pourrait échapper aux funestes douceurs du sommeil qui l'entraîne, serait l'ingestion dans ses voies digestives d'une abondante quantité d'alimens indigestes ou de boissons spiritueuses. A l'excitation vive qui réveillerait alors tous les systèmes fonctionnans, viendraient se joindre les secousses impétueuses du tube intestinal, qui, par ses frottemens plus forts, plus continus, ferait jaillir du sein de ses parois des flots de calorique capables de neutraliser les effets de la température extérieure la plus basse.

Ce n'est pas seulement le contact répété des grandes masses organiques les unes sur les autres qui provoque le dégagement de la chaleur animale, ce sont encore, et d'une manière sans contredit plus efficace, les agitations continues des molécules organiques, leurs déplacemens respectifs, les modifications de leur substance, leur passage de l'état gazeux ou liquide à l'état solide ; ce

par la peau et l'aponévrose superficielle, elle descend perpendiculairement à côté du nerf saphène externe sur la ligne médiane du mollet, aux points d'union des deux muscles jumeaux ; et, lorsqu'elle a atteint le tiers inférieur de la jambe, elle s'incline légèrement en dehors, ou bien se divise en deux branches qui cotoyent chacune un des bords du tendon d'Achille, passent derrière les malléoles, et se consument sur les côtés du calcaneum.

Les ramifications de la saphène externe sont volumineuses et multipliées. Elles offrent entr'elles des inosculations fréquentes, d'où résulte un lacis qui occupe toute la région du mollet. Plusieurs d'entr'elles percent l'aponévrose, et plongent dans les muscles pour y communiquer avec la tibiale postérieure. Quelques autres s'unissent sur les côtés de la jambe avec des divisions de la saphène interne.

La branche externe de la bifurcation terminale, toujours plus volumineuse que l'interne, produit aussi un plus grand nombre de rameaux, dont la distribution s'opère principalement sur la face dorsale et sur le bord externe du pied. La branche interne n'offre de remarquable que ses communications répétées avec la veine saphène interne.

De la Veine-porte.

L'anatomie désigne sous ce nom un tronc veineux considérable, placé profondément dans l'abdomen, ayant son origine ou ses racines dans les viscères abdominaux (l'utérus, la vessie et les reins exceptés), et sa terminaison, ou ses branches et ses rameaux dans toute la

sont, en un mot, toutes les agitations intestines qui se passent de molécule à molécule dans les actes simultanés de nutrition, de sécrétion et autres.

Tous les corps du globe, indépendamment du calorique rayonnant qu'ils lancent en dehors d'eux-mêmes pour s'harmoniser avec la température ambiante, recèlent encore un calorique dit *latent* qu'ils accumulent dans leur sein ou qu'ils abandonnent selon l'état d'agrégation moléculaire qui leur est imposé par les accidens extérieurs. Les corps gazeux sont de tous les plus richement dotés de ce calorique latent. C'est à son abondance même qu'est dû l'écartement de leurs molécules, lesquelles se rapprochent si le calorique vient à leur être enlevé, et peuvent passer par une soustraction successive aux états liquide et solide. Or, quand les substances alimentaires sont broyées dans la bouche, lorsque, dans l'estomac, elles se liquéfient par leur combinaison avec les sucs gastriques, ou si plus loin elles adoptent en partie une nature presque gazeuse ; à part la dose de calorique qui leur appartient en propre, elles en absorbent encore des surfaces muqueuses qu'elles parcourent, sans pour cela que ces mêmes surfaces se refroidissent, puisque le sang qui les aborde ne cesse de les en imprégner. Ainsi chargées de calorique combiné, les substances alibiles vont se mettre en contact avec les organes, elles passent molécule par molécule de l'état liquide à l'état solide, par l'acte même de la réédification organique, et c'est alors que le dégagement de calorique s'effectue, dégagement qui doit être général et non interrompu durant tout le cours de la vie, attendu que la nutrition s'exerce dans tous les instans et sur toutes les molécules de l'organisme sans exception.

Nous ne donnons ici qu'un léger aperçu des rapports qui unissent la calorification avec la nutrition, car chacun peut facilement sup-

substance du foie. L'ensemble de ces canaux, dont la disposition diffère de celle de toutes les autres veines, comme on le voit par le simple énoncé de *racines* et de *rameaux*, constitue le *système veineux abdominal*, ou système de la veine-porte, lequel offre à l'étude trois portions bien distinctes : 1° les racines qui se résument dans les deux veines *splénique* et *grande mésentérique*; 2° le tronc proprement dit ou la *veine-porte ventrale*; 3° les branches ou la *veine-porte hépatique*.

1. *Veines splénique* et *mésentérique supérieure*. La première, couchée sur le

---

PLANCHE LXXXIX.

Elle représente le système veineux abdominal, le tronc de la veine-porte, son origine dans les viscères abdominaux, sa terminaison dans le foie. Le pancréas et le colon transverse ont été divisés, le paquet des intestins grêles a été enlevé, et le foie déjeté en haut pour mettre entièrement à découvert la veine-porte ventrale et sa pénétration dans le parenchyme hépatique.

A. Le foie. — B. la vésicule biliaire. — C, C. section du pancréas. — D, E. l'origine et la terminaison de l'intestin grêle, coupées et liées. — F. le cœcum. — G. le colon ascendant. — H, H. le colon transverse, dont une portion a été enlevée en I, I. — K. le colon descendant. — L. le rectum. — M. l'aorte ventrale paraissant à travers le péritoine.

N° 1. La veine-porte ventrale. — 2. la veine splénique. — 3, 3. ses ramifications dans le pancréas. — 4. la v. mésentérique inférieure, fournie par la splénique et formant sur le gros intestin les coliques gauches 5, 6, 7. — 8, 8. quelques veines hémorrhoïdales, produites par la mésentérique inférieure. — 9. la v. mésentérique supérieure, coupée par suite de l'enlèvement de l'intestin grêle : il n'en reste que quelques divisions sur le colon ascendant. — 10. la veine-porte hépatique, à son entrée dans la scissure transversale du foie. — 11. sa branche droite pénétrant dans le grand lobe du foie. — 12. la branche gauche entrant dans l'autre lobe.

---

pléer aux détails que nous omettons, et découvrir nombre de faits pour acquérir la certitude qu'une des sources les plus abondantes de la chaleur des corps vivans, c'est l'acte même de leur nutrition. Nous observerons seulement que si, d'une part, la réédification dégage du calorique, par contre, la démolition ou le passage des parties de l'état solide à l'état liquide en absorbe à son tour, mais que comme l'économie animale a été primitivement dotée d'une dose déterminée de chaleur, une compensation plus ou moins exacte résulte de cet antagonisme opératoire : ce que l'une apporte d'un côté, la seconde le détourne de l'autre.

Il nous semble, du reste, que la prédominance respective de l'une ou de l'autre de ces opérations, doit puissamment contribuer à fixer la différence de calorique qui s'exhale du corps dans les divers âges de la vie. L'accroissement d'activité des combinaisons nutritives provoque un dégagement surabondant de calorique qui se décharge sur les corps ambians. On s'explique par là le contraste entre la chaleur vive qui sort des pores cutanés d'un adulte, et le froid glacial des membres d'un vieillard, pendant qu'un thermomètre engagé dans les parties internes de l'un et l'autre corps marque à peu près le même degré de température. Les physiologistes ont long-temps discuté si les enfans avaient plus ou moins de chaleur que les adultes. Chaque opinion contraire a enrôlé ses partisans. Ce qu'il y a de positif, c'est que l'enfant succombe et se refroidit beaucoup plus vite que l'adulte. Il paraîtrait que le premier a suffisamment d'énergie pour engendrer sa chaleur naturelle, mais pas assez pour la soutenir. Tout, en effet, manifeste chez lui une excitabilité très-prononcée, et avec cela un fond de forces radicales proportionnellement moins grand. L'induction la plus rationnelle qui coule de ce fait, c'est qu'il est

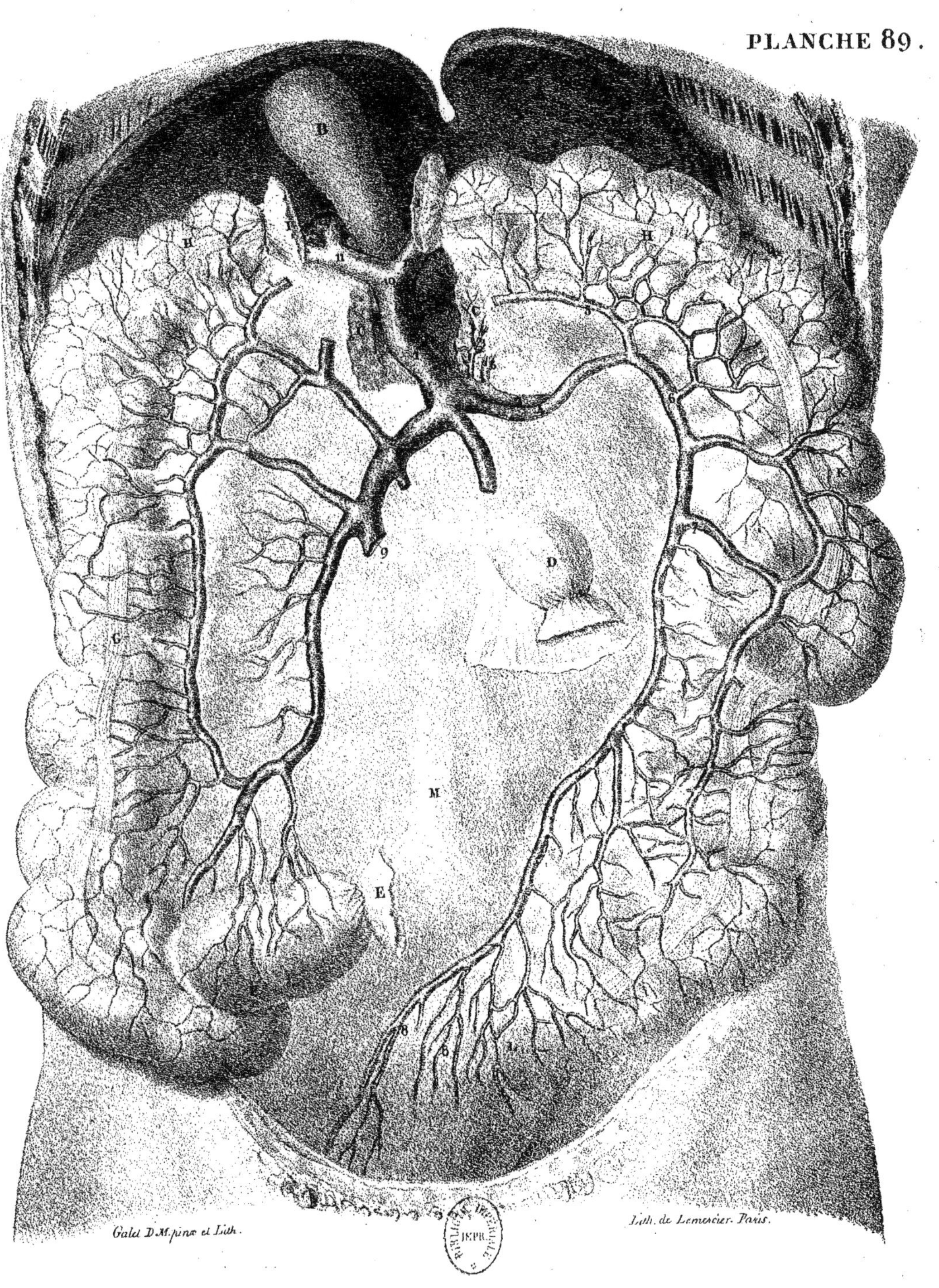

Galet D.M. pinx et Lith.

Lith. de Lemercier. Paris.

pancréas et moins flexueuse que l'artère de son nom, se comporte comme cette artère, c'est-à-dire, que, divisée en un très-grand nombre de branches, elle accompagne successivement les artères *pancréatiques*, la *gastro-épiploïque gauche*, les *vaisseaux courts de l'estomac* et les divisions infinies qui se ramifient dans toute l'épaisseur de la rate. Mais, de plus que son artère correspondante, elle donne naissance à la veine *gastro-épiploïque droite*, aux *veines duodénales*, enfin à la *mésentérique inférieure*, laquelle, comme son artère homonyme, se ramifie dans la partie gauche du colon transverse, dans le colon descendant et dans le rectum.

La *veine mésentérique supérieure*, ou *grande mésaraïque* est accolée sur son artère, dont elle suit tout le trajet, toutes les ramifications. Elle s'adresse à l'intestin grêle et à la partie droite du gros intestin, sillonnant, en tout sens, le mésentère et les méso-colons, et composant des arcades successives, dont les dernières jettent sur les parois du tube digestif des milliers de ramifications terminales.

2. *Tronc de la veine-porte.* Produit par la jonction des deux veines précédentes, il égale, presque en volume, la veine-cave inférieure, et ne présente qu'une longueur de trois ou quatre pouces. Il occupe la partie postérieure droite du ventre, et s'étend, dirigée obliquement en haut et en arrière, de l'extrémité droite du pancréas, jusqu'au sillon transverse du foie. Entouré des vaisseaux biliaires, des conduits cholédoque et hépatique, il laisse en arrière la veine-cave inférieure, et répond en avant à

impossible d'établir un rapport constant entre la production de la chaleur animale et les conditions nécessaires pour la soutenir.

Une autre source de calorique, sinon plus active que la nutrition, du moins plus saisissable par nos moyens investigateurs, c'est la fonction respiratoire. L'oxigène de l'air qui se précipite dans les poumons pour y décider l'hématose, voilà un foyer permanent, énergique, de la chaleur qui nous est propre. Et nous pouvons de suite établir en principe, que plus un appareil respiratoire est vaste et bien adapté à une active altération de l'oxigène de l'air inspiré, plus l'animal possesseur de cet appareil est riche en calorique. Mesurez la température de l'oiseau : vous la trouverez supérieure à celle de l'homme de 8 à 10 degrés. C'est que ses poumons, vésiculaires comme ceux de l'homme, sont, en outre, proportionnellement plus vastes. Ils s'étendent jusques dans le ventre. Chez les oiseaux aussi, la pénétration de l'air par toute la périphérie du corps est beaucoup plus libre, plus facile que dans toute autre espèce animale. Le sang qui traverse les poumons reçoit, à l'instant même de sa métamorphose, un degré de plus de chaleur, ce qui paraît tenir à l'absorption de l'oxigène qui se dégage, dans l'acte de l'hématose, de ses combinaisons avec l'air atmosphérique. Les expériences de Lavoisier et de Laplace semblent, en effet, démontrer que la chaleur se développe au moment où l'oxigène de l'air se combine avec le carbone du sang. Du moins ces expérimentateurs ayant enfermé des animaux vivans dans un calorimètre, s'assurèrent, en comparant le dégagement de la chaleur avec la formation de l'acide carbonique, dans un temps donné, qu'il existait un rapport assez exact entre la quantité émise de l'un et de l'autre corps.

Du reste, il serait très-facile de s'assurer que si l'on gêne, d'une manière quelconque,

l'extrémité droite du pancréas et à la seconde portion du duodénum. Les veines pylorique, cystique et coronaire stomachique émanent de ce tronc.

3. *Veine-porte hépatique.* Elle résulte d'une bifurcation à angle droit que subit la porte ventrale en abordant le sillon transverse du foie. Elle est donc composée de deux branches (qui portent le nom collectif de *sinus de la veine-porte*) : l'une, droite, plus courte mais plus volumineuse que la gauche, perce le grand lobe du foie, se ramifie et se consume dans toute sa substance; l'autre jette un rameau dans le lobule de Spigel, et va se perdre dans le lobe gauche.

Les extrémités capillaires de la veine-porte hépatique s'anastomosent dans les granulations du foie, avec les capillaires des veines sus-hépatiques.

De la Veine ombilicale.

Cette veine, qui offre une analogie parfaite avec la veine-porte, appartient en propre au fœtus. Elle a, comme on le sait, pour destination essentielle, le transport d'une partie du sang artériel de la mère dans le produit de sa conception. Après la vie intra-utérine, elle suit le sort de l'artère, elle s'oblitère et devient ligamenteuse.

Les racines de la veine ombilicale sont dans le placenta, son tronc dans le cordon ombilical, ses branches dans le foie du fœtus. Les *premières* sont tellement nombreuses, et si diversement entrecroisées entr'elles, qu'elles forment, en grande partie, cette espèce de feutre qui caractérise le parenchyme placen-

la respiration d'un animal, le degré de sa chaleur habituelle et la quantité d'acide carbonique diminuent simultanément. Voilà pourquoi les animaux hibernans, dont la respiration est tellement ralentie que le jeu du thorax est tout-à-fait imperceptible, éprouvent une si grande baisse de température. Voilà pourquoi aussi il existe des animaux à sang froid. C'est que chez eux le poumon est si peu étendu, ou plutôt si rudimentaire, si difficilement perméable à l'air, qu'il ne procure au fluide sanguin qu'une infiniment petite quantité d'oxigène. Dans la série des êtres cette diminution est d'autant plus sensible que l'on s'approche davantage du dernier degré de l'échelle, et, dans les plantes qui touchent de plus près à la condition des corps inertes, c'est à peine si la température se différencie de celle de l'air atmosphérique.

Le sang se charge donc d'oxigène en traversant les vésicules pulmonaires. Il n'en prend que la quantité nécessaire aux besoins de l'économie, quelque richement pourvu qu'en soit d'ailleurs le fluide élastique inspiré. Il le transporte dans toutes les parties du corps, et nous savons comment il se dégage de ce nouvel état de combinaison au moment du replâtrage des organes. Mais on conçoit que les abords du corps doivent en recevoir une plus forte dose que les parties les plus distantes de ce viscère. C'est ce que l'expérience démontre. Des physiologistes ont observé que le mercure d'un thermomètre s'élève à mesure que l'instrument introduit dans le ventre est porté des parties inférieures vers la région épigastrique. La différence est plus sensible encore si l'on choisit, pour un des termes de comparaison, l'extrémité des membres.

L'action du système nerveux jouit-elle d'une influence quelconque dans la génération de la chaleur des corps vivans? Un nerf volumineux étant coupé, le membre auquel il

taire. Elles communiquent avec les veines utérines. Le *tronc*, qui résume cet inextricable lacis, se détache du placenta, accompagne le cordon ombilical à côté des artères, pénètre dans le ventre du fœtus par l'ombilic, monte derrière la paroi abdominale à droite de la ligne médiane, et, protégé par le ligament suspenseur du foie, suit le sillon horizontal de ce viscère, et arrive au sillon transverse. Il se bifurque alors : l'une des branches se porte à droite, et communique avec la veine-porte; l'autre continue la direction horizontale, et gagne la partie la plus reculée du foie pour se jeter dans la veine-cave inférieure. Du reste, de nombreuses branches se détachent du tronc dès l'instant même où celui-ci aborde le sillon horizontal. Ces *branches* se divisent, se subdivisent à l'infini dans le parenchyme hépatique, et s'inosculent avec les ramifications de la veine-porte.

correspond est frappé de refroidissement. Pareille chose arrive sur un corps paralysé.

De ce que l'on a démontré dans les nerfs l'existence de quelques canaux, l'anatomie en a conclu que par là coulait un fluide qu'elle a qualifié du nom de fluide nerveux. Mais, serions-nous moins bien reçu, en avançant qu'au lieu d'un fluide nerveux qui n'exprime rien à l'esprit, il existe réellement, dans les nerfs, du calorique, ou, si l'on veut, un fluide électrique qui serait non la cause directe, la raison absolue de la vie, mais un agent excitateur des plus puissans de toute opération vitale ?

FIN DU SECOND VOLUME.

ERRATA.

ANATOMIE.

Page 64 , ligne 8 , *au lieu de* 6 , *lisez* b.

Page 112 , ligne 35 , *au lieu de* chacune , *lisez* chacuu.

PLANCHES.

Planche XLV , *au lieu de* pulmonaire , *lisez* palmaire n° 41 .

Planche LXXVI , *au lieu de* on y a figuré les artères , *lisez* on y a figuré les veines.

Planche LXXXIV , *au lieu de* n° 17, 18, 19, 20, 21 , 22 . *lisez* 19 , 20, 21 , 22 , 23 , 24.

PHYSIOLOGIE.

Page 16 , ligne 22 , *au lieu de* évacuation , *lisez* évaluation.

Page 46 , ligne 32 , *au lieu de* si , *lisez* s'y.

Page 86 , ligne 2 , *au lieu de* un autre de tubes, *lisez* un autre ordre de tubes.

Page 112 , ligne 29 , *au lieu de* adapté , *lisez* adaptée.

Page 117 , ligne 41 , *au lieu de* se développaient avec ceux, *lisez* se développaient avec eux.

Page 120 , ligne 2 , *au lieu de* du fluide vivifiant, les follicules cutanés; *lisez* du fluide vivifiant; les follicules cutanés, ...

Page 166 , ligne 27 , *au lieu de* valculaire , *lisez* valvulaire.

www.ingramcontent.com/pod-product-compliance
Ingram Content Group UK Ltd.
Pitfield, Milton Keynes, MK11 3LW, UK
UKHW021014140726
13695UKWH00001B/252